REBECCA FETT

ARTHRITIS UND PSORIASIS HEILEN DURCH EINEN GESUNDEN DARM

Bibliografische Information der Deutschen Nationalbibliothek
Die Deutsche Nationalbibliothek verzeichnet diese Publikation in der Deutschen Nationalbibliografie. Detaillierte bibliografische Daten sind im Internet über https://dnb.de abrufbar.

Für Fragen und Anregungen
info@m-vg.de

Wichtiger Hinweis
Dieses Buch ist für Lernzwecke gedacht. Es stellt keinen Ersatz für eine individuelle medizinische Beratung dar und sollte auch nicht als solcher benutzt werden. Wenn Sie medizinischen Rat einholen wollen, konsultieren Sie bitte einen qualifizierten Arzt. Der Verlag und der Autor haften für keine nachteiligen Auswirkungen, die in einem direkten oder indirekten Zusammenhang mit den Informationen stehen, die in diesem Buch enthalten sind.

5. Auflage 2025

Türkenstraße 89
80799 München
Tel.: 089 651285-0

Übersetzung: Christa Trautner-Suder
Redaktion: Ronit Jariv
Umschlaggestaltung: Marc-Torben Fischer
Umschlagabbildungen vorn: ol shutterstock/HelloRF Zcool; or, ul shutterstock/StudioPhotoDFlorez, ur shutterstock/Atwood
Satz: Daniel Förster, Belgern
Druck: GGP Media GmbH, Pößneck
Printed in Germany

ISBN Print 978-3 7423-0789-7
ISBN E-Book (EPUB, Mobi) 978-3-7453-0403-9

REBECCA FETT

ARTHRITIS UND PSORIASIS HEILEN DURCH EINEN GESUNDEN DARM

Die Mikrobiom-Kur gegen Autoimmunerkrankungen

riva

INHALT

VORWORT

Eine chronische Erkrankung, bei der sich der Körper im Grunde genommen gegen sich selbst wendet, hat etwas Verstörendes. Vielen von uns Betroffenen wird gesagt, eine Autoimmunkrankheit werde ein dauerhafter Fixpunkt in unserem Leben bleiben und die einzige Lösung sei eine medikamentöse Behandlung, die das Immunsystem unterdrückt. Diese Sichtweise ist nicht nur entmutigend, sondern auch ganz einfach falsch.

Die neuesten wissenschaftlichen Erkenntnisse zeigen, dass wir einer Autoimmunkrankheit nicht hilflos ausgeliefert sind. Es gibt sehr viel, was wir gegen die zugrunde liegenden Ursachen der Autoimmunität tun können. Das erfordert unter Umständen viel Anstrengung und Ausdauer, aber wir können daran arbeiten, unser Mikrobiom in seinen ursprünglichen Zustand zurückzuversetzen, unseren Darm zu heilen und unser Immunsystem neu einzustellen. Dabei können wir den Autoimmunprozess direkt bekämpfen, anstatt nur die Symptome zu unterdrücken.

Bis das Gesundheitssystem diese neue Sichtweise übernimmt, ist es an uns, möglichst viel in Erfahrung zu bringen und den besten Nutzen aus den neuesten Forschungsergebnissen zu ziehen. Wenn wir diese Forschungsergebnisse als Richtlinie für unsere täglichen Entscheidungen nehmen, kann der sich daraus ergebende kumulative Effekt enorm sein.

Seit mein Buch 2017 erstmals veröffentlicht wurde, habe ich zahllose Berichte von Lesern mit sehr belastenden Autoimmunerkrankungen erhalten, die erstaunt darüber waren, dass sich ihre Symptome durch eine Ernährungsumstellung und die Einnahme von Nahrungsergänzungsmitteln besserten. Viele Leser haben zudem berichtet, das Buch habe ihr instinktives Wissen bestätigt, dass ihre Darmgesundheit einen starken Einfluss auf den Grad ihrer Entzündung hat.

In der kurzen Zeit seit der Erstveröffentlichung hat die Wissenschaft weitere Fortschritte gemacht und neue Gesichtspunkte geliefert, auf die ich mich im Folgenden konzentrieren will. Mitte 2018 wurde das Buch wesentlich überarbeitet und aktualisiert, um die neuen wissenschaftlichen Studien zu berücksichtigen und durch das Feedback vieler Menschen zu ergänzen, die die vorgestellte Ernährungsmethode ausprobiert und über ihre Ergebnisse berichtet haben.

Durch die Überarbeitung ist die Durchführung des empfohlenen Ernährungsprogramms leichter und in schwierigen Fällen noch wirksamer geworden. Der Schwerpunkt liegt nun verstärkt auf der Unterdrückung unerwünschter Mikroorganismen, die das Autoimmunsystem steuern. Die Wissenschaft entwickelt sich in diesem Bereich rasch weiter. Wenn wir das aktuell Bekannte bestmöglich anwenden, können wir die Schwere der Symptome jedoch schon jetzt drastisch reduzieren und in einigen Fällen sogar eine Remission der Autoimmunerkrankung erreichen. Dies habe ich am eigenen Leib erfahren.

EINLEITUNG

Die Welt der Autoimmunkrankheiten hat sich in den letzten fünf Jahren sehr stark verändert. Täglich gibt es neue Untersuchungen, die auf den Darm und das Mikrobiom als Ursprung verschiedener Autoimmunkrankheiten hindeuten. Diese neue Denkweise eröffnet eine ganze Reihe von Behandlungsoptionen – Optionen, die über eine reine Unterdrückung der Entzündungsreaktion hinausgehen, um die eigentliche Ursache der Entzündung anzugehen.

Dieses Buch soll Ihnen in diesem neuen wissenschaftlichen Grenzbereich eine Orientierungshilfe sein, der Fokus liegt dabei insbesondere auf einer Umstellung der Ernährung und der Einnahme bestimmter Probiotika. Gemeinsam können diese Maßnahmen den Darm heilen und die Balance des Mikrobioms wiederherstellen. Dabei werden die wichtigsten Auslöser ausgeschaltet, die bei vielen Autoimmunerkrankungen die Entzündung steuern, insbesondere bei Erkrankungen aus der Gruppe der Spondylarthropathien. Dazu gehören:

- Psoriasis/Psoriasis-Arthritis
- Ankylosierende Spondylitis
- Juvenile idiopathische Arthritis
- Morbus Crohn
- Colitis ulcerosa
- Uveitis

Der Hauptfokus der im Folgenden besprochenen wissenschaftlichen Forschung liegt zwar auf diesen Erkrankungen, das Buch geht aber auch auf die neuesten Studien darüber ein, wie Ernährung und Darmgesundheit andere Autoimmunerkrankungen wie rheumatoide Arthritis beeinflussen. Die Forschungsergebnisse werden anschließend in einfache, gut umsetzbare Schritte umgesetzt. Zuerst möchte ich jedoch die Geschichte meines eigenen Kampfes gegen die Autoimmunität erzählen.

Als ich 18 Jahre alt war, äußerte ein Arzt erstmals den Verdacht, ich könnte Psoriasis-Arthritis haben. Damals waren meine einzigen Symptome leichte Rückenschmerzen und ein kleiner Bereich mit Schuppenflechte, wobei mir jedoch klar war, dass dies viel schlimmer werden konnte, falls ich tatsächlich eine Psoriasis-Arthritis hatte. Bis zu 30 Prozent aller Psoriasis-Patienten sind von dieser Form der Arthritis betroffen, die große Belastungen mit sich bringen kann.

Sechs Monate nachdem die Schmerzen eingesetzt hatten, fiel mir auf, dass sie leicht zurückgingen, wenn ich auf Brot und Nudeln verzichtete. Daher bestand ich auf einen Zöliakie-Test. Der Test ergab, dass ich tatsächlich unter Zöliakie litt, und nachdem ich mich mehrere Monate lang völlig glutenfrei ernährt hatte, waren Schuppenflechte und Rückenschmerzen weitgehend verschwunden. Es zeigte sich, dass ich doch keine Psoriasis-Arthritis hatte.

Mit nur geringfügigen Schmerzen schloss ich meine Studiengänge in Biochemie und Molekularbiologie und anschließend in Jura ab. Die leichten Schmerzen hielt ich für den körperlichen Tribut, den die übermäßig langen Lernzeiten forderten.

Nachdem ich mehrere Jahre in einer großen Anwaltskanzlei in New York gearbeitet hatte – einer extrem stressigen Tätigkeit mit langen Arbeitszeiten –, kehrten meine Schmerzen mit Mitte 20 zurück. Meine Schultern, Knie, Hüften und mein unterer Rücken schmerzten ständig und die Gelenke schienen sich bei der geringsten Beanspruchung zu verschieben. Die Möglichkeit einer Psoriasis-Arthritis war schnell vom Tisch – ich hatte nur sehr kleine Psoriasis-Herde, keine Gelenksteife oder -schwellung und keine Arthritismarker im Blut. Ich passte einfach nicht zur althergebrachten Definition der Lehrbücher.

Von verschiedenen Fachärzten erhielt ich ein breites Spektrum an Diagnosen und man bot mir alle möglichen Schmerzmedikamente an. Als ich anfing, unter den schweren Nebenwirkungen dieser Medikamente zu leiden, beschloss ich, mich auf eine physikalische Therapie zu konzentrieren. Ich hoffte, mit genügend Ausdauer könnten meine Muskeln schließlich meine Gelenke stabilisieren. Fünf Jahre widmete ich mich mit beinahe religiösem Eifer der physikalischen Therapie und wollte nur allzu gern glauben, dass meine Genesung unmittelbar bevorstand.

Das war jedoch nicht der Fall. Mit 30 Jahren waren die Schmerzen in den Iliosakralgelenken (im unteren Rücken) so stark, dass ich große Schwierigkeiten hatte, weiter als einige Häuserblocks zu gehen oder länger als 15 Minuten zu sitzen. Ich hatte Schmerzschübe, die mich jeweils wochenlang ans Haus fesselten und den Großteil der Nacht wachhielten. Ich versuchte es mit verschiedenen Injektionen und entzündungshemmenden Medikamenten, was jedoch nur wenig Linderung brachte.

In dieser Zeit kehrte auch die Psoriasis zurück und es tauchten eine Reihe weiterer klassischer Symptome für eine Psoriasis-Arthritis auf (zum Beispiel die typischen Veränderungen der Finger- und Fußnägel). Wahrscheinlich hatte ich doch die ganze Zeit über an Psoriasis-Arthritis gelitten.

Es war zugleich ein Rückschlag und eine Erleichterung, die Ursache des Problems zu verstehen. Einerseits bedeutete die Diagnose, dass kein noch so ausgiebiges Übungsprogramm jemals dafür sorgen würde, dass meine Gelenke normal funktionieren. Es bedeutete auch, dass ich viele Jahre vergeudet hatte, in denen ich mich auf die Hauptursache der Schmerzen hätte konzentrieren können – ein schlecht funktionierendes Immunsystem. Andererseits war ein schlecht funktionierendes Immunsystem etwas, was ich nur zu gut verstand, und ich hatte nun endlich eine Erklärung für meine Schmerzen.

Die genauen Elemente und Funktionsweisen des Autoimmunsystems waren mir damals durch mein Studium der Immunologie und meine Arbeit als Patentanwältin für Biotechnologiefirmen sehr vertraut. Als Expertin für Immunologie in Gerichtsverfahren, bei denen es um Milliarden von Dollar ging, hatte ich einen Großteil der letzten neun Jahre damit verbracht, die wissenschaftliche und klinische Evidenz zu analysieren, die die biologischen Präparate untermauerte, mit denen verschiedene Autoimmunerkrankungen behandelt wurden. Mein Büro war angefüllt mit Kisten voller vertraulicher klinischer Studienberichte und FDA-Eingaben, die die meisten Rheumatologen nie zu Gesicht bekommen, und es war meine Aufgabe, sie zu analysieren.

Vor allem hatte ich neun Jahre lang sehr detailliert über die unsichtbaren Entzündungsmoleküle nachgedacht, die für den gesamten Schaden bei einer Autoimmunkrankheit verantwortlich sind. Und nun erfuhr ich, dass dieselben Moleküle die Schmerzen verursachten, die die Macht über mein Leben übernommen hatten.

Ich begriff, dass die neuen biologischen Medikamente für einen lebensverändernden Unterschied sorgen konnten – wenn ich bereit war, die damit verbundenen Infektionsrisiken und ein mögliches höheres Krebsrisiko in Kauf zu nehmen. Auch wenn biologische Präparate (Biologika) das Infektionsrisiko nur leicht erhöhen, war dies in meinem besonderen Fall bereits eine große Barriere. Als Teenager hatte ich eine Operation durchgemacht, nach der ich eine lebenslange Anfälligkeit für ernste Infektionen zurückbehalten hatte. Man hatte mir geraten, zeitlebens vorbeugend Antibiotika einzunehmen, weil einige verbreitete Infektionen in meinem Fall mit einer Mortalitätsrate von 50 bis 60 Prozent verbunden waren. Ich lehnte die Antibiotika ab, war jedoch sehr zögerlich, irgendein Medikament einzunehmen, das mein Infektionsrisiko erhöhen konnte. Da meine Arthritis langsam fortschritt und keinen offensichtlichen Gelenkschaden verursachte, schien es klug zu sein, zuerst jede andere Option auszuschöpfen.

Ich wusste, dass Biologika so gut wirken, weil sie die Aktivität bestimmter Entzündungsvermittler (Entzündungsmediatoren) stören, die den Schaden an Haut und Gelenken organisieren. Bestimmt gab es noch eine andere Möglichkeit, dasselbe Ziel zu erreichen. Ich fragte mich, welche weiteren Faktoren zu erhöhten Entzündungsmediatoren beitragen und welche weiteren Faktoren diese reduzieren können.

Als ich anfing, mich stärker auf diese Fragen zu konzentrieren, traf ich die schwierige Entscheidung, meine Karriere als Anwältin zu unterbrechen und mich ganz auf meine Gesundheit zu konzentrieren. Ich gab meine Stelle in New York auf und führte ab sofort ein einfacheres Leben am Meer. Es wurde mein neuer Job, die wissenschaftliche Literatur auf jegliche Evidenz dafür zu durchforsten, dass Veränderungen der Ernährung oder des Lebensstils den Verlauf meiner Autoimmunerkrankung verändern konnten. Ich rechnete damit, einige Hinweise zu finden, war jedoch nicht auf die außerordentlich große Menge hochwertiger klinischer Evidenz vorbereitet, die relativ einfache Strategien unterstützte.

Die vielleicht größte Offenbarung war die Entdeckung, dass die Darmgesundheit großen Einfluss auf den Entzündungsgrad in Haut und Gelenken hat. Eine überzeugende Anzahl von Forschungsarbeiten zeigt, dass eine übermäßige Aktivierung der Immunantwort im Darm ein häufiges Merkmal von Psoriasis und mehreren Arten von entzündlicher Arthritis, insbesondere der juvenilen, psoriatischen und ankylosierenden Spondylitis ist.[1] Ein wichtiger Punkt dabei: Der Grad der Darmentzündung scheint die Schwere dieser Erkrankungen zu bestimmen.[2]

2016 entdeckten Forscher einen Faktor, der diese Aktivierung des Immunsystems im Darm auslösen könnte: eine Störung innerhalb der Gemeinschaft der Mikroorganismen, die das Mikrobiom bildet. Patienten mit Psoriasis oder bestimmten Arthritisformen zeigen typische Störungen im Gleichgewicht der Darmbakterien mit einer Zunahme unerwünschter Spezies und einem Schwund von Spezies, die das Immunsystem normalerweise beruhigen.[3]

Mehrere Evidenzreihen weisen darauf hin, dass diese Störung des Mikrobioms nicht nur eine Folge der Entzündung ist, sondern eine Ursache dafür. Forscher haben beispielsweise festgestellt, dass eine einzige Behandlungssequenz mit Antibiotika das Risiko von Kindern verdoppelt, Arthritis zu entwickeln, während fünf oder mehr Behandlungssequenzen mit Antibiotika das Risiko verdreifachen.[4] Möglicherweise reduzieren Antibiotika die Bakterien, die das Immunsystem regulieren und schädliche Bakterien in Schach halten.

Diese schützenden Bakterien gelten heute als Schlüsselarten. Für Wissenschaftler, die größere Ökosysteme untersuchen, ist eine Schlüsselart eine Spezies, deren einmalige Rolle innerhalb eines Ökosystems einen unverhältnismäßig großen Einfluss auf das Ökosystem als Ganzes hat. Mangrovenbäume beispielsweise, die an der Küste wachsen, liefern zahlreichen anderen Spezies wie Fischen und Fröschen einen Lebensraum. Ohne die Mangroven würde das Ökosystem dort zusammenbrechen. Die besonderen Darmbakterien, die unser Immunsystem normalerweise regulieren, wirken auch als Schlüsselarten. Ohne sie verändert sich die gesamte Umgebung unseres Darms. Die neue Lehrmeinung lautet, dass diese Veränderung stark zu einer Autoimmunerkrankung beiträgt.

Nun stellt sich die Frage, wie wir einen Vorteil aus dem neu entdeckten Zusammenhang zwischen Mikrobiom und Autoimmunität ziehen können. Professor Jose Scher von der New York University, der die wegweisenden Studien über das Mikrobiom bei psoriatischer und rheumatoider Arthritis durchgeführt hat, äußerte: »Ich denke, dass das Mikrobiom in 10 oder 15 Jahren eine wichtige Therapieoption für einige dieser Krankheiten sein wird.«[5]

So lange müssen wir jedoch nicht warten. Klinische Studien hoher Qualität haben bereits nachgewiesen, wie die Populationen von Schlüsselarten, die das Immunsystem regulieren, wiederhergestellt werden können. Die entsprechenden Strategien sind einfach und risikoarm: eine ballaststoffreiche Ernährung mit vielen pflanzlichen Produkten und bestimmten Arten von

Probiotika. Zahlreiche Studien, die im Zusammenhang mit entzündlichen Darmerkrankungen durchgeführt wurden, zeigen, dass diese Strategien die Balance des Mikrobioms rasch in Richtung eines entzündungshemmenden Zustands verschieben können.[6]

Bei der Vertiefung in die neueste wissenschaftliche Forschung entdeckte ich jedoch auch starke Hinweise auf mehrere weitere Strategien zur Reduzierung einer Entzündung. Um nur ein Beispiel zu nennen: Studien zeigen eindeutig, dass eine mediterrane Ernährung mit viel Fisch und Olivenöl die Schwere von Psoriasis und rheumatoider Arthritis reduzieren kann.[7] Dies wurde schon lange vermutet, war jedoch in jüngster Zeit durch das Aufkommen der »Autoimmun-Paleo-Diät« in den Hintergrund gerückt.

Während einige Aspekte der Paleo-Diät durch wissenschaftliche Forschungen gestützt werden (zum Beispiel die schädigenden Auswirkungen bestimmter Getreidesorten und raffinierter Öle), wird anderen Aspekten von Forschungsergebnissen widersprochen, die sich erst nach dem Aufkommen der Paleo-Diät ergeben haben.

Insbesondere weisen mehrere neuere Studien zweifelsfrei nach, dass gesättigte Fette stark entzündungsfördernd wirken.[8] Obgleich die Rolle von gesättigtem Fett bei Herzkrankheiten in Frage gestellt wurde, zeigt die neueste Forschung, dass diese Fette die Anzahl an Entzündungsmediatoren tatsächlich steigen lassen. Gesättigte Fette tun dies durch eine Aktivierung bestimmter Rezeptoren auf der Oberfläche der Immunzellen.[9] Daher ist für Patienten mit entzündlichen Krankheiten wie Psoriasis und Arthritis der Schwerpunkt der Paleo-Diät auf Kokosöl und tierischem Fett kontraproduktiv.

Bei der mediterranen Ernährung hingegen liegt der Schwerpunkt deutlich auf Nahrungsmitteln, die dazu beitragen, das Mikrobiom wieder ins Gleichgewicht zu bringen und ansonsten eine Entzündung zu unterdrücken. Dazu gehören Grüngemüse und Gemüse aus der Familie der Kreuzblütengewächse, Fisch und Olivenöl. Die wissenschaftliche Forschung verweist zudem auf Strategien zur Optimierung der mediterranen Ernährung durch das Weglassen von Nahrungsmitteln, die den Darm schädigen und zu einer Aktivierung des Immunsystems beitragen, wie beispielsweise Weizen.

Als ich meine Ernährung und die Einnahme von Nahrungsergänzungsmitteln allmählich umstellte, um die aktuellste Evidenz zu berücksichtigen, besserten sich meine Symptome bald beständig. Zuerst waren die einzig bemerkenswerten Unterschiede weniger Müdigkeit, weniger Bauchschmerzen und weniger geschwollene Hände. Nach drei Monaten erlebte ich die ersten schmerzfreien Tage seit mehr als zehn Jahren. Je länger ich diese Ernährung befolgte und je mehr Faktoren ich optimierte, desto weniger Gelenkschmerzen hatte ich.

Anstelle ständiger und einschränkender Gelenkschmerzen habe ich inzwischen nur noch gelegentlich Schmerzen, die normalerweise dadurch ausgelöst werden, dass ich etwas esse, was ich nicht essen sollte. Seit über einem Jahr bin ich zudem völlig frei von Schuppenflechte. Kurz gesagt, konnte ich die Kontrolle über meine Gesundheit in einem Ausmaß übernehmen, wie ich es nie für möglich gehalten hätte.

In Hinblick auf den Zusammenhang zwischen Ernährung und Entzündung besteht eindeutig eine große Diskrepanz zwischen den neuesten Forschungsergebnissen und dem Rat, den die meisten Ärzte ihren Patienten erteilen. Vielen wird gesagt, die Ernährung habe keinen Einfluss auf die Entzündung, obgleich es zahlreiche Beweise für das Gegenteil gibt. Diese Diskrepanz ist nicht unbedingt überraschend, da es nachweislich mindestens zehn Jahre dauert, bis medizinische Forschungsergebnisse in die klinische Praxis Eingang finden.[10] Wir verdienen jedoch etwas Besseres. Mit diesem Buch möchte ich die Kluft zwischen den neuesten Entdeckungen und den Menschen, die schon jetzt davon profitieren könnten, überbrücken.

Wie bedeutsam dies für viele Menschen sein kann, habe ich bereits zum Thema Fruchtbarkeit und In-vitro-Befruchtung mit meinem ersten Buch *It Starts with the Egg* bewiesen. Nachdem mir unzählige Leser berichteten, es habe ihr Leben von Grund auf verändert, die neuesten Forschungsergebnisse umsetzen zu können, wollte ich dasselbe auch für diejenigen erreichen, die an einer belastenden Autoimmunerkrankung leiden.

Mit diesem Ziel vor Augen recherchierte ich jedes kleinste Detail darüber, wie die Ernährung, das Mikrobiom und viele andere Faktoren eine Entzündung beeinflussen können. Sorgfältig analysierte ich Hunderte von wissenschaftlichen Arbeiten, dabei lag mein Fokus vor allem auf randomisierten, kontrollierten klinischen Studien mit echten Patienten, nicht auf Tier- oder Reagenzglasstudien (siehe Quellen, Seite 216).

Mein Ziel beim Schreiben dieses Buches war, die Quintessenz umfangreicher und komplexer medizinischer Forschungsergebnisse in einem gut verständlichen praktischen Leitfaden zu formulieren – die Wissenschaft also auf einen Aktionsplan zu übertragen. Bei der Entwicklung dieses systematischen Plans wurde ich von der Erkenntnis geleitet, dass einige Faktoren allgemein anwendbar sind, beispielsweise die günstige Rolle, die Ballaststoffe und Omega-3-Fettsäuren spielen. Andere Faktoren hingegen, wie der Verzehr von Zucker und Stärke, beeinflussen Menschen auf sehr unterschiedliche Weise. Der Plan ist daher so angelegt, dass er Ihnen hilft, die Faktoren zu entdecken, die in Ihrem speziellen Fall den größten Unterschied bewirken. Möglicherweise gibt es einen Schlüsselfaktor für Ihre Genesung, zum Beispiel die Reduzierung von Stärke oder die zusätzliche Einnahme eines Probiotikums oder viele kleine schrittweise Veränderungen, die in Kombination einen deutlichen Vorteil bringen (einen Überblick über den vollständigen Plan für Ihre spezifische Autoimmunerkrankung finden Sie in Kapitel 10).

Wichtiger Hinweis: Die in diesem Buch empfohlene Ernährung und die vorgestellten Nahrungsergänzungsmittel sollen einen konventionellen ärztlichen Ansatz ergänzen, nicht ersetzen. Es ist wichtig, dass Sie Ihren Arzt über jedes neue Nahrungsergänzungsmittel und jede Ernährungsumstellung informieren. Sie sollten auch alle Medikamente, die Ihnen verordnet wurden, weiterhin einnehmen. Viele entzündungsbekämpfende Strategien, die im Zentrum des Ernährungsplans stehen, wie die Einnahme von Fischöl und Probiotika sowie die mediterrane Ernährung, können Patienten helfen, mit ihren konventionellen Medikamenten bessere Ergebnisse zu erzielen.[11] Letztendlich werden Sie mit Ihrem Arzt vielleicht über eine Reduzierung Ihrer Medikamente sprechen können, dies sollte jedoch erst geschehen, wenn Sie durch die neue Ernährung und die Nahrungsergänzungsmittel positive Ergebnisse feststellen.

1

MIKROBIOM UND AUTOIMMUNITÄT

KAPITEL 1

DIE HAUPTURSACHEN DER AUTOIMMUNITÄT VERSTEHEN

Autoimmunerkrankungen sind Zeichen einer ernsten Fehlfunktion des Immunsystems. Anstatt uns vor Infektionen zu schützen, erkennen unsere eigenen Immunzellen und Antikörper normale Eiweiße fälschlich als fremde Eindringlinge und starten einen Angriff. Was genau bringt das Immunsystem aber dazu, sich so verwirren zu lassen und die Fähigkeit zu verlieren, zwischen normalen Eiweißen und fremden Antigenen zu unterscheiden? In den meisten Fällen handelt es sich um eine Kombination folgender Faktoren:

1. Schädigung der Darmbarriere
2. Aktivierung des Immunsystems durch bestimmte Mikroorganismen im Darm oder andere Infektionen
3. Erbanlagen

Jahrzehntelang galten diese drei Faktoren als einander ausschließende und miteinander konkurrierende Erklärungen für Autoimmunerkrankungen. In den letzten Jahren jedoch tauchten immer mehr Beweise dafür auf, dass sie miteinander verknüpft sind.

Wie der Darm die Autoimmunität beeinflusst

Obgleich eine Autoimmunerkrankung individuell unterschiedliche Auslöser haben kann, gibt es einen Faktor, der in den meisten Fällen vorhanden ist: einen Leaky Gut (durchlässigen Darm). So erklärte Dr. Sanford Newmark, klinischer Professor der University of California, San Francisco: »Viele Ärzte und viele Patienten denken vielleicht, Leaky Gut sei irgendein alternativer Modebegriff«, aber »die genaue Bezeichnung ist ›erhöhte Durchlässigkeit des Darms‹ und dies ist eine klar umrissene wissenschaftliche Tatsache.«[1]

Jahrzehntelang war bereits bekannt, dass die Darmdurchlässigkeit bei Patienten mit chronisch-entzündlicher Darmerkrankung und Zöliakie erhöht ist. Nun gibt es den eindeutigen Beweis, dass dies auch bei verschiedenen Autoimmunkrankheiten der Fall ist. Das Leaky-Gut-Syndrom ist häufig bei Patienten mit Psoriasis-Arthritis, juveniler Arthritis oder ankylosierender Spondylitis besonders ausgeprägt.[2]

Eine geschwächte Darmbarriere ist ein großes Problem, weil sie das Immunsystem in den Panikmodus zwingt. Normalerweise erlaubt die Darmbarriere die Resorption von Nährstoffen aus dem Essen, während sie Bakterien, bakterielle Toxine und unverdaute Eiweiße daran hindert, ins Blut überzutreten. Die Darmauskleidung kann diese bemerkenswerte Heldentat vollbringen, weil sie aus einer Schicht Epithelzellen aufgebaut ist, die durch ein Gerüst aus Proteinen verbunden werden, die sogenannten Tight Junctions. Bei gesunden Menschen werden diese Tight Junctions sorgfältig kontrolliert und lassen Nährstoffe nur durch winzige Lücken passieren. Zudem gibt es eine schützende Schleimhaut, die zwar Nährstoffe, aber weder Proteine noch Bakterien durchlässt.

Dieses erstaunliche System ist jedoch äußerst anfällig für Beschädigungen. Bei einem Defekt der Epithelzellen, der Tight Junctions oder der Schleimhaut entstehen große Lücken. Durch diese können größere Partikel passieren. Das können zum Beispiel Bakterien, Moleküle aus bakteriellen Zellwänden (wie Lipopolysaccharide, auch bekannt als Endotoxin) und Eiweiße aus der Nahrung sein, die noch nicht in einzelne Aminosäuren aufgespalten wurden.

Wenn diese Moleküle die Darmbarriere überwinden, entsteht ein Chaos. Direkt hinter der Epithelzellwand, in einem Bereich, der als »darmassoziiertes lymphatisches Gewebe« bezeichnet wird, befindet sich eine große Armee von Immunzellen. Bis zu 70 Prozent des Immunsystems sind hier ansässig und das aus gutem Grund. Der Darm ist ein wichtiger Ort, an dem Bakterien und andere Infektionen in den Körper eindringen können. Im Darm gibt es tatsächlich Milliarden von Bakterien – einige sind nützlich, andere schädlich.

Normalerweise übt das Immunsystem die Kontrolle über schädliche Bakterien aus, indem es kleine Proben aus dem Darminhalt nimmt. Es soll keine Flut an Bakterien mit ihren Toxinen die Darmwand passieren können, um mit dem Immunsystem zu interagieren.[3]

Wird die Darmbarriere beschädigt und lässt bakterielle Toxine durch die entstandenen Spalten passieren, wird das Immunsystem bombardiert und die Folge ist eine massive Aktivierung des Immunsystems. Entscheidend ist, dass die daraus resultierende Aktivierung des Immunsystems nicht auf den Darm begrenzt ist. Das Endergebnis ist eine systemische Entzündung und eine Schädigung von Haut und Gelenken.[4]

Schädigung des Darms in der Krankheitsgruppe der Spondylarthropathien

Auch wenn der Leaky Gut ein häufig vorkommendes Element bei der Entwicklung vieler Autoimmunkrankheiten zu sein scheint, gibt es eine besonders starke Evidenz für eine Verbindung zwischen einer Darmschädigung und Psoriasis, Psoriasis-Arthritis und ankylosierender Spondylitis.[5]

Tatsächlich ist seit vielen Jahren bekannt, dass diese besonderen Bedingungen eng mit Morbus Crohn verbunden sind, einer Form der chronisch-entzündlichen Darmerkrankungen. Entdeckt wurde dies in den 1980er-Jahren, als Forscher bei Patienten mit Psoriasis, Psoriasis-Arthritis und ankylosierender Spondylitis, bei denen keinerlei Darmsymptome vorlagen, Dickdarmspiegelungen durchführten. Sie stellten dabei fest, dass die Hälfte dieser Patienten eine sichtbare Darmentzündung aufwies, die dem Frühstadium von Morbus Crohn stark ähnelte.[6] Seither haben viele weitere Forscher diese Befunde bestätigt.[7] Wir wissen inzwischen, dass Patienten mit Psoriasis und Psoriasis-Arthritis ein um das Vierfache höheres Risiko haben, Morbus Crohn zu entwickeln.[8] Viele Patienten mit Spondyloarthritis entwickeln ebenfalls eine Form einer chronisch-entzündlichen Darmkrankheit.[9]

Der Zusammenhang zwischen Psoriasis-Arthritis, ankylosierender Spondylitis und chronisch-entzündlicher Darmerkrankung ist tatsächlich so groß, dass man diese Krankheiten heute gemeinsam in der Gruppe der Spondylarthropatien zusammenfasst. Weitere Autoimmunerkrankungen innerhalb dieser Gruppe, die dieselbe Schnittmenge teilen, sind juvenile Arthritis und eine entzündliche Augenerkrankung namens Uveitis.

Wie weiter unten besprochen wird, lautet die beste Erklärung für die Überschneidung zwischen diesen Autoimmunerkrankungen, dass sie alle ihren Ursprung im Darm haben.

Aktivierung des Immunsystems durch den Darm

Wie genau kann eine Entzündung im Magen-Darm-Trakt Autoimmunkrankheiten steuern, die primär andere Körperteile betreffen? Das war viele Jahre lang ein Rätsel, weil man dachte, die primär in die Autoimmunität verwickelten Immunzellen seien »spezielle Responder« (wie B-Zellen und T-Zellen), die bestimmte Proteine in der Haut und in den Gelenken erkennen. Es war nicht klar, wie ein Leaky Gut Gelenkschmerzen oder Psoriasis beeinflussen kann, wenn diese Zellen im Mittelpunkt des Prozesses stehen. Heute jedoch weiß man, dass andere, unspezifische »First Responder«-Zellen eine Schlüsselrolle dabei spielen.[10]

Zu diesen unspezifischen Immunzellen gehören Mastzellen und T-Helferzellen (TH17-Zellen). Im Gegensatz zu anderen Immunzellen müssen sie kein spezifisches Antigen erkennen, um aktiviert zu werden. Stattdessen können sie durch verschiedene Moleküle aktiviert werden, die aus dem Darm stammen, darunter Nahrungsproteine und bakterielle Produkte wie Lipopolysaccharide.

Lipopolysaccharide, Substanzen, die von vielen verschiedenen Darmbakterien erzeugt werden und toxisch wirken, sind ein besonders starker Trigger für die unspezifischen Immunzellen. Liegen sowohl eine geschädigte Darmbarriere als auch eine große Anzahl von Darmbakterien vor, die Lipopolysaccharide produzieren, können diese Toxine die Darmbarriere passieren und sich an Rezeptoren auf der Oberfläche unspezifischer Immunzellen andocken.

Wenn die Zellen die Anwesenheit von Lipopolysacchariden feststellen, schalten sie in den »Entzündungsmodus" und beginnen, chemische Mediatoren zu produzieren, die die Entzündungsreaktion steuern[11] (zu diesen Mediatoren gehören TNF und Interleukin-17, beide das Angriffsziel biologischer Medikamente). Heute geht man davon aus, dass dieser Prozess ein Schlüsselmechanismus ist, der vielen Autoimmunerkrankungen zugrunde liegt.[12]

Um diesen Prozess zu stoppen und der Entzündung Einhalt zu gebieten, müssen wir sowohl die Bakterienpopulation reduzieren, die Lipopolysaccharide produziert, als auch die Grundursachen für die erhöhte Darmdurchlässigkeit angehen. Zu diesen Ursachen gehören:

- Zöliakie
- Nahrungsmittelallergie
- Mangel an nützlichen Mikroben
- Übermaß an entzündlich wirksamen Darmbakterien oder Hefen
- Bakterielle Fehlbesiedlung des Dünndarms (SIBO)

Das folgende Kapitel geht auf jeden dieser Faktoren ein. Dabei liegt der Fokus besonders auf einer Wiederherstellung des Gleichgewichts zwischen nützlichen und potenziell schädlichen Darmbakterien. Zuvor jedoch ist es wichtig, mehr darüber zu erfahren, wie das Mikrobiom das Immunsystem formt, weil dies beeinflusst, welche Mikroorganismen wir in ihrem Wachstum fördern beziehungsweise unterdrücken wollen.

Mikrobiom und Autoimmunität

Inzwischen gibt es überzeugende Beweise dafür, dass wir bestimmte Bakterien brauchen, um unser Immunsystem zu beruhigen, während andere Bakterienarten tatsächlich die Entwicklung von Autoimmunität steuern können, vor allem bei Menschen, die hierfür eine genetische Veranlagung haben.

Nützliche Mikroorganismen

Neue Technologien, mit denen sich in kurzer Zeit große Mengen DNA sequenzieren lassen, haben explosionsartig zu neuen Erkenntnissen über das Mikrobiom geführt. Durch die revolutionäre Fähigkeit, jede Bakterienart durch einen Blick auf ihre DNA-Signatur zu erkennen, können Wissenschaftler die relative Häufigkeit der verschiedenen Arten bei verschiedenen Individuen bestimmen.

Eine der wichtigsten Feststellungen, die dieser technologische Fortschritt erlaubt, ist die Tatsache, dass es dem Mikrobiom von Patienten mit einer Autoimmunkrankheit häufig an bestimmten Mikroorganismen fehlt, die bei Gesunden vorhanden sind. Dieser Unterschied wurde im Zusammenhang mit Morbus Crohn und Colitis ulcerosa ausführlich untersucht. Bei Patienten mit diesen Erkrankungen wird typischerweise eine deutliche Abnahme von Bakterien mit so wenig bekannten Namen wie *Faecalibacterium prausnitzii*, *Eubac-*

terium rectale und *Roseburia intestinalis* festgestellt.[13] Je weniger dieser Arten vorhanden sind, desto schwerer ist die Erkrankung und desto wahrscheinlicher erleiden die Patienten einen Rückfall.[14]

Gemeinsam ist diesen dezimierten Arten, dass sie zu einer wichtigen Gruppe von Bakterien – bekannt als Bakterien vom Clostridien-Cluster IV und XIVa – gehören, die normalerweise bei gesunden Menschen vorhanden sind. Die reduzierte Häufigkeit von Bakterien dieser Gruppe bei Erkrankten im Vergleich zu deren Häufigkeit bei gesunden Kontrollprobanden wurde als »eines der Hauptmerkmale der mikrobiellen Dysbiose bei entzündlicher Darmerkrankung, vor allem bei (aktivem) Morbus Crohn« beschrieben.[15]

2015 wurde der Zusammenhang zwischen diesen fehlenden Mikroorganismen und Autoimmunität noch deutlicher. In einer bahnbrechenden Studie konnten Jose Scher und Kollegen von der New York University und dem Memorial-Sloan-Kettering-Zentrum zeigen, dass Patienten mit Psoriasis-Arthritis niedrigere Konzentrationen vieler Bakterienarten aufweisen, die auch bei einer chronisch-entzündlichen Darmerkrankung (CED) reduziert sind.[16] Andere Forscherteams haben inzwischen ein ähnliches Phänomen bei Psoriasis, juveniler Arthritis und rheumatoider Arthritis bestätigt, das heißt einen Rückgang von verschiedenen Bakterienarten, die bei gesunden Menschen normalerweise vorhandenen sind.[17]

Insbesondere überschneiden sich bei diesen Erkrankungen viele fehlende Bakterienarten mit den Arten, die auch bei Patienten mit chronisch-entzündlichen Darmerkrankungen fehlen.[18] In einer Studie bei Kindern mit einer besonderen Form der juvenilen Arthritis beispielsweise machte *F. prausnitzii* weniger als vier Prozent aller Bakterienarten im Darm aus, verglichen mit zehn Prozent in der Darmflora von gesunden Kindern.[19] In einer anderen Studie zu juveniler Arthritis hatten Kinder, die sich in der Remission befanden, deutlich mehr Clostridium-Cluster-IV-Bakterien als die Kinder mit aktiver Arthritis.[20] Ebenso wurde festgestellt, dass Patienten mit neu aufgetretener rheumatoider Arthritis weniger Clostridium-Cluster-XIVa-Bakterien hatten.[21]

Wie nützliche Mikroorganismen die Immunität beeinflussen

Die besonderen Bakterien, die bei Patienten mit diesen Autoimmunkrankheiten fehlen, haben ein gemeinsames Merkmal: Sie haben die außergewöhnliche Fähigkeit, das Immunsystem in einen toleranteren und weniger reaktionsfreudigen Zustand zu versetzen.[22]

Die Bakterien in Clostridia-Cluster IV und XIVa regulieren unser Immunsystem besonders gut.[23] Sie tun dies teilweise, indem sie die Entwicklung spezialisierter Immunzellen fördern, die als regulatorische T-Zellen bezeichnet werden. Wie der Name schon sagt, spielen diese Zellen eine wesentliche Rolle bei der Regulierung anderer Elemente des Immunsystems.

So sind regulatorische T-Zellen entscheidend für die Unterdrückung der aggressiven Immunzellen, die an Autoimmunerkrankungen beteiligt sind.[24] Außerdem produzieren sie entzündungshemmende Mediatoren und reduzieren die Produktion von Mediatoren, die Schmerzen und Entzündungen aufrechterhalten wie dem TNF.[25] Kurz gesagt sind die regulatorischen T-Zellen ein Kernstück des Kontrollsystems, das eine Autoimmunität normalerweise verhindert und Entzündungen in Schach hält.[26]

Die außergewöhnliche Entdeckung, dass bestimmte Mikroorganismen auf diese Weise das Immunsystem beruhigen können, befeuerte einen Wettlauf unter den Forschern, um herauszufinden, wie genau dies geschieht. Wie kommt es, dass bestimmte Bakterien mit dem Immunsystem kommunizieren können, um die Anzahl regulatorischer T-Zellen zu erhöhen? Der Wettlauf ging im Mai 2013 zu Ende, als drei Forschergruppen innerhalb weniger Wochen dieselbe Entdeckung machten.[27] Die Antwort lautete: Diese Bakterien regen das Immunsystem dazu an, mehr regulatorische T-Zellen herzustellen, indem sie eine kurzkettige Fettsäure produzieren: Butyrat. Butyrat wirkt als wichtiges Signalmolekül, das unreife Immunzellen dazu anregt, sich zu regulatorischen T-Zellen zu entwickeln. Wenn zu wenige dieser Mikroorganismen vorhanden sind, werden weniger regulatorische T-Zellen produziert und ein starker Kontrollmechanismus der Autoimmunität wird geschwächt.[28]

Diese Erkenntnis ist unglaublich wichtig, weil sie uns dabei hilft herauszufinden, welche Mikroorganismen genau wir fördern müssen, um unser Immunsystem neu einzustellen. Mit anderen Worten: Wir müssen alles, was möglich ist, tun, um die Population von butyratbildenden Arten in den Clostridien Cluster IV und XIVa anzukurbeln. In den nachfolgenden Kapiteln erfahren Sie, wie Sie dies durch die Ernährung und weitere Strategien erreichen. Zuvor gilt es jedoch, noch einen weiteren Aspekt des Mikrobioms zu bedenken.

Feindliche Mikroorganismen

Der Mangel an guten Bakterien bei Patienten mit Autoimmunität ist nur die halbe Geschichte. Ein Übermaß an bestimmten schädlichen Bakterien dürfte tatsächlich ein ebenso großer Teil des Problems sein. 2016 und 2017 wurde in einer Reihe von Studien, die in der Folge zu einer Veränderung der Lehrmeinung führten, berichtet, dass bei chronisch-entzündlichen Darmerkrankungen, Psoriasis und Arthritis nicht nur weniger schützende Bakterien vorhanden sind, sondern auch mehr inflammatorische Bakterienarten. Zu diesen entzündlich wirkenden Bakterien gehören *E. coli, Salmonella, Prevotella, Collinsella, Streptococcus, Enterococcus* und *Klebsiella.*[29]

Diese Bakterienarten schaden auf zweierlei Weise: Erstens können sie die Darmbarriere schädigen und durchlässiger machen und zweitens können sie bestimmte Immunzellen aktivieren, die bei Autoimmunerkrankungen beteiligt sind.[30] Diese speziellen Bakterienarten scheinen das Immunsystem in den Entzündungsmodus zu schalten und zwar nicht nur, indem sie große Mengen Lipopolysaccharide produzieren, sondern auch durch verschiedene weitere Mechanismen.

Interessanterweise sind verschiedene Arthritisformen durch eine Überbesiedlung mit unterschiedlichen Bakterienarten gekennzeichnet. Bei rheumatoider Arthritis haben Forscher eine erhöhte Menge an *Prevotella* oder *Collinsella* festgestellt, während die Spondyloarthritis mit einer besonders aggressiven Form von *E. coli* in Verbindung gebracht wurde.

Dieser Typ *E. coli* wird als »adhärent-invasiv« bezeichnet, weil er sich an die Darmzellen heftet und in die schützende Schleimhaut eindringt, was eine massive entzündliche Reaktion auslösen kann.[31] Bekannt war bereits, dass etwa die Hälfte aller Morbus-Crohn-Patienten adhärent-invasive *E. coli* aufweist, während diese nur bei ein Prozent der allgemeinen Bevölkerung gefunden werden.[32] 2017 stellten Forscher fest, dass dieser *E.-coli*-Typ auch stark zu Spondyloarthritis beitragen kann[33] (zur Gruppe der Spondyloarthritis-Erkrankungen gehören die psoriatische, juvenile und ankylosierende Spondylitis).

Insbesondere eine Forschergruppe am Weill Cornell Hospital in New York stellte fest, dass Patienten, die sowohl an Spondyloarthritis als auch an Morbus Crohn litten, eine sehr viel höhere Anzahl an adhärent-invasiven *E. coli* aufwiesen als Patienten, die nur Morbus Crohn hatten.[34] Wurde diese spezifische *E.-coli*-Art auf Mäuse übertragen, löste sie genau die Immunreaktion, die für Spondyloarthritis kennzeichnend ist, sowie Symptome einer entzündlichen Arthritis aus.

Eine andere Forschungsreihe deutet sogar auf einen weiteren möglichen Übeltäter bei ankylosierender Spondylitis hin: *Klebsiella pneumoniae*. Diese verbreiteten Darmbakterien standen erstmals in den 1980er-Jahren im Verdacht, bei ankylosierender Spondylitis (AS) eine Rolle zu spielen.[35] Seither haben mehrere Forschergruppen festgestellt, dass Patienten mit AS üblicherweise eine größere Anzahl von Antikörpern gegen *Klebsiella* haben als gesunde Kontrollprobanden oder Patienten mit anderen Arthritisformen. Beobachtet wurde dies bei Patienten in Japan,[36] in den Niederlanden,[37] England[38] und Italien.[39]

Zuletzt wurde berichtet, dass bei 190 von 200 Patienten mit AS (95 Prozent), drei von 200 Patienten mit rheumatoider Arthritis (1,5 Prozent), jedoch nur bei einem von 100 Patienten mit Psoriasis-Arthritis (ein Prozent) Antikörper gegen einen spezifischen Teil eines Proteins von *Klebsiella* gefunden wurden.[40] Hingegen stellte eine andere Zusammenstellung von weltweit durchgeführten Studien fest, dass Patienten mit rheumatoider Arthritis normalerweise mehr Antikörper gegen eine völlig andere Spezies haben, nämlich gegen *Proteus mirabilis*.[41]

Um festzustellen, ob eine Überbesiedlung mit pathogenen Bakterienarten in Ihrem speziellen Fall eine Rolle spielt, kann eine umfassende Stuhlanalyse hilfreich sein. Mikrobiomtests sind recht teuer, können jedoch häufig direkt ohne ärztliche Verschreibung bestellt werden. Dennoch werden Sie möglicherweise feststellen, dass Sie die Hilfe eines Arztes für funktionelle oder ganzheitliche Medizin benötigen, um die Ergebnisse zu interpretieren und spezifische Infektionen zu behandeln.

Zusätzlich zu den spezifischen Bakterienarten, die laut der bis heute durchgeführten Studien bei der Autoimmunität eine Rolle spielen, gibt es auch Hinweise darauf, dass eine deutliche bakterielle Überbesiedlung im Dünndarm den Autoimmunprozess auslösen kann. Diese Art der Überbesiedlung wird sogar als Krankheit anerkannt und als Dünndarmfehlbesiedlung, kurz SIBO (Small Intestine Bacterial Overgrowth), bezeichnet.

Was ist SIBO?

Im Gegensatz zum aktiven Ökosystem des Dickdarms verfügt der Dünndarm über eine relativ niedrige Bakterienkonzentration. Und das ist gut so, denn die Dünndarmwände sind sehr durchlässig, damit die Nährstoffe resorbiert werden können. Wir wollen keine große Bakterienpopulation, die nutzlos im Dünndarm nistet, weil ihre Toxine nur zu leicht vom Blut resorbiert würden.

Die Anzahl an Bakterien im Dünndarm wird normalerweise durch das Zusammenwirken von Magensäure, Galle und der raschen Fortschwemmung des Darminhalts zwischen den Mahlzeiten niedrig gehalten. Der Dünndarm durchläuft alle paar Stunden einen »Reinigungszyklus«, jedoch nur, wenn der Magen leer ist. SIBO kann auftreten, wenn diese üblichen Mechanismen versagen, entweder als Folge häufiger Snacks, säureblockender Medikamente, eines Magensäure- oder Enzym-Mangels, von Zöliakie, Hypothyreose, Narbengewebe nach einer Bauchoperation oder eines anderen Faktors.[42]

Was auch immer die Ursache ist: Bei Patienten mit einer Überbesiedlung von Bakterien (oder Hefen) im Dünndarm, sendet ein beständiger Durchlauf von Lipopolysacchariden und weiteren Toxinen durch die dünnen Wände des Dünndarms ein starkes Signal, das Immunsystem zu aktivieren, was zu einer systemischen Entzündung führt. Diese systemische Entzündung kann sich als Arthritis, Psoriasis oder in Form vieler anderer Erkrankungen manifestieren.

Die Fähigkeit von SIBO, Arthritis zu verursachen, wird dramatisch illustriert durch eine als »Bypass-Arthritis« bekannte Erkrankung. Die Erkrankung entstand häufig durch eine drastische operative Methode zur Gewichtsabnahme, die von den 1950er- bis in die 1980er-Jahre durchgeführt wurde. Bei dieser Operation wurde der Dünndarm verkürzt. Es entstanden häufig »blinde Schlingen«, in denen sich übermäßig viele Bakterien ansiedeln konnten, was zu einer schweren SIBO führte. Bis zu 20 Prozent der Patienten mit intestinalem Bypass entwickelten Arthritis und Hautausschläge.[43] Diese Form der Arthritis wurde als darmassoziiertes Dermatose-Arthritis-Syndrom oder Darmbypass-Syndrom bekannt.[44] Zum Glück wiesen die Studien nach, dass sich Arthritis und Hautausschläge rasch besserten, wenn die bakterielle Überbesiedlung behoben wurde.[45]

Auch wenn nur wenige Studien die Rolle von SIBO bei Autoimmunkrankheiten direkt untersucht haben, wurde in einer Reihe kleiner Studien festgestellt, dass SIBO bei einem bedeutsamen Anteil der Patienten mit Psoriasis,[46] rheumatoider Arthritis,[47] Morbus Crohn[48] und Fibromyalgie[49] vorhanden ist. Eine Gruppe russischer Wissenschaftler, die Psoriasis untersuchten, berichtete beispielsweise, dass die durchschnittliche Anzahl an Bakterien im Dünndarm bei Psoriasis-Patienten etwa um das 3000-fache höher war als in der Kontrollgruppe.[50]

In einer anderen Studie wurde festgestellt, dass ein Drittel der Patienten mit Plaque-Psoriasis DNA-Fragmente von Bakterien im Blut hatte, die Kennzeichen für SIBO sind[51] (*E. coli, Klebsiella pneumonia, Enterococcus faecalis, Proteus mirabilis, Streptococcus pyogenes* und *Shigella*).[52] Bei den Patienten, die DNA dieser Bakterien im Blut hatten, waren die Entzündungswerte sehr viel höher. Am überzeugendsten war ein Bericht von 2018, wonach eine Behandlung der SIBO die Psoriasis deutlich bessern kann.[53]

Manche Studien liefern indirekte Hinweise dafür, dass SIBO bei ankylosierender Spondylitis und juveniler Arthritis eine Rolle spielt. Als Forscher in Schweden Proben aus dem Dünndarm von Patienten mit ankylosierender Spondylitis nahmen, fanden sie sehr viel mehr Antikörper gegen Bakterien, die mit SIBO zusammenhängen (*Klebsiella, E. coli* und *Proteus mirabilis*).[54] Eine bemerkenswerte Studie, die 2017 im *Journal of Rheumatology* veröffentlicht wurde, stellte ebenfalls fest, dass Kinder mit juveniler Arthritis sehr viel mehr Antikörper gegen Lipopolysaccharide haben, was auf eine Überbesiedlung mit unerwünschten Spezies im Dünndarm hinweist, wo Lipopolysaccharide leichter ins Blut übergehen können.[55] Eine andere Studie von 2017 stellte fest, dass MS-Patienten mit schwereren Symptomen normalerweise mehr Streptokokken im Dünndarm hatten.

SIBO diagnostizieren

Die Wahrscheinlichkeit, dass SIBO der Übeltäter ist, wird noch größer, wenn Sie zusätzlich zu Psoriasis oder Arthritis die anderen üblichen Anzeichen und Symptome der Erkrankung aufweisen. SIBO manifestiert sich häufig entweder als chronische Verstopfung oder Durchfall. SIBO wird bei bis zu 80 Prozent der Patienten mit Reizdarmsyndrom festgestellt und gilt bei einigen Fachleuten inzwischen als die häufigste Ursache für das Reizdarmsyndrom.[56]

Zu weiteren klassischen Symptomen von SIBO gehören multiple Nahrungsmittelunverträglichkeiten, Histaminintoleranz, Übelkeit, Völlegefühl nach den Mahlzeiten, Bauchschmerzen, Ekzeme und Rosacea. Wenn Sie irgendeines dieser üblichen Symptome von SIBO zeigen, einen bedeutenden Risikofaktor wie Zöliakie oder Endometriose haben oder schon einmal eine

Lebensmittelvergiftung oder Bauchoperation hatten, kann es sich lohnen, einen Atemtest durchzuführen, um zu bestimmen, ob SIBO dabei möglicherweise eine Rolle spielt. Den Test kann Ihr Arzt bestellen oder Sie bestellen ihn online bei einem der verschiedenen Testanbieter.

Für den SIBO-Atemtest müssen Sie eine Lactulose- und/oder Glukose-Lösung trinken, anschließend werden über mehrere Stunden hinweg Atemproben mit einem Home-Kit gesammelt. Diese Tests sind alles andere als perfekt: Manchmal sind sie schwer zu interpretieren und viele echte SIBO-Fälle werden nicht erkannt (die Tests erkennen nur rund 60 Prozent der Fälle).[57] Ein eindeutig positives Ergebnis kann jedoch nützliche Informationen liefern.

SIBO wird üblicherweise mit Antibiotika behandelt, was für viele Menschen jedoch keine langfristige Lösung ist. Innerhalb einer neunmonatigen antibiotischen Behandlung erleiden 40 Prozent einen Rückfall, höchstwahrscheinlich, weil die zugrunde liegenden Ursachen für SIBO bestehen bleiben.[58] Ein besserer Ansatz besteht darin, die normalen Mechanismen zu fördern, die SIBO bei gesunden Menschen verhindern. Entsprechende Strategien werden in Kapitel 3 beschrieben. Bei einigen Menschen mit SIBO können sorgfältig ausgewählte Probiotika und Präbiotika ebenfalls äußerst hilfreich sein, wie in Kapitel 2 besprochen wird. Die folgenden Kapitel erklären zudem, wie die Reduzierung des Zucker- und Stärkeverzehrs helfen kann, auch im Dünndarm eine Überbesiedlung mit pathogenen Bakterien- und Hefearten anzugehen.

Bakterien außerhalb des Darms

Auch wenn der Hauptfokus dieses Buches das Darm-Mikrobiom ist, deuten einige erstaunliche Forschungsergebnisse darauf hin, dass besondere Bakterien in anderen Teilen des Körpers ebenfalls bestimmte Autoimmunerkrankungen auslösen können. Psoriasis hängt zum Beispiel besonders stark mit Halsinfektionen zusammen, die durch Streptokokken ausgelöst werden, während einige begrenzte Studien den Verdacht haben aufkommen lassen, dass einige Fälle rheumatoider Arthritis mit dem Harntrakt oder parodontalen Infektionen in Verbindung stehen. Wenn Sie über diese ungewöhnlichen

Zusammenhänge Bescheid wissen, wird Ihnen dies bei der Bekämpfung einer Autoimmunreaktion vielleicht weiterhelfen.

Psoriasis und Streptokokkeninfektion im Hals-/Rachenbereich

Dass ein Zusammenhang zwischen Psoriasis und Streptokokken besteht, wurde erstmals vermutet, nachdem viele Ärzte bemerkten, dass Psoriasis-Schübe häufig auf Streptokokkeninfektionen im Hals-/Rachenbereich folgen (normalerweise etwa zwei Wochen danach).[59] In jüngerer Zeit wurde festgestellt, dass Patienten mit chronischer Psoriasis und Psoriasis-Arthritis häufig mehr Antikörper gegen *Streptococcus pyogenes* aufweisen, die Bakterienart, die Infektionen im Hals-/Rachenbereich verursacht.[60] Es besteht zudem eine gewisse Kreuzreaktivität zwischen Streptokokken-Antigenen und Hautproteinen.[61] Die vorherrschende Theorie besagt, dass eine leichte chronische Infektion der Mandeln mit Streptokokken die Autoimmunantwort anstoßen kann, wobei auf eine Verschlimmerung der Streptokokkeninfektion auch eine Verschlimmerung der Psoriasis folgt.

Interessanterweise besteht sogar ein noch stärkerer Hinweis auf einen Zusammenhang zwischen *Streptococcus* und den Fällen von Psoriasis, die früher im Leben beginnen (vor dem Alter von 40 Jahren) und in denen es entweder eine familiäre Vorgeschichte von Psoriasis oder bestimmte genetische Marker gibt.[62] Es kann daher sein, dass *Streptococcus* Psoriasis und Psoriasis-Arthritis nur bei Menschen mit einer bestimmten genetischen Veranlagung auslöst.

Wenn Schübe einer Streptokokkeninfektion im Hals-/Rachenbereich eine Psoriasis deutlich verschlechtern, erscheint es logisch, dass eine Besserung der leichten chronischen Infektion auch das Ausgangsniveau der psoriasisbedingten Hautveränderungen deutlich verbessern könnte. Genau das haben Studien inzwischen festgestellt. Am überzeugendsten war eine randomisierte Studie von 2012, die einen starken Rückgang der Psoriasis feststellte, nachdem den Patienten die Mandeln entfernt worden waren[63] (die Schwere der Erkrankung ging um 30 bis 90 Prozent zurück). Bei diesen Patienten bestand ein enger Zusammenhang zwischen dem Besserungsgrad der Psoriasis und dem Rückgang von T-Zellen, die Peptide erkennen, die sowohl bei *Streptococcus* als auch bei Hautproteinen häufig vorkommen.[64] Seit 2018 scheint Einigkeit darüber zu herrschen, dass eine Tonsillektomie in etwa 75 Prozent der Fälle eine Psoriasis deutlich verbessert, die mit einer Streptokokkeninfektion im Hals-/Rachenbereich zusammenhängt.[65] Zu weniger drastischen Maßnahmen gehören häufiges Gurgeln mit warmem Salzwasser oder Mundwasser auf Peroxidbasis und die Einnahme probiotischer Lutschtabletten *S. salivarius K12*.[66]

Bemerkenswert ist, dass die Spezies *Streptococcus* normalerweise auch im Darm gefunden wird, insbesondere im Dünndarm. Wie oben vermerkt, ist *Streptococcus* einer der üblichsten Bakterientypen, die bei Patienten mit SIBO erhöht sind. Eine Analyse des Darm-Mikrobioms kann auch helfen herauszufinden, ob Sie eine Überbesiedlung mit Streptokokken im Darm haben. Ist dies der Fall, sorgen die Bakterien dort wahrscheinlich in weitgehend derselben Weise für das Andauern der Psoriasis und der Psoriasis-Arthritis wie eine Streptokokkeninfektion im Hals-/Rachenbereich. Daher ist es wichtig, dass Sie sich darauf konzentrieren, das Darm-Mikrobiom wieder ins Gleichgewicht zu bringen und SIBO zu behandeln, auch wenn Sie vermuten, dass wiederkehrende Streptokokkeninfektionen im Hals-/Rachenbereich in Ihrem Fall eine große Rolle spielen.

Rheumatoide Arthritis und Infektionen außerhalb des Darms

Völlig andere Bakterien finden sich im Mikrobiom des Mundes und sind potenzielle Trigger für einige Fälle rheumatoider Arthritis (RA). Populationsstudien haben festgestellt, dass bei Menschen mit schwerer Zahnfleischerkrankung (Parodontitis) die Wahrscheinlichkeit, eine rheumatoide Arthritis zu entwickeln, erhöht ist. In neuerer Zeit haben Forscher festgestellt, dass das Bakterium *Porphyromonas gingivalis*, das häufig eine Zahnfleischerkrankung hervorruft, auch ein Enzym produziert, das potenziell RA auslösten könnte.[67] Wenn Sie RA haben, ist daher eine gute Zahnpflege sehr wichtig.

Auch wenn hierzu nur eingeschränkte Daten vorliegen, wurde von einigen Autoren auch auf einen möglichen Zusammenhang zwischen Infektionen der Harnwege durch *Proteus mirabilis* und rheumatoider Arthritis hingewiesen.[68] In 16 verschiedenen Ländern wurden tatsächlich bei RA-Patienten vermehrt spezifische Antikörper gegen das Bakterium *Proteus* gefunden, was diese Hypothese stützt.[69] *Proteus mirabilis* wird allerdings auch häufig im Darm festgestellt. Man geht davon aus, dass die meisten Harnwegsinfektionen durch *P. mirabilis* tatsächlich ihren Ursprung im Gastrointestinaltrakt haben,[70] was nahelegt, dass das Darm-Mikrobiom primär in unserem Fokus bleiben sollte.

Unsere Feinde verstehen

Egal, ob wir nun SIBO oder ein gestörtes Gleichgewicht zwischen guten und schlechten Bakterien als Hauptproblem betrachten: Die Liste der Bakterienarten, die wir unbedingt unter Kontrolle halten sollten, ist recht kurz. Genau dieselben Arten, die bei SIBO die üblichen Übeltäter sind, wurden auch direkt mit ankylosierender Spondylitis, Psoriasis, rheumatoider Arthritis, chronisch-entzündlicher Darmerkrankung und weiteren Autoimmunkrankheiten in Verbindung gebracht:[71]

- *Escherichia coli*
- *Klebsiella pneumonia*
- *Enterococcus faecalis*
- *Proteus mirabilis*
- *Streptococcus pyogenes*

Diese Bakterien produzieren Lipopolysaccharide (Toxine, die das Immunsystem aktivieren) zusammen mit Bakterienproteinen, die das Immunsystem verwirren können, da sie unseren körpereigenen Proteinen stark ähneln. Sie animieren das Immunsystem dazu, in einen entzündlicheren Zustand umzuschalten, indem sie die starke Zunahme von TH17-Helferzellen fördern, die bei der Autoimmunität eine Rolle spielen.

Es kommt in unserem Darm wahrscheinlich zu einem ständigen Kampf um Bodengewinn zwischen den nützlichen Mikroorganismen, die das Immunsystem beruhigen, und diesen feindlichen Mikroorganismen, die dem entgegenwirken. Wie Ivaylo Ivanov, Dozent für Mikrobiologie und Immunologie an der Columbia University in New York, erklärt, ist es »wahrscheinlich das Mengenverhältnis, die Kombination von Bakterien im Darm, die bestimmt, ob man eine Krankheit bekommt oder nicht.«[72] Es ist also unser Ziel, das richtige Verhältnis wiederherzustellen – die Autoimmunerkrankung zu bekämpfen, indem die schützenden Bakterienarten stark gefördert und die schädlichen Bakterienarten kontrolliert werden. Zuvor ist es jedoch wichtig, einige Hauptübeltäter auszumachen, die uns überhaupt in diese Lage gebracht haben: Antibiotika.

Das Problem mit den Antibiotika

Wegen des verbreiteten Einsatzes von Antibiotika »hat sich unser Mikrobiom im Lauf der letzten 100 und vor allem der letzten 50 Jahre stark verändert«, sagt der Mikrobiologe Martin Blaser von der NYU.[73] Die Zerstörung unserer Darmbakterien durch Antibiotika spiegelt sich tatsächlich in einer starken Korrelation zwischen dem Antibiotikagebrauch und der Entwicklung der Autoimmunität.

Juvenile Arthritis liefert das deutlichste Beispiel dafür. In einer vor Kurzem in der Zeitschrift *Pediatrics* veröffentlichten Studie verdoppelte eine Antibiotika-Behandlung zeitnah das Risiko von Kindern, Arthritis zu entwickeln, während fünf oder mehr Behandlungssequenzen mit Antibiotika das Risiko verdreifachten.[74]

Ebenfalls ein Zusammenhang besteht zwischen der Einnahme von Antibiotika und der Entwicklung einer Reihe weiterer Autoimmunerkrankungen wie Asthma[75] und Morbus Crohn.[76] Bei Kindern ist diese Wirkung sogar noch ausgeprägter und das Risiko steigt mit wiederholter Einnahme sowie bei der Einnahme von Breitband-Antibiotika.

Die beste Erklärung für die Auswirkung von Antibiotika auf die Autoimmunität ist, dass Antibiotika schützende Bakterien zerstören, die das Immunsystem regulieren, während sie es einer kleinen Anzahl seltener Bakterienarten erlauben zu gedeihen.

Die Ursachen dafür sind bisher noch nicht vollständig ergründet, es gibt jedoch deutliche Hinweise darauf, dass Antibiotika überproportional stark auf die nützlichen, butyratproduzierenden Bakterien wirken. Ein Beispiel: Eine randomisierte, placebokontrollierte Studie, die 2015 veröffentlicht wurde, nutzte die neue Technologie der Genom-Sequenzierung, um das Mikrobiom von 66 gesunden Erwachsenen bis zu einem Jahr nach einer Antibiotika-Behandlung zu analysieren.[77] Die Forscher stellten fest, dass Antibiotika »eine starke und langfristige Auswirkung auf die mit der Gesundheit assoziierte, butyratproduzierende Gemeinschaft von Mikroorganismen im Darm zeigten.«

Antibiotika vernichten nicht nur die nützlichen Bakterienarten, die wir brauchen, um ein gut eingestelltes Immunsystem zu erhalten. Sie erlauben es zudem feindlichen Bakterienarten, die Macht zu übernehmen. Eine gute Illustration hierfür ist Durchfall in Zusammenhang mit einer Antibiotika-Behandlung. Ein bedeutender Anteil der Patienten, die Breitband-Antibiotika erhalten, kann starken Durchfall bekommen, der auch noch anhält, nachdem die Antibiotika abgesetzt wurden. Meist ist dies durch eine Überbesiedlung mit bestimmten Bakterien und Hefen bedingt, die Vorteil aus dem gestörten Ökosystem ziehen und sich rasch ausbreiten. Obgleich *C. difficile* der bekannteste Übeltäter ist, der Durchfall in Zusammenhang mit einer Antibiotika-Behandlung verursacht, ist dies nicht der einzige Infektionstyp, der auftreten kann. Wenn wir uns nämlich die anderen Spezies ansehen, die meist dafür verantwortlich sind (wie *Klebsiella*), besteht eine signifikante Schnittmenge mit den »Übeltätern«, die auch bei SIBO und Autoimmunerkrankungen vorhanden sind.[78]

Es ist daher offensichtlich, dass der Gebrauch von Antibiotika unsere bekannten Feinde dazu ermuntert, sich auszubreiten und das Kommando zu übernehmen, während die Population der guten Bakterien dezimiert wird. Jeder, der an einer Autoimmunkrankheit leidet, sollte deshalb möglichst die Einnahme von Antibiotika vermeiden. Praktisch gesehen bedeutet dies, wachsam zu sein und schon bei den ersten Anzeichen einer Infektion etwas zu unternehmen. Wenn Sie beispielsweise anfällig für Nebenhöhleninfektionen sind, sollten Sie versuchen, während der Pollenflugzeit oder bei einer Erkältung eine Verstopfung der Nebenhöhlen möglichst gering zu halten. Wenn Sie anfällig für bakterielle Halsentzündungen sind, können Sie zum Beispiel bei den ersten Anzeichen mit warmem Salzwasser oder einem antiseptischen Mundwasser gurgeln. Bei Infektionen der Harnwege kann, früh genug erkannt, ein einfaches probiotisches Nahrungsergänzungsmittel wirksam sein.[79] Wichtig ist, dass Sie alles Ihnen Mögliche tun, um eine Infektion zu bekämpfen, bevor sie sich zu etwas entwickelt, was eine Antibiotika-Behandlung unumgänglich macht.

Wenn Sie sich eine Infektion zugezogen haben, die eine Antibiotika-Behandlung benötigt, lohnt es sich, Ihren Arzt zu fragen, ob Sie anstelle von Tabletten Injektionen bekommen können. Antibiotika, die in Form von Injektionen verabreicht werden, können Infektionen wirksamer bekämpfen, haben dabei jedoch weniger Auswirkungen auf das Mikrobiom des Darms.[80]

Dabei erhebt sich auch die Frage nach Antibiotika in der Nahrungsversorgung. Zur modernen Landwirtschaft gehört es häufig, gesunden Tieren verschiedene Antibiotika zu verabreichen, um eine rasche Gewichtszunahme zu fördern. In den USA testet das Landwirtschaftsministerium Fleisch und Geflügel, um zu kontrollieren, dass Antibiotika-Rückstände unter einer gewissen Grenzmenge bleiben. Die Gesamtergebnisse dieser Tests sind online einsehbar und die große Mehrheit der getesteten Proben entspricht den Richtlinien. Die große Vielfalt an Antibiotika, die in Fleisch festgestellt werden, das den Standards nicht entspricht, ist zwar nicht wirklich beruhigend, aber die Gesamtdosis ist, verglichen mit einer Verschreibung von Antibiotika, dennoch zu vernachlässigen.[81] Wenn Sie auf der sicheren Seite sein wollen, wählen Sie Rind- und Hähnchenfleisch in Bio-Qualität oder mit dem Etikett »antibiotikafrei«. Bei Lammfleisch ist dies weniger wichtig, da es praktisch nie positiv auf Antibiotika getestet wird.[82]

Zwar kann niemand eine Vergangenheit ungeschehen machen, die von vielen Antibiotika-Einnahmen gekennzeichnet war, wir können jedoch unseren zukünftigen Antibiotika-Konsum einschränken. Indem wir unnötige Antibiotika-Verordnungen vermeiden und auf Antibiotika-Rückstände in unserem Essen achten, können wir einen weiteren Schwund unserer entzündungshemmenden Mikroorganismen stoppen. Die wichtigere Frage jedoch ist, wie der bereits entstandene Schaden zurückgedreht und die Balance unseres Mikrobioms wiederhergestellt werden kann. Dies ist das Thema der nächsten beiden Kapitel.

KAPITEL 2

DAS MIKROBIOM MIT PROBIOTIKA WIEDER INS GLEICHGEWICHT BRINGEN

Probiotika gehören zu den besten Hilfsmitteln, um das Mikrobiom wieder ins Gleichgewicht zu bringen. Zwar reicht es nicht aus, einfach ein Nahrungsergänzungsmittel einzunehmen, um zerstörte Bakterien zu ersetzen, neue Forschungsergebnisse weisen jedoch darauf hin, dass Probiotika die Balance des Mikrobioms insgesamt wiederherstellen können – indem sie sowohl die große Menge an schädlichen Bakterienarten reduzieren als auch die Menge an nützlichen Bakterienarten erhöhen. Die richtigen Probiotika können im Endeffekt dafür sorgen, dass sich das Mikrobiom eines Menschen mit einer Autoimmunerkrankung dem eines gesunden Menschen annähert.

Mit Probiotika die nützlichen Mikroorganismen unterstützen

Nur bestimmte Arten von Probiotika besitzen die bemerkenswerte Fähigkeit, die Population anderer wichtiger Bakterienarten anzukurbeln, die in unserem Mikrobiom bereits vorhanden sind. So wissen wir beispielsweise, dass *L. Rhamnosus GG* (unter dem Produktnamen Culturelle im Handel) diese Eigenschaft besitzt, denn in einer Studie von 2016 wurde festgestellt, dass es die Population der butyratproduzierenden Bakterien wie *Roseburia* und *Blautia* deutlich vergrößert.[1] Bei Babys, denen *L. Rhamnosus GG* verabreicht wurde, führte die Ankurbelung dieser nützlichen Bakterienarten zu einem höheren Butyratspiegel und größerer Immuntoleranz (was sich in einer geringeren Häufigkeit von Kuhmilchallergie manifestierte). Die beste Erklärung dafür, wie bestimmte Probiotika das Wachstum anderer guter Bakterien unterstützen können, ist die Syntrophie (cross-feeding).[2] Kurz gesagt, können bestimmte Bakterien verschiedene Schritte der Umwandlung von Ballaststoffen in kurzkettige Fettsäuren wie Butyrat gut durchführen. Probiotische Bakterienarten, die bei den ersten Schritten dieses Prozesses besonders wirksam sind, füttern praktisch die nachgeschalteten butyratproduzierenden Bakterien.[3]

Bifidobakterien scheinen mit den butyratproduzierenden Bakterien besonders gut zu kooperieren.[4] Bifidobakterien sind für die Entwicklung eines gesunden Mikrobioms entscheidend. Diese Bakterienart ist eine der ersten, die den menschlichen Darm besiedelt, und stellt normalerweise 95 Prozent der gesamten Bakterienpopulation bei gesunden gestillten Babys dar. Anschließend nimmt die Population drastisch ab und liegt im mittleren Lebensalter nur noch bei drei bis sechs Prozent.[5] Zu den Bifidobakterienarten, die bei gesunden Menschen üblicherweise vorhanden sind, gehören *B. longum, B. breve, B. bifidum* und *B. infantis*.[6] Diese Bakterienarten sind auch in probiotischen Nahrungsergänzungsmitteln enthalten.

Ein besonderes Merkmal der Bifidobakterien ist, dass sie Acetat produzieren (während Laktobazillen primär Laktat produzieren). Acetat ist wichtig, weil es die bevorzugte Nahrungsquelle vieler butyratproduzierender Bakterien ist. Wenn wir den butyratproduzierenden Bakterien wirklich zu einem guten Wachstum verhelfen wollen, müssen wir daher auf das gesamte Ökosystem achten. Es ist wichtig, mit der Nahrung nicht nur genügend Ballaststoffe aufzunehmen, sondern auch für eine angemessene Menge an Bifidobakterien zu sorgen, um die Ballaststoffe als Energiequelle besser nutzbar zu machen.[7] Bifidobakterien gelten als Schlüsselbakterien, weil sie einen unverhältnismäßig großen Einfluss auf das bakterielle Ökosystem als Ganzes haben.[8]

Wenn es darum geht, ein probiotisches Nahrungsergänzungsmittel zu wählen, das die butyratproduzierenden Bakterienarten unterstützt, werden folgende Bifidobakterien besonders empfohlen:

- *B. infantis*
- *B. longum*
- *B. breve*

Auch alle anderen Bifidobakterienstämme sind wahrscheinlich in der Lage, die syntrophische Funktion (cross-feeding) zu erfüllen, aber die drei genannten Bakterienarten haben noch andere entzündungshemmende Vorteile, wie weiter unten noch besprochen wird. *Lactobacillus rhamnosus GG* (enthalten in Culturelle) ist eine weitere gute Wahl, um die Butyratproduktion anzuregen und dadurch das Immunsystem zu beruhigen.

Mit Probiotika schädliche Bakterienarten unterdrücken

Die zweite Möglichkeit, wie Probiotika helfen können, ein gestörtes Mikrobiom wieder ins Gleichgewicht zu bringen, ist, das Wachstum schädlicher Bakterien wie *Klebsiella, E. coli, Streptococcus* und weiterer Arten zu verhindern, die bei entzündlichen Erkrankungen eine Rolle spielen.[9] Praktisch alle Probiotika werden diese Krankheitserreger bis zu einem gewissen Grad bekämpfen, indem sie mit den schädlichen Arten um Nährstoffe konkurrieren. Laktobazillen und Bifidobakterien sind zudem durch ihren allgemeinen Stoffwechel generell hilfreich bei der Unterdrückung krankmachender Bakterien und Hefen, weil sie von Natur aus Säuren produzieren, die den pH-Wert im Darm verändern und dadurch viele schädliche Bakterienarten unterdrücken.

Vor diesem Hintergrund scheinen die folgenden Probiotika das Wachstum krankmachender Bakterien besonders effektiv zu verhindern:[10]

- *B. breve*
- *B. infantis*
- *B. longum*
- *L. rhamnosus*
- *L. plantarum*

Ein probiotisches Nahrungsergänzungsmittel, das eine Kombination dieser Bakterienarten enthält, ist ein guter Anfang, um die zu Entzündungen beitragenden Krankheitskeime zurückzudrängen. Es gibt jedoch noch wirksamere Optionen, wenn wir uns die Tatsache zunutze machen, dass sogar innerhalb ein und derselben Bakterienart die Fähigkeit zur Bekämpfung von Krankheitskeimen bei einigen sehr speziellen probiotischen Stämmen ausgeprägter sind als bei anderen. So scheint beispielsweise innerhalb der Art *L. reuteri* der Stamm *L. reuteri DSM 17938* Krankheitserreger besonders gut zu verdrängen. Dieser Bakterienstamm (als BioGaia Protectis im Handel) wird daher häufig frühgeborenen Babys zur Vorbeugung schwerer Infektionen gegeben.[11] Als weiteren Nachweis für seine Fähigkeit, Krankheitskeime zu unterdrücken, trägt dieser Stamm auch dazu bei, die Häufigkeit und Dauer von Durchfallinfektionen bei Kleinkindern zu verringern, die eine Kindertagesstätte besuchen.[12] Eine neuere Studie weist zudem darauf hin, dass dieser Stamm eine SIBO mit überwiegender Verstopfung wirksam bekämpft, indem er die Population methanproduzierender Bakterien im Dünndarm reduziert.[13]

Innerhalb der Art *L. rhamnosus* ist der Stamm *L. rhamnosus GG* in Culturelle bei der Vorbeugung opportunistischer Infektionen nach Antibiotika-Gabe leicht überlegen.[14] In einer Studie, die sich auf die Reduzierung der Schwere und Dauer von infektiösem Durchfall bei Kindern konzentrierte, war dieser Stamm ebenfalls vielen anderen Probiotika überlegen.[15] Er ist eine besonders gute Wahl, weil er Entzündungen beruhigt, die butyratproduzierenden Bakterien ankurbelt und die Darmbarriere wiederherstellt.

Culturelle und BioGaia Protectis sind daher gute Optionen. Beide Produkte sind in vielen Ländern problemlos erhältlich und relativ preiswert.

Probiotika der neuen Generation zur Bekämpfung von Krankheitserregern

Für einen aggressiveren Ansatz zur Bekämpfung der Überbesiedlung mit schädlichen Bakterien oder Hefen können wir noch wirksamere Probiotika einnehmen, insbesondere solche, die Krankheitserreger bekämpfen und die sich bei der Vorbeugung oder Behandlung schwerer Infektionen durch *C. difficile* und adhärent-invasiven *E. coli* nach einer Antibiotika-Behandlung als wirksam erwiesen haben. Die Rede ist von folgenden Probiotika:

- Bio-K+ *(L. acidophilus CL1285, L. casei LBC80, L. rhamnosus CLR2)*
- Mutaflor (E. coli Nissle 1917)
- Florastor *(S. Boulardii CNCM I-745)*

Diese Produkte sind normalerweise teurer und nicht so flächendeckend erhältlich wie andere Probiotika, ihre Wirksamkeit wird jedoch durch viele randomisierte klinische Studien belegt.[16] Diese Bakterienstämme, die Krankheitserreger bekämpfen, sind besonders wirksam bei einer Überbesiedlung mit schädlichen Bakterien, weil sie die einmalige Fähigkeit haben, spezifische antimikrobiell wirksame Substanzen zu produzieren. Sie können auch andere Organismen daran hindern, sich an die Darmwand anzuheften, wodurch es für schädliche Bakterienarten schwieriger wird, sich einzunisten.

Sollte sich bei Untersuchungen zeigen, dass bei Ihnen eine Überbesiedlung mit entzündlich wirkenden Arten wie *Candida, E. coli, Streptococcus* oder *Klebsiella* vorliegt, kann es sich lohnen, ein oder zwei Monate lang diese hochentwickelten probiotischen Produkte einzunehmen, um die Fehlbesiedlung zu beseitigen. Jede der Optionen hat bestimmte Vorteile und ist in den verschiedenen Ländern in unterschiedlicher Form erhältlich.

Bio-K+

Bio-K+ enthält drei selbstentwickelte Stämme: *L. acidophilus CL1285, L. casei LBC80* und *L. rhamnosus CLR2*. Es ist in Läden der Bio-Kette WholeFoods und weiteren Naturkostläden in den USA und Kanada in Kapselform und als Getränk erhältlich. Zum gegenwärtigen Zeitpunkt ist es in anderen Ländern noch schwieriger zu bekommen, der Hersteller hat jedoch angegeben, dass er einen verstärkten Vertrieb des Produkts in Südamerika und Europa beabsichtigt.

Die Stämme wurden zuerst in den 1970er-Jahren aus dem Stuhl eines gesunden Babys isoliert. Dr. François-Marie Luquet isolierte verschiedene Bakterienstämme und identifizierte anschließend drei Stämme mit der stärksten antimikrobiellen Aktivität gegenüber verschiedenen pathogenen Bakterien. Nach mehrjährigen Forschungen zur Optimierung der Kulturbedingungen und zum Überleben der Stämme im Magen-Darm-Trakt wurde das Produkt Bio-K+ entwickelt.[17]

Seither wird es in Krankenhäusern ausgiebig eingesetzt, um Infektionen mit *C. difficile* vorzubeugen. Nachdem 2004 in einem Krankenhaus in Montreal potenziell tödliche Infektionen mit *C. difficile* ausgebrochen waren, begannen die Ärzte, allen Patienten Bio-K+ zu verabreichen, die dort mit Antibiotika behandelt wurden.

Mehrere randomisierte, placebokontrollierte Doppelblindstudien haben inzwischen bestätigt, dass Bio-K+ das Risiko senkt, Infektionen zu entwickeln, die in Verbindung mit Antibiotika Durchfall verursachen.[18] In einer Studie wurde beispielsweise festgestellt, dass 44 Prozent der Patienten, die nur mit Antibiotika behandelt wurden, Durchfall bekamen und 24 Prozent eine Infektion mit *C. difficile*, während von den Patienten, die täglich zwei Kapseln Bio-K+ einnahmen, nur 15 Prozent Durchfall bekamen und nur ein Prozent eine Infektion mit *C. difficile* entwickelte.[19]

Diese Erkenntnisse sind wichtig, weil zusätzlich zu Infektionen mit *C. difficile* auch viele andere Infektionen, die bei Patienten unter Antibiotika-Gabe durch Erreger wie *Klebsiella, E. coli* und *Candida* Durchfall verursachen, den Infektionen ähneln, die zu einer systemischen Entzündung beitragen.[20] Die Stämme, die in Bio-K+ enthalten sind, können daher helfen, eine Überbesiedlung mit diesen Krankheitserregern zu verhindern.

Bei Laborstudien wurde zudem festgestellt, dass die in Bio-K+ verwendeten Stämme stark antimikrobiell gegen die stark entzündungsfördernden *E. coli O157:H7*, Salmonellen, Staphylokokken, Listerien und *Enterococcus faecalis* wirken.[21]

Bio-K+ hat viele weitere Vorteile, darunter Langzeiterfahrungen in der Anwendung bei mehreren Hunderttausend Patienten. Die Darreichungsformen als Getränk sind zertifiziert glutenfrei und als fermentierte Milch-, Reis- oder Sojadrinks erhältlich. Auch wenn Soja dafür bekannt ist, Stoffe zu enthalten, die die Darmgesundheit beeinträchtigen, sind diese Stoffe in fermentierten Nahrungsmitteln stark reduziert und es ist unwahrscheinlich, dass die sehr geringen Mengen, die in Bio-K+-Drinks enthalten sind, ein Risiko darstellen.[22] Ähnlich dürfte bei bestehender Zöliakie die Zertifizierung als glutenfrei das Risiko aufwiegen, eine kleine Menge Soja zu sich zu nehmen. Vielfach herrscht nämlich die Sorge, in Probiotika nicht deklariertes Gluten zu finden.[23]

Ein weiterer Vorteil von Bio-K+ ist der Nachweis, dass die Bakterienstämme im Gastrointestinaltrakt überleben.[24] Der Hersteller führt auch umfangreiche Qualitätskontrollen durch, um die Identität und Wirksamkeit der Stämme bei jeder Charge des fertigen Produktes zu überprüfen. Diese Faktoren, zusammen mit der nachgewiesenen Wirksamkeit, vor schweren Darminfektionen zu schützen, machen Bio-K+ zu einer guten Wahl für einen kurzfristigen Behandlungsplan zur Bekämpfung von Krankheitserregern.

Mutaflor

Mutaflor enthält einen umfassend untersuchten Stamm von *E. coli*, der als *E. coli Nissle 1917* bezeichnet wird. Dieser besondere Stamm wurde ursprünglich bei einem Soldaten im Ersten Weltkrieg isoliert, der einem schweren Ausbruch von Durchfall in seinem Regiment entgangen war. Es wird davon ausgegangen, dass dieser Stamm den Soldaten vor einer Infektion durch *Shigella* schützte. Im Gegensatz zu vielen anderen *E.-coli*-Stämmen produziert *E. coli Nissle 1917* keinerlei bekannte Toxine und löst auch keine Entzündungsreaktion aus.[25]

Bald nachdem der Stamm isoliert worden war, zeigte sich, dass er nicht nur dazu beitragen kann, Infektionen vorzubeugen, sondern auch zur Behandlung anderer Darmerkrankungen geeignet ist. In den 1920er-Jahren begann seine Nutzung als probiotische Nahrungsergänzung in Europa unter dem Handelsnamen Mutaflor. Seither hat die Forschung den Wert dieses besonderen probiotischen Stamms bei der Behandlung von Durchfall, Verstopfung und Colitis ulcerosa bestätigt.

Bei Patienten mit Colitis ulcerosa haben zwei klinische Studien die Wirksamkeit von Mutaflor bei der Stabilisierung einer Remission festgestellt. Diese Wirksamkeit war gleichwertig mit der des Goldstandards der medikamentösen Behandlung mit Mesalazin.[26] Als Ergebnis dieser Studien ist Mutaflor tatsächlich eines der wenigen Probiotika, das in Europa als Medikament zugelassen ist. Eine klinische Studie bei Morbus Crohn berichtete auch über eine niedrigere Rückfallrate nach 12 Monaten Behandlung mit Steroiden in Kombination mit Mutaflor.[27]

Ein weiterer wichtiger Punkt: Es gibt gute Gründe für die Annahme, dass Mutaflor bei diesen Erkrankungen teilweise durch die Unterdrückung der pathogenen *E. coli* wirkt.[28] Wie weiter oben besprochen, gibt es eine zunehmende Anzahl von Forschungsarbeiten, die viele Fälle von Morbus Crohn, Colitis ulcerosa und Spondyloarthritis einer bestimmten aggressiven Form von *E. coli* zuschreiben, die als adhärent-invasive *E. coli* (AIEC) bezeichnet wird. Forscher haben nun festgestellt, dass *E. coli Nissle 1917* das Anhaften und die Invasion verschiedener AIEC-Stämme verhindern kann, die bei Patienten mit Morbus Crohn isoliert wurden.[29] In Laborstudien kann *E. coli Nissle 1917* tatsächlich eine Reihe pathogener *E.-coli*-Stämme eliminieren.[30] Dieser Stamm scheint auch das Wachstum von *Klebsiella* besonders gut hemmen zu können und einer Invasion durch Salmonellen, Yersinien, Shigellen, Listerien und verschiedenen anderen Arten vorzubeugen, von denen bekannt ist, dass sie schwere Darminfektionen verursachen.[31] Gibt man Neugeborenen *E. coli Nissle 1917*, besiedelt der Stamm den Darm und reduziert Infektionen durch pathogene Bakterien.[32]

Neben der Unterdrückung schädlicher Bakterien kann *E. coli Nissle 1917* auch direkt Entzündungen lindern und dazu beitragen, die Darmbarriere wiederherzustellen.[33] Mutaflor in Kapselform ist in Europa, Kanada, Australien und Großbritannien problemlos erhältlich.

Florastor

Saccharomyces boulardii ist eine Hefeart, die entfernt mit der Backhefe verwandt ist. In den letzten Jahren wurde sie als Probiotikum beliebt, insbesondere im Rahmen einer Behandlung von *Candida*-Infektionen und zur Vorbeugung opportunistischer Infektionen, die nach Antibiotika-Gabe häufig auftreten. Zwar sind inzwischen viele Produkte erhältlich, die *S. boulardii* enthalten, dennoch ist es wichtig zu beachten, dass alle klinischen Studien, die eine Wirksamkeit bei der Bekämpfung von Krankheitserregern gezeigt haben, mit einem ganz bestimmten Stamm durchgeführt wurden, nämlich mit *S. Boulardii CNCM I-745* oder dem Biocodex-Stamm. Dieser besondere Stamm wird unter dem Handelsnamen Florastor verkauft.

Der Biocodex-Stamm von *S. boulardii* wurde 1920 von dem französischen Mikrobiologen Henri Boulard in Südostasien entdeckt. Er suchte nach neuen Hefestämmen für die Fermentation. Als er zufällig Zeuge eines Cholera-Ausbruchs wurde, bemerkte er, dass Menschen, die einen Tee aus der Schale von Lychees tranken, nicht an Cholera erkrankten. Schließlich isolierte er einen Hefestamm aus der Schale der Lychees und stellte fest, dass diese Hefe Schutz vor Cholera bot.[34]

Seither wurden mehr als 50 randomisierte klinische Studien durchgeführt, um die außergewöhnlichen Eigenschaften dieses Stamms zu erforschen. Viele davon zeigten, dass er vor verschiedenen Infektionen schützen kann.[35]

Zahlreiche kontrollierte Studien haben zum Beispiel festgestellt, dass die Wahrscheinlichkeit, in Zusammenhang mit einer Antibiotika-Behandlung Durchfall zu entwickeln, bei Patienten, die während der Antibiotika-Behandlung *S. boulardii* einnehmen, um etwa 50 Prozent geringer ist. Dieser Durchfall wird normalerweise durch opportunistische Infektionen verursacht.[36 37] Eine Studie aus dem Jahr 2017 stellte fest, dass die Einnahme von *S. boulardii* in Verbindung mit Antibiotika zu weniger Überbesiedlungen mit *E. coli* führt.[38]

Eine Nahrungsergänzung mit *S. boulardii* beugt nicht nur Magen-Darm-Infektionen vor, sondern kann auch dazu beitragen, die Schwere bereits bestehender Infektionen zu reduzieren.[39] In Studien wurde festgestellt, dass *S. boulardii* die Schwere infektiösen Durchfalls reduzieren kann, der häufig durch Krankheitserreger wie *E. coli* oder Salmonellen hervorgerufen wird.[40] Es hat sich ebenfalls gezeigt, dass *S. boulardii* andere spezifische Krankheitserreger, die meist mit Entzündung und SIBO zusammenhängen, direkt hemmt.[41] *S. boulardii* kann die Schwere von Darminfektionen zum Beispiel dadurch verringern, dass sie entstehende Toxine (zum Beispiel Lipopolysaccharide) blockiert oder abbaut.[42]

Darüber hinaus ist *S. boulardii* besonders für ihre Bekämpfung verschiedener *Candida*-Hefen bekannt.[43] Abgesehen davon, dass sie das Wachstum von *Candida* unterdrückt, trägt sie auch dazu bei zu verhindern, dass *Candida* an Flächen anhaftet und zum Selbstschutz einen Biofilm bildet.[44] Die Fähigkeit, *Candida* zu bekämpfen, ist von hohem Wert, da eine Überbesiedlung mit *Candida* im Magen-Darm-Trakt sehr häufig ist und stark entzündungsfördernd wirkt.[45] Erhöhte *Candida*-Werte im Darm findet man häufig bei Patienten mit Morbus Crohn und Colitis ulcerosa.[46] Es gibt Hinweise darauf, dass eine Entzündung im Darm es *Candida* leichter macht, sich anzusiedeln, wodurch in einem Teufelskreis weitere Entzündungen ausgelöst werden.[47] Eine Nahrungsergänzung mit *S. boulardii* könnte ein Schritt dahin sein, diesen Teufelskreis zu durchbrechen (zusätzliche Nahrungsergänzungen im Kampf gegen *Candida* werden in Kapitel 3 besprochen).

Abgesehen von der Unterdrückung schädlicher Bakterien und Hefen kann *S. Boulardii* auch dazu beitragen, die Darmbarriere wiederherzustellen. Dies zeigte sich in einer Studie bei Morbus-Crohn-Patienten, die auch dann noch eine abnorme Darmdurchlässigkeit aufweisen, wenn die Krankheit bereits abklingt. Als eine Gruppe dieser Patienten drei Monate lang *S. boulardii* einnahm, wurde ihr Darm weniger durchlässig.[48]

Die Wirkung von *S. boulardii* bei Morbus Crohn endet hiermit jedoch noch nicht. Die Hefe reduziert auch die Symptome und das Rückfallrisiko signifikant. Nur sechs Prozent einer Gruppe von Morbus-Crohn-Patienten, bei denen die Krankheit in Remission war und die sechs Monate lang *S. boulardii* einnahmen, erlitten einen Rückfall. Bei den Patienten, die das Probiotikum nicht einnahmen, waren es hingegen 38 Prozent.[49] In einer anderen placebokontrollierten Studie linderte *S. boulardii* die Beschwerden von Patienten, die weiterhin leichte Symptome hatten.[50] Wahrscheinlich geschieht dies ebenfalls durch eine Unterdrückung von Krankheitserregern, die sonst das Immunsystem aktivieren würden. *S. boulardii* könnte daher auch eine Rolle dabei spielen, andere ähnliche Autoimmunkrankheiten zurückzudrängen.

S. boulardii ist jedoch nicht für jeden geeignet. Bei schwerkranken Patienten und Patienten mit zentralem Venenkatheter wurde über vereinzelte Fälle berichtet, in denen *S. boulardii* ins Blut übertrat und eine Infektion verursachte.[51] Auch Menschen mit einer Allergie oder Überempfindlichkeit gegenüber Bäckerhefe *(Saccharomyces cerevesiae)* sollten dieses Probiotikum wahrscheinlich meiden, da beide eng verwandt sind.

Wenn Sie sich dafür entscheiden, es mit *S. boulardii* zu probieren, wählen Sie nach Möglichkeit die Marke Florastor, da dieses Produkt die spezifischen Stämme enthält, die in den oben besprochenen Studien verwendet wurden. In den meisten Studien wurde eine Dosis von 500 bis 1000 Milligramm pro Tag verwendet, was zwei bis vier Kapseln entspricht.

Probiotika und SIBO

Der Nutzen von Probiotika bei der Behandlung einer Dünndarmfehlbesiedlung (SIBO) ist sehr umstritten. Einige vertreten die Ansicht, es sei kontraproduktiv, weitere Bakterien in Form von Probiotika zu verabreichen, da SIBO durch übermäßig viele Bakterien im Dünndarm verursacht wird. Zudem stellen Patienten mit SIBO häufig fest, dass Probiotika Symptome wie Blähungen verursachen und die Reaktionen auf eine Histaminintoleranz zumindest kurzfristig verschlechtern können.

Die Gegenansicht lautet, dass die Entzündung und die Schädigung durch SIBO häufig von einer besonderen Art schädlicher Bakterien gesteuert werden und dass Probiotika langfristig eine wichtige Waffe zur Unterdrückung solcher schädlichen Arten sein können. Probiotika können SIBO auch auf andere Weise bekämpfen, zum Beispiel durch eine schnellere Darmpassage, wodurch sich die Gelegenheit für eine bakterielle Überbesiedlung verringert.

Die bisher durchgeführten klinischen Studien weisen darauf hin, dass Probiotika bei der Behandlung von SIBO hilfreich sein können. Beispielsweise haben wir weiter oben gesehen, dass der BioGaia-Protectis-Stamm von *L. reuteri* bei der Bekämpfung der methandominanten SIBO wirksam sein kann. In einer anderen Studie wurde festgestellt, dass eine vierwöchige Behandlung mit einer probiotischen Kombination aus mehreren Arten von Bifidobakterien und Laktobazillen bei einem Viertel der Patienten die SIBO beseitigen konnte.[52] Eine ähnliche probiotische Kombination erreichte bei Patienten mit SIBO eine klinische Besserung um 80 Prozent, während es nur bei 52 Prozent der Patienten, die Antibiotika einnahmen, zu einer Besserung kam.[53] Zu den weiteren probiotischen Arten, die sich bei SIBO als hilfreich erwiesen haben, gehören *Bacillus clausii* und *Bacillus coagulans*.[54] Für Patienten mit Autoimmunität sind diese Arten jedoch nicht unbedingt die beste Wahl, weil sie entzündungsfördernd wirken können.

Patienten mit SIBO empfiehlt man häufig zwei weitere Arten von Probiotika: Bodenbakterien und sogenannte Probiotika ohne D-Laktat. Es gibt jedoch wenige bis keine klinische Nachweise, die die Verwendung von Bodenbakterien unterstützen, und diese Produkte sollten als Hochrisikoprodukte betrachtet werden, da die Möglichkeit besteht, dass sie langfristig den Darm besiedeln.

Der Vorteil von D-Laktat-freien Probiotika könnte ebenfalls überbewertet werden. Der vermutete Vorteil dieser Probiotika stützt sich auf die Tatsache, dass bei SIBO in einigen Fällen ein Überschuss an D-Laktat eine Rolle spielen kann.[55] Auch wenn der Körper über Mechanismen verfügt, die Laktat rasch verstoffwechseln, geht man davon aus, dass ein extremes Übermaß für Müdigkeit, Schwäche und eine kognitive Beeinträchtigung verantwortlich sein kann.[56] Einige Firmen haben daher Probiotika auf den Markt gebracht, die sehr wenig D-Laktat produzieren und deshalb für Patienten mit SIBO besser geeignet sein sollen. Die ursprünglichen Studien, die einen Zusammenhang zwischen D-Laktat und SIBO hergestellt hatten, wurden jedoch bei schwerer SIBO durchgeführt, die durch eine chirurgische Verkürzung des Dünndarms verursacht war. Dabei handelt es sich um eine besondere Situation und die Ergebnisse können nicht auf die übliche SIBO übertragen werden. Über die Rolle von D-Laktat beim Hervorbringen von SIBO-Symptomen bei Patienten mit intaktem Verdauungssystem ist nur sehr wenig bekannt. Falls Sie jedoch eine verstärkte Müdigkeit oder kognitive Beeinträchtigung nach der Einnahme von Probiotika mit Laktobazillen feststellen, beachten Sie, dass Bifidobakterien normalerweise sehr wenig D-Laktat produzieren.

Letztlich sollte sich unsere Wahl eines Probiotikums bei SIBO auf das Ziel fokussieren, die Belastung mit Krankheitserregern im Dünndarm zu verringern. Bifidobakterien sind in diesem Zusammenhang wahrscheinlich hilfreich, noch mehr Nutzen jedoch könnten wir von den oben besprochenen Stämmen erhalten, die auf den Kampf gegen pathogene Keime spezialisiert sind: BioGaia Protectis, Mutaflor, Bio-K+ und Florastor. Sie alle wurden in klinischen Studien ausgiebig getestet und haben gezeigt, dass sie eine Reihe von Krankheitserregern unterdrücken, die häufig als Verursacher von SIBO festgestellt werden. Sie teilen zudem die wichtigen Eigenschaften, allgemein Entzündungen zu verringern und dazu beizutragen, die Darmbarriere zu reparieren, was weitere Schlüsselziele einer probiotischen Behandlung sind.

Manche Menschen stellen fest, dass sie für eine weitergehende Behandlung von SIBO und einer Überbesiedlung mit Pathogenen auch noch eine Nahrungsergänzung mit Gallensäure, Verdauungsenzymen und weiteren Produkten benötigen. Diese Strategien werden in Kapitel 3 besprochen.

Mit Probiotika eine intakte Darmbarriere wiederherstellen

Probiotika, die schädliche Hefe- und Bakterienarten unterdrücken, sind sehr hilfreich bei der Heilung eines Leaky Gut, weil eine Überbesiedlung mit Krankheitserregern häufig eine Grundursache der erhöhten Darmdurchlässigkeit ist.[57] Wir geben den natürlichen Reparaturmechanismen eine Chance, wenn wir die Ursache des Problems angehen.

Probiotika können den Heilungsprozess jedoch auch direkt unterstützen, weil Butyrat die Hauptenergiequelle für die Zellen ist, die den gesamten Darm auskleiden. Es ist der Energieversorger für Reparatur und Regeneration der Darmbarriere.[58] Da Probiotika wie Bifidobakterien und *L. rhamnosus GG* die Butyratproduktion unterstützen, können sie auch dazu beitragen, einen Leaky Gut zu heilen.[59] Andere probiotische Stämme können die Reparatur und Regeneration der Darmauskleidung ebenfalls auf direktere Weise fördern. Sowohl bei *E. coli Nissle 1917* als auch *B. infantis* wurde beispielsweise festgestellt, dass sie die Produktion von Tight-Junction-Proteinen direkt ankurbeln.[60]

Probiotika, die den Leaky Gut besonders gut heilen können:[61]

- *B. infantis*
- *B. breve*
- *L. rhamnosus GG*
- *E. coli Nissle 1917*
- *L. plantarum*
- *L. acidophilus*

Entzündungshemmende versus entzündungsfördernde Probiotika

Alle nützlichen Effekte von Probiotika, die bisher besprochen wurden, reduzieren Entzündungen deutlich. Probiotika können das Immunsystem aber auch direkt verändern – zum Besseren oder Schlechteren. Der Grund dafür ist, dass verschiedene Probiotika den Aktionsbereich des Immunsystems in verschiedene Richtungen verschieben können. Einige können die Produktion entzündungsfördernder Mediatoren reduzieren, wodurch das Immunsystem toleranter wird und die Wahrscheinlichkeit abnimmt, dass es auf wahrgenommene Bedrohungen überreagiert. Andere Probiotika aktivieren einige Komponenten des Immunsystems, die Infektionen bekämpfen, können dabei aber die Produktion entzündungsfördernder Mediatoren erhöhen.

Probiotika, die für ihre entzündungshemmenden Eigenschaften bekannt sind:[62]

- *B. infantis*
- *B. breve*
- *B. longum*
- *L. rhamnosus GG* (Culturelle)
- *L. reuteri DSM 17938* (BioGaia Protectis)
- *B. infantis 35624* (Align)
- *E. coli Nissle 1917* (Mutaflor)
- *S. boulardii CNCM I-745* (Florastor)
- *L. acidophilus*

Auf Zellebene hat sich gezeigt, dass diese Probiotika eine breite Vielfalt an entzündungsfördernden Mediatoren reduzieren, darunter die Mediatoren, die bei Psoriasis und Arthritis beteiligt sind.[63] Klinische Studien zeigen ebenfalls, dass diese Probiotika die Schwere entzündlicher Prozesse, zum Beispiel bei Colitis ulcerosa, Allergien und Ekzemen, mildern können.[64]

Hingegen können bestimmte andere Probiotika die Aktivierung der Immunreaktion tendenziell fördern und unsere Bemühungen, Entzündungen zu verringern, potenziell untergraben. Dies kann im Rahmen der Autoimmunität hauptsächlich auf zwei Wegen geschehen: erstens durch eine Aktivierung der Immunzellen, die als T-Helferzellen 17 (TH17) bezeichnet werden und starke entzündungsfördernde Mediatoren produzieren, und zweitens durch die Produktion großer Histaminmengen, die das angeborene Immunsystem aktivieren können.

TH17-Zellen, IL-17 und Probiotika

TH17-Zellen sind spezialisierte Immun-Helferzellen, von denen kürzlich bekannt wurde, dass sie eine bedeutende Rolle als Auslöser von Autoimmunkrankheiten spielen.[65] TH17-Zellen produzieren das Zytokin Interleukin 17 (IL-17). Dabei handelt es sich um einen das Immunsystem stimulierenden Mediator, der gewöhnlich eine wichtige Rolle im Kampf gegen Darminfektionen spielt, der jedoch auch die Entzündungen orchestriert, die bei Autoimmunkrankheiten beteiligt sind, insbesondere bei ankylosierender Spondylitis, Psoriasis-Arthritis und Psoriasis. Die neueste Generation der Biologika, die zur Behandlung dieser Krankheiten eingesetzt werden (wie Cosentyx und Taltz), wirkt dadurch, dass sie IL-17 blockiert.

Angesichts der Tatsache, dass IL-17 eine Schlüsselrolle bei Entzündungen spielt, sollten wir versuchen, alles möglichst gering zu halten, was IL-17 fördert. Einige Bakterien- und Hefearten sind sehr starke Induktoren von IL-17. Dazu gehören *Klebsiella, Candida albicans, Campylobacter, Enterococcus* und weitere übliche Krankheitserreger im Darm, aber auch Arten, die gelegentlich in probiotischen Nahrungsergänzungsmitteln gefunden werden wie zum Beispiel *B. adolescentis*.[66]

Die Forschung in diesem Bereich hat gerade erst begonnen, daher verfügen wir für viele Arten von Probiotika noch über keine Informationen darüber, wie sie die TH17-Zellen und die IL-17-Produktion beeinflussen. Jedoch wissen wir, dass einige Probiotika eine Entzündung tatsächlich lindern können, indem sie die IL-17-Produktion reduzieren, während viele andere sehr wenige direkte Auswirkungen auf IL-17 haben. Zum gegenwärtigen Zeitpunkt ist der Informationsstand wie folgt:

Leichte Unterdrücker von IL-17:[67]

- *L. rhamnosus GG*
- *B. longum subspecies infantis 35624*
- *L. acidophilus*
- *L. reuteri DSM17938*

Wenig oder gar keine direkte Auswirkung auf IL-17:[68]

- *B. breve*
- *B. infantis*
- *B. longum*
- *B. lactis*
- *L. rhamnosus*
- *L. casei*
- *S. boulardii*

Mögliche Trigger von IL-17:[69]

- *B. bifidum*
- *B. coagulans*

Starke Trigger von IL-17:[70]

- *B. adolescentis*
- *Klebsiella pneumoniae*
- *Enterococcus faecalis*
- *Campylobacter jejuni*
- *Candida albicans*
- *Citrobacter species*
- *Salmonella species*
- *Streptococcus*

Bis mehr bekannt ist, sollten vorsichtshalber Probiotika, die *B. adolescentis* enthalten, strikt gemieden werden. Weniger klar ist, ob wir auch probiotische Kombinationen meiden müssen, die *B. bifidum* enthalten. Für sich allein scheint diese Art in Laborstudien ein leichter bis mäßiger Trigger von IL-17 zu sein.[71] In wenigstens einer Tierstudie jedoch verringerte eine probiotische Kombination, die *B. bifidum* enthielt, die allgemeine IL-17-Produktion (und unterdrückte zudem eine experimentelle chronisch-entzündliche Darmerkrankung und rheumatoide Arthritis).[72] Besonders wirksam ist *B. bifidum* bei der Infektionsbekämpfung, daher könnte es beim Menschen letztlich die IL-17-Konzentration verringern, indem es andere entzündungsfördernde Bakterien oder Hefen unterdrückt.

Ein ähnlicher Effekt wurde mit *B. breve* und *L. casei* beobachtet. Für sich allein haben diese Arten keine direkte Auswirkung auf die IL-17-Produktion. In der Praxis jedoch reduzieren sie signifikant IL-17, das durch andere Infektionen vermehrt produziert wird.[73]

Letztlich scheint der Hauptgrund für hohe IL-17-Konzentrationen bei Patienten mit Autoimmunerkrankung die Überbesiedlung mit Arten wie *Klebsiella, E. coli, Streptococcus* und *Candida* zu sein. Geht man diese Überbesiedlung mit Probiotika an, die Krankheitserreger bekämpfen, dürfte dies eine der besten Methoden sein, um IL-17 auf natürliche Weise zu reduzieren. Andere Strategien, die dazu beitragen können, die IL-17-Produktion zu reduzieren, sind die Zufuhr adäquater Mengen an Vitamin A, Vitamin D und Omega-3-Fettsäuren zusammen mit einer Unterstützung der ansässigen Mikroorganismen, die Butyrat produzieren.[74]

Histaminproduktion durch Probiotika

Der zweite Weg, auf dem Probiotika eine Entzündung potenziell fördern können, ist durch die Produktion von Histamin. Einige Bakterienarten produzieren große Mengen an Histamin, indem sie Aminosäuren aus der Nahrung abbauen. Bei empfindlichen Menschen aktiviert dieses Histamin anschließend Mastzellen, die eine Zunahme der Darmdurchlässigkeit auslösen, zusammen mit verschiedenen allergieähnlichen Symptomen wie Juckreiz, Hautrötungen, Müdigkeit und Kopfschmerzen.

Die probiotischen Arten, die normalerweise hinsichtlich der Histaminproduktion als die schlimmsten gelten, sind *S. thermophilus* und *L. bulgaricus.*[75] Über die Histaminproduktion vieler anderer Arten fehlen leider verlässliche Daten.

Selbst innerhalb derselben Art können verschiedene Stämme unterschiedliche Mengen an Histamin produzieren. Wir wissen, dass bei Bifidobakterien im Allgemeinen die Wahrscheinlichkeit geringer ist, dass sie Histamin produzieren, als bei Laktobazillen. Innerhalb der Laktobazillen sind die Arten *L. acidophilus* und *L. rhamnosus* typischerweise keine Histaminproduzenten.[76]

Die Tatsache, dass eine probiotische Kombination einige Histamin-produzierende Arten enthält, ist jedoch nicht notwendigerweise ein K.-o.-Kriterium. Das liegt daran, dass andere Stämme in dieser Kombination Histamin möglicherweise gut abbauen und die Kombination als Ganzes ein guter Unterdrücker der Histamin-produzierenden Bakterien sein kann, die natürlicherweise im Darm angesiedelt sind. Das hochwirksame Kombinationsprobiotikum VSL#3 beispielsweise enthält die starken Histaminproduzenten *S. thermophilus* und *L. bulgaricus*. Einige Menschen vertragen dieses Probiotikum, andere hingegen nicht. (Beachten Sie, dass Forscher kürzlich Bedenken hinsichtlich der Qualität von VSL#3 nach einer Veränderung beim Herstellungsverfahren geäußert haben).[77]

Wenn Sie feststellen, dass Sie auf die Histamin-produzierenden Probiotika-Stämme besonders empfindlich reagieren, könnte die Grundursache eine Überbesiedlung mit histaminproduzierenden oder das Immunsystem anregenden Mikroorganismen in Ihrem Darm sein. Neuere Studien haben festgestellt, dass bestimmte Mikroorganismen im Darm eine signifikante Histaminmenge produzieren können. Dazu gehören *E. coli* und *Morganella morganii*[78] (eine Überbesiedlung mit diesen besonderen Arten kann bei Stuhltests wie GI-Map festgestellt werden). Andere Krankheitserreger im Darm können auch das Immunsystem selbst dazu anregen, Histamin freizusetzen. Dazu gehört beispielsweise die Hefe *Candida*. Das Endergebnis ist, dass eine Überbesiedlung mit Krankheitskeimen die Unverträglichkeit von zusätzlichem Histamin aus Probiotika erhöhen kann. Probiotika, die diese Krankheitserreger bekämpfen, könnten sogar Teil der langfristigen Lösung zur Behandlung einer Histaminunverträglichkeit sein.

Präbiotika

Eine optionale Zusatzstrategie zur Wirkungsmaximierung Ihres Probiotikums ist, täglich eine präbiotische Nahrungsergänzung mit Ballaststoffen einzunehmen. Präbiotika sind normalerweise Darreichungsformen löslicher

Ballaststoffe, die vorzugsweise die nützlichen Bakterien nähren sollen. Sie können eine deutliche Auswirkung auf die Balance der Bakterienarten im Darm haben, wobei die nützlichen Bakterien sehr viel stärker gefördert werden, als wir dies mit Probiotika oder der Ernährung allein erreichen können.

Das Problem dabei ist, dass die sich daraus ergebenden Veränderungen des Mikrobioms kaum vorhersehbar sind. Viele Präbiotika können tatsächlich auch unerwünschte Bakterienarten nähren und diesen Arten helfen, sich neben den nützlichen Arten zu vervielfältigen, die wir anzuregen versuchen. So gesehen sind Präbiotika mit einem Düngemittel vergleichbar. Durch das Düngen eines Rasens unterstützen wir das Wachstum des Grases, aber auch das Unkraut kann gedeihen.

Möglicherweise erreichen wir mit Präbiotika die besten Ergebnisse, wenn wir zuvor etwas »Unkraut jäten«. Hierzu konzentrieren wir uns mehrere Monate lang auf andere Maßnahmen, um schädliche Arten zu unterdrücken, also auf Probiotika, die Krankheitserreger bekämpfen, auf Nahrungsergänzungsmittel und eine Ernährungsumstellung, bevor wir beginnen, mit einem Präbiotikum die nützlichen Arten zu unterstützen. Selbst mit dieser Strategie – abzuwarten, bis eine gewisse Balance hergestellt wurde – bleiben Präbiotika ein risikoreiches Vorhaben, allerdings auch ein sehr lohnendes. Wir können die Gewinnchancen etwas verbessern, indem wir besondere Präbiotika wählen, bei denen die Aussichten größer sind, dass sie die richtigen Bakterien begünstigen. Es gibt eine Vielfalt von präbiotischen Nahrungsergänzungsmitteln auf dem Markt. Im folgenden Abschnitt werden fünf weit verbreitete Optionen beschrieben.

Akazienfasern

Eines der am besten verträglichen Präbiotika, die derzeit erhältlich sind, ist die Akazienfaser, auch bekannt als Gummi arabicum oder Akaziengummi. Gewonnen aus dem Saft der afrikanischen Seyal-Akazie, ist diese Form eines löslichen Ballaststoffs unter anderem als Heather's Tummy Fiber™ und Renew Life™ Organic Clear Fiber auf dem Markt. Akazienfasern können die nützlichen Bifidobakterien hochwirksam anregen, die Butyratkonzentrationen erhöhen und bei Leaky Gut die Darmdurchlässigkeit reduzieren.[79] Studien deuten mehrheitlich darauf, dass sie das Wachstum unerwünschter Arten nicht fördern.[80] (In einer Laborstudie wurde jedoch berichtet, dass *Klebsiella* eine ähnliche Kohlenhydratart wie Akazienfasern fermentieren konnte, daher werden diese am besten von Menschen gemieden, die an ankylosierender Spondylitits leiden oder eine bekannte Überbesiedlung mit *Klebsiella* haben.)[81]

In Studien beim Menschen verursacht die Akazienfaser im Gegensatz zu den meisten anderen Präbiotika sogar in hohen Dosen normalerweise wenig bis gar keine Blähungen.[82] Das Produkt hat die bemerkenswerte Fähigkeit, sowohl Durchfall als auch Verstopfung zu reduzieren, wenn es über mehrere Wochen eingenommen wird, was größtenteils wahrscheinlich auf seiner Fähigkeit beruht, nützliche Bakterien zu fördern.[83] Als optimale Dosis für Akazienfasern gelten zehn bis 15 Gramm pro Tag, das entspricht etwa zwei Esslöffeln. Es kann jedoch besser sein, mit einer deutlich niedrigeren Dosis zu beginnen, beispielsweise einem halben Teelöffel pro Tag, und die Dosis über mehrere Wochen hinweg allmählich zu erhöhen.

Galaktooligosaccharide (GOS)

Eine andere Form eines Präbiotikums, das häufig verwendet wird, um nützliche Bakterien anzukurbeln, sind Galaktooligosaccharide (kurz GOS). GOS allein tun wenig, um die Butyratproduzenten zu unterstützen, sie können jedoch hilfreich dabei sein, aus einem Probiotikum mit Bifidobakterien das Beste herauszuholen.

Diese unverdaulichen Kohlenhydrate sind ein Hauptbestandteil der Muttermilch, wo sie nur die Aufgabe haben, beim Säugling wichtige nützliche Bakterien zu nähren.[84] Angesichts dieser Tatsache überrascht es vielleicht nicht, dass Galaktooligosaccharide recht selektiv gegenüber Bifidobakterien sind.[85] Bifidobakterien gehören zu den vorherrschenden Bakterien bei Neugeborenen und es ist daher sinnvoll, dass die Muttermilch sich so entwickelt hat, dass sie ein Präbiotikum enthält, das diese Arten, aber keine potenziellen Krankheitserreger nährt.

GOS könnten sogar einige Krankheitserreger unterdrücken. Erhielten Frühgeborene Muttermilchersatz mit einer GOS-Ergänzung, sank die Gesamtmenge häufiger Krankheitserreger signifikant (während die Bifidobakterien von fünf Prozent auf über 30 Prozent der Gesamtbakterien anwuchsen).[86] Eine weitere, kürzlich durchgeführte Studie kam zu dem Schluss, dass eine Nahrungsergänzung mit GOS die Konzentration an Streptokokken, die häufig sowohl zu SIBO als auch zu Psoriasis beitragen, senken könne.[87] In derselben Studie wurde jedoch festgestellt, dass GOS auch einige Arten unterdrücken können, die Butyrat produzieren, und dass sie die Menge an *Prevotella* erhöhen können, die mit rheumatoider Arthritis in Zusammenhang gebracht wurden.[88] Die Auswirkungen von GOS sind daher schwer vorhersehbar. GOS dürften auf jeden Fall für Patienten mit Psoriasis besser geeignet sein als für Patienten mit rheumatoider Arthritis.

Die meisten Studien, die einen Nutzen von GOS feststellen, haben eine Tagesdosis von acht bis 15 Gramm verwendet. Wie es scheint, können GOS jedoch auch in der deutlich niedrigeren Dosis von zweieinhalb Gramm pro Tag die Bifidobakterien fördern,[89] was der Menge entspricht, die in einem Einzeldosis-Tütchen Bimuno™ enthalten ist, dem bekanntesten präbiotischen Nahrungsergänzungsmittel mit GOS.

Partiell hydrolysierter Guargummi

Partiell hydrolysierter Guargummi ist ein alternatives Präbiotikum, das von Menschen mit signifikanten Darmsymptomen häufig gut vertragen wird. Dieses Präbiotikum ist beispielsweise unter den Markennamen Sunfiber™ und Nutrisource Fiber™ im Handel.

Partiell hydrolysierter Guargummi verbessert eindeutig das Wachstum nützlicher Bakterien wie Bifidobakterien und Butyratproduzenten.[90] Wie zu erwarten, kurbelt es auch die Butyratkonzentrationen deutlich an.[91] Hinsichtlich seiner Auswirkungen auf unerwünschte Bakterien liegen jedoch widersprüchliche und nur begrenzte Informationen vor.[92]

In Studien beim Menschen wurde festgestellt, dass partiell hydrolysierter Guargummi bei der Behandlung von Erkrankungen wie dem chronisch-entzündlichen Darmsyndrom, bei denen eine bakterielle Überbesiedlung eine Rolle spielt, nützlich ist.[93] Die Ergebnisse unterscheiden sich jedoch individuell. Dr. Allyson Siebecker, eine auf die SIBO-Behandlung spezialisierte Ärztin, berichtet, dass einige Patienten »präbiotische Responder« sind, die mit Präbiotika wie dem partiell hydrolysierten Guargummi sehr gut zurechtkommen, während sich bei anderen Patienten die Symptome durch diese Präbiotika verschlechtern können.[94]

Psyllium (Flohsamen)

Flohsamenschalen sind ein weiteres alternatives Präbiotikum, das die nützlichen Butyratproduzenten nährt, ohne offensichtlich auch *E. coli* oder *Klebsi-*

ella nennenswert mit Nährstoffen zu versorgen.[95] Das Produkt hat dennoch einen großen Nachteil: Die Pflanzen, aus denen die Flohsamenschalen gewonnen werden, sind leider sehr gut darin, Blei aus dem Boden aufzunehmen. Folglich enthalten Nahrungsergänzungsmittel mit Psyllium häufig hohe Bleikonzentrationen und sollten nicht über einen längeren Zeitraum verwendet werden.

Fruktooligosaccharide (FOS)

Die am wenigsten wünschenswerten Präbiotika für Patienten mit darmassoziierten Autoimmunkrankheiten sind solche, die aus Ketten von Fruktosemolekülen bestehen, sogenannten Fruktanen. Zu den Fruktanen gehören kurze Fruktoseketten, die als Fruktooligosaccharide (FOS) bezeichnet werden, oder lange Ketten, die als Inulin bekannt sind. Diese Präbiotika sind für ihre Fähigkeit bekannt, nützliche Bakterien stark zu fördern.[96] Fruktane sind jedoch nicht für jeden geeignet.

Diese Präbiotika nähren nicht nur die nützlichen Bakterien, sondern können auch unerwünschte Bakterien wie *Klebsiella*, Streptokokken und *E. coli* fördern.[97] Es ist daher am besten, Präbiotika zu meiden, die große Mengen an Inulin oder FOS enthalten.

Fruktane finden sich auch in Zwiebeln, Spargel, Lauch, Knoblauch, grünen Bananen und einigen probiotischen Nahrungsergänzungsmitteln. Die in diesen Quellen enthaltenen verhältnismäßig kleinen Mengen sind jedoch weniger bedenklich als ein konzentriertes präbiotisches Nahrungsergänzungsmittel und sind nicht für jeden problematisch. Dennoch kann es für einige Menschen ratsam sein, Nahrungsmittel mit hohem Fruktangehalt zumindest kurzfristig und im Rahmen eines umfassenderen Programms zur Unterdrückung der Population von entzündungsfördernden Mikroorganismen einzuschränken.

KAPITEL 3

ZUSÄTZLICHE STRATEGIEN ZUR BEKÄMPFUNG EINER BAKTERIELLEN ÜBERBESIEDLUNG

Probiotika und die Ernährung sollten die Eckpfeiler einer langfristigen Strategie zur Bekämpfung übermäßig vieler unerwünschter Bakterien sein. Es gibt jedoch noch mehrere andere Ansätze, die weiter dazu beitragen können, mit bestimmten Krankheitserregern oder SIBO fertig zu werden. Dazu gehören die Unterstützung einer guten Verdauung und die kurzzeitige Verwendung natürlicher antimikrobieller Nahrungsergänzungsmittel. Der klassische medizinische Ansatz, SIBO mit Antibiotika zu behandeln, ist ebenfalls eine bedenkswerte Option.

Der klassische Ansatz

Die SIBO-Standardbehandlung erfolgt mit dem Antibiotikum Rifaximin (Xifaxan). Im Gegensatz zu anderen Antibiotika gelangt Rifaximin nicht ins Blut. Stattdessen bleibt es im Darm, wo es gezielt die Bakterien bekämpfen kann, die SIBO verursachen. Dieses spezielle Antibiotikum ist für das Mikrobiom insgesamt nicht so schädlich wie andere Antibiotika, weil sich seine Aktivität weitgehend auf den Dünndarm beschränkt. Es benötigt Galle, um sich aufzulösen, daher wird es, wenn es in den Dickdarm gelangt, schwer löslich und verliert an Wirksamkeit. Folglich kann Rifaximin die Fehlbesiedlung im Dünndarm bekämpfen, ohne den guten Bakterien im Dickdarm nennenswert zu schaden.

Dennoch ist dieses Antibiotikum keine Zauberlösung für SIBO. Rückfälle nach der Behandlung kommen unglaublich häufig vor. Innerhalb von neun Monaten kommt es bei 40 Prozent der Patienten zu einem Rückfall. Der Grund dafür ist höchstwahrscheinlich, dass die Ursachen, die SIBO zugrunde liegen, nicht angegangen wurden.[1]

Es steht jedoch außer Frage, dass Rifaximin zumindest kurzfristig häufig recht gut wirksam ist. In einer neueren Studie mit drei Psoriasis-Patienten, die durch einen Glukose-Atemtest positiv auf SIBO getestet worden waren, beseitigte die zwölftägige Behandlung mit einer Kombination aus Rifaximin und einem Präbiotikum (Guargummi) die bakterielle Fehlbesiedlung und die Psoriasis besserte sich signifikant.[2] Die Röte der Psoriasis-Flecken ging bereits durch diese sehr kurze Behandlung um 43 Prozent zurück.

Eine andere übliche Behandlungsmethode von SIBO ist die Einnahme verschiedener natürlicher antimikrobieller Nahrungsergänzungsmittel wie Oregano-Öl und Grapefruitkern-Extrakt. Viele dieser Antimikrobiotika werden die Bakterien unterdrücken, die bei SIBO eine Rolle spielen, sie können jedoch auch die Population nützlicher Mikroorganismen erheblich dezimieren. Langfristig könnte sich SIBO dadurch verschlimmern und schädliche Bakterien könnten gedeihen.

Für eine langfristige SIBO-Kontrolle und den gleichzeitigen Schutz der nützlichen Bakterienarten im Dickdarm ist es besser, sich zunächst auf die Wiederherstellung der normalen Mechanismen zu konzentrieren, die beim gesunden Menschen eine bakterielle Fehlbesiedlung verhindern. Eine Möglichkeit, dies zu tun, ist die Einhaltung bestimmter Abstände zwischen den Mahlzeiten.

Abstände zwischen den Mahlzeiten

Einer der wichtigsten Mechanismen, der die Bakterienzahl im Dünndarm normalerweise klein hält, ist der zyklische Reinigungsvorgang, der die Bakterien und Rückstände zwischen den Mahlzeiten wegschwemmt. Man bezeichnet dies als Migrierenden Motorischen Komplex (MMC). Der MMC ist eine gastrointestinale Muskelaktiviät, die sich deutlich von der normalen Aktivität während der Verdauung unterscheidet. Dabei kommt es zu koordinierten Wellenbewegungen, die Rückstände durch den Dünndarm schieben. Zudem wird eine kleine Menge Galle produziert, die wie eine Seife wirkt und die

Reinigungsfunktion unterstützt. Der gesamte Zyklus dauert etwa zwei Stunden und gipfelt in einer verstärkten Aktivität, die das Magenknurren hervorbringt, das viele Menschen irrtümlich für einen Ausdruck von Hunger halten.

Wichtig zu wissen ist, dass der MMC-Reinigungsprozess endet, sobald Nahrung aufgenommen wird. Der Dünndarm hat nämlich zwei Betriebsmodi: Verdauung und Reinigung. Wird tagsüber zu häufig etwas gegessen, bleibt der Dünndarm im Verdauungsmodus und der MMC bekommt nie die Chance, Nahrungsrückstände und Bakterien fortzuschaffen.

Um dem MMC möglichst viele Gelegenheiten zu geben, seine wichtige Aufgabe zu erfüllen, ist es am besten, sich an bestimmte Essenszeiten zu halten. Der Gastroenterologe Dr. Mark Pimental, der SIBO umfangreich erforscht hat, meint, dass zwischen den Mahlzeiten mindestens vier bis fünf Stunden liegen sollten, in denen auch keine Zwischenmahlzeiten gegessen werden.[3] (Das Trinken von Wasser oder anderen kalorienfreien Getränken zwischen den Mahlzeiten ist kein Problem.) Es ist vielleicht nicht jeden Tag möglich, die richtigen Essensabstände einzuhalten, aber je öfter es gelingt, desto besser.

Der MMC verlangsamt sich auch im Schlaf signifikant, daher ist es am besten, mehrere Stunden vor dem Zubettgehen zu Abend zu essen. Ein Beispiel für einen Essensplan könnte sein, um 8, um 13 und um 18 Uhr zu essen. Alternativ finden Sie es möglicherweise einfacher, vier kleine Mahlzeiten zu sich zu nehmen, zum Beispiel um 8, 12, 16 und 20 Uhr.

Falls Sie es schwierig finden, einen Essenszeitplan einzuhalten und ohne zwischendurch etwas zu essen ein gleichbleibendes Energielevel zu halten, könnte es sein, dass Sie sich zu sehr auf Kohlenhydrate als Energielieferant verlassen. Versuchen Sie, bei jeder Mahlzeit zusammen mit Ballaststoffen und Fett wenigstens 30 Gramm Eiweiß zu sich zu nehmen, zum Beispiel in Form einer Avocado oder von Olivenöl. Es kann auch eine gewisse Zeit dauern, bis Sie sich an den neuen Essensplan gewöhnt haben.

Unterstützung der Verdauung

Beim gesunden Menschen spielt auch das Zusammenwirken von Magensäure, Enzymen und Gallensalzen eine Schlüsselrolle bei der Verhinderung einer bakteriellen Überbesiedlung. Galle wirkt nicht nur als Reinigungsmittel für den Dünndarm, sondern unterdrückt auch unmittelbar viele unerwünschte

Arten wie *Streptococci, Klebsiella, E. coli* sowie weitere Arten, die Lipopolysaccharide produzieren.[4] Denn Galle reduziert unseren Kontakt mit Lipopolysacchariden auch noch auf andere Weise – durch eine Reduzierung der Menge an Lipopolysacchariden, die aus dem Dünndarm resorbiert werden.[5]

Die adäquate Produktion von Magensäure und Verdauungsenzymen ist ebenfalls wesentlich, um eine bakterielle Überbesiedlung zu verhindern. Wenn Sie nicht genügend davon produzieren, verlangsamt sich die Verdauung, die Nahrung kann im oberen Verdauungssystem länger verbleiben und gären und damit zu SIBO führen.

Daher profitieren einige Menschen sehr stark von einer Nahrungsergänzung mit Enzymen, Säuren oder Galle. Mehrere Ärzte haben berichtet, dass bereits eine Nahrungsergänzung mit Galle in vielen Fällen die Psoriasis deutlich verbessern kann.[6]

Leider lässt sich nur schwer feststellen, ob Sie genügend Galle, Säuren und Enzyme produzieren, daher ist es unvermeidlich, etwas herumzuprobieren. Ein guter Ausgangspunkt ist eine Nahrungsergänzung, etwa durch Ochsengalle, die am Ende der Mahlzeiten eingenommen wird. Der nächste Schritt wäre, ein Nahrungsergänzungsmittel in Betracht zu ziehen, das eine Kombination aus Betain-HCL, Pepsin und Pankreatin enthält.

Prokinetika

Gastroenterologen, die sich auf SIBO spezialisieren, betonen häufig, dass es für eine langfristige Kontrolle einer bakteriellen Überbesiedlung im Dünndarm entscheidend ist, die Motilität (Beweglichkeit) so gut wie möglich zu unterstützen, insbesondere dann, wenn Narbengewebe oder eine Lebensmittelvergiftung in der Vorgeschichte eine Rolle spielen. Deshalb verschreiben Ärzte häufig Medikamente oder natürliche Wirkstoffe, um die Reinigungsaktivität des Migrierenden Motorischen Komplexes anzuregen.

Zu den Verordnungsoptionen gehören niedrig dosiertes Erythromycin oder niedrig dosiertes Naltrexon. Niedrig dosiertes Naltrexon hat potenziell noch weitere Vorteile, wie in Kapitel 9 besprochen wird. Nicht verschreibungspflichtige Optionen umfassen Ingwer und die Kräuterkombination Iberogast. Iberogast gilt häufig als die beste Wahl, weil es gut vertragen wird und auch langfristig wirkt. Iberogast, das in Europa seit 40 Jahren zur Behandlung aller Arten von Verdauungsbeschwerden eingesetzt wird, erhöht die Motilität im Dünndarm.[7] In kontrollierten klinischen Studien hat sich auch seine Wirksamkeit beim Reizdarmsyndrom und bei Störungen in Zusammenhang mit verzögerter Magenentleerung gezeigt.[8] Zudem wurde die Sicherheit von Iberogast umfassend in klinischen Studien untersucht und es haben sich keine ernsten Nebenwirkungen gezeigt, obgleich es seit 50 Jahren bei schätzungsweise 25 000 000 Menschen angewendet wurde.[9] Zur Unterstützung des MMC wird Iberogast am besten zwei Stunden nach jeder Mahlzeit eingenommen.

Die Kombination aus den richtigen Abständen zwischen den Mahlzeiten, Nahrungsergänzungsmitteln zur Unterstützung der Verdauung und Prokinetika kann die natürlichen Mechanismen wirksam ankurbeln, die den Dünndarm von einem Übermaß an Bakterien reinigen. Diese drei Schritte sind bereits ein guter Ausgangspunkt, um leichtere Fälle einer bakteriellen Überbesiedlung in Angriff zu nehmen, ohne dabei zu riskieren, dem gesamten Mikrobiom zu schaden. Dieselben drei Schritte sind auch wichtig, um ein Wiederauftreten von SIBO nach einer aggressiveren Behandlung, zum Beispiel durch Antibiotika oder natürliche Antimikrobiotika zu verhindern.

Natürliche Antimikrobiotika

Die nächste Phase im Kampf gegen SIBO oder bestimmte entzündungsfördernde Bakterien wie *Klebsiella* oder *Streptococcus* ist eine kurzfristige Behandlung mit einem oder mehreren natürlichen Antimikrobiotika. Ob Sie diesen Weg gehen müssen, hängt davon ab, wie gut Sie auf einen Ernährungsplan, Probiotika und andere Maßnahmen ansprechen.

Wenn Sie sich für die Einnahme natürlicher Antimikrobiotika entscheiden, empfiehlt es sich, die Behandlungsphase kurz zu halten (normalerweise einen Monat) und Stoffe zu wählen, die die nützlichen Darmbakterien am wenigsten schädigen. Zu diesem Zweck ist es wichtig, Antimikrobiotika mit breitem Wirkspektrum wie Grapefruitkernextrakt und Oregano-Öl zu meiden und stattdessen Optionen zu wählen, die gezielt wirken. Berberin und Olivenblattextrakt sind ein Mittelweg, sie sind in gewisser Weise zielgerichtet, verursachen aber dennoch wahrscheinlich einen gewissen Kollateralschaden. Wenn es darum geht, die Mikroorganismen zu unterdrücken, die meist bei SIBO und Autoimmunität eine Rolle spielen, ohne dabei das gesamte Mikrobiom zu schädigen, sind die besten Optionen Laktoferrin und Allicin.

Laktoferrin

Laktoferrin ist ein Eisenchelatorprotein, das eine Schlüsselrolle beim Schutz vor Infektionen spielt. In der Tränenflüssigkeit, im Speichel und in der Muttermilch ist es in hohen Konzentrationen enthalten. Da das Laktoferrin vom Menschen mit dem vom Rind recht große Ähnlichkeit hat, kann dieses Protein auch aus Kuhmilch aufbereitet werden und ist daher als Nahrungsergänzungsmittel ohne Weiteres erhältlich.

Laktoferrin wirkt teilweise durch eine starke Bindung an Eisen, wodurch dieses Eisen für pathogene Bakterien nicht mehr verfügbar ist, von unseren körpereigenen Zellen jedoch weiterhin genutzt werden kann. Dieser Wirkmechanismus zielt auf unerwünschte Bakterien ab, während viele nützliche Arten davon unberührt bleiben.[10]

Besonders wirksam ist Laktoferrin zum Beispiel im Kampf gegen *Klebsiella* und *E. coli*.[11] Es hemmt nicht nur das Wachstum dieser Arten, sondern trägt auch dazu bei, die Biofilme abzubauen, die *E. coli* und *Klebsiella* als Schutzschild gegenüber unserem Immunsystem bilden. Zudem hält Laktoferrin schädliche Bakterien, darunter auch die aggressive *E. coli*-Art, die bei Morbus Crohn beteiligt ist, davon ab, an Darmzellen anzudocken und in diese einzudringen.[12]

Ein wichtiger Punkt: Laktoferrin kann schädliche Bakterien unterdrücken, ohne wichtigen entzündungshemmenden Arten wie den Bifidobakterien zu schaden. Forscher haben sogar festgestellt, dass es die Anzahl an Bifidobakterien, insbesondere *B. breve* und *B. infantis*, erhöhen kann.[13] In Studien beim Menschen, in denen man Säuglingen einen Muttermilchersatz mit einer Laktoferrin-Nahrungsergänzung verabreichte, wurden schwere Infektionen verhindert, während die Konzentration an Bifidobakterien stieg.[14]

Lactoferrin-Nahrungsergänzungen könnten für Menschen mit schwerer Kuhmilchallergie ungeeignet sein, da das Protein aus Kuhmilch aufbereitet wird und im Endprodukt daher Spuren von Molke oder Kasein enthalten sein könnten. Die Menge dieser anderen Proteine ist wahrscheinlich jedoch minimal, daher könnten die Vorteile von Laktoferrin diese Bedenken bei Menschen mit nur geringfügiger Unverträglichkeit gegenüber Milch aufwiegen.

Laktoferrin-Nahrungsergänzungen sind normalerweise in einer Dosis von 250 Milligramm pro Kapsel erhältlich und die übliche Dosis beträgt zwei bis vier Kapseln pro Tag vor den Mahlzeiten. Zu den empfohlenen Marken gehören Jarrow und Life Extension.

Allicin

Seit Tausenden von Jahren wird Knoblauch zur Behandlung gastrointestinaler Beschwerden und Infektionen verwendet.[15] Allicin ist der im Knoblauch enthaltene Wirkstoff, der primär für diese infektionsbekämpfende Fähigkeit verantwortlich ist und sich bildet, wenn Knochlauch geschnitten oder zerdrückt wird.

Um eine Menge Allicin aufzunehmen, die ausreicht, um schädliche Bakterien und Hefen zu unterdrücken, ist eine Nahrungsergänzung normalerweise besser geeignet als der Verzehr großer Mengen an frischem Knoblauch. Mit einer Allicin-Nahrungsergänzung können wir auch die Fruktane meiden, die in frischem Knoblauch vorhanden sind und bei vielen Menschen mit bakterieller Fehlbesiedlung intestinale Symptome verursachen.

Allicin kann eine ganze Reihe von Infektionen bekämpfen, ist aber besonders gut darin, die spezifischen Bakterien zu bezwingen, die bei Psoriasis, rheumatoider Arthritis, Psoriasis-Arthritis und ankylosierender Spondylitis eine Rolle spielen (*Streptococcus pyogenes, Proteus mirabilis, E. coli* und *Klebsiella*).[16] Allicin kann auch andere Arten bekämpfen, die zu einer Entzündung beitragen, zum Beispiel *Enterococcus faecalis, Helicobacter pylori* und *Citrobacter freundii*.[17]

Zudem wirkt Allicin stark antiviral und antimykotisch. In Studien wurde festgestellt, dass es *Candida*-Hefe beinahe ebenso wirksam abtötet wie das Antimykotikum Fluconazol.[18]

Hilfreich ist zudem, dass Allicin in Bezug auf schädliche Bakterienarten relativ selektiv zu sein scheint und deutlich weniger Auswirkungen auf nützliche Arten wie Laktobazillen und Bifidobakterien hat.[19] Wir wissen noch nicht, wie Allicin sich auf das breitere Mikrobiom auswirkt, erste Labor- und Tierstudien deuten jedoch an, dass es sogar die Gesamtdiversität erhöhen und das Wachstum der hochwichtigen Arten, die Butyrat produzieren, ankurbeln könnte.[20]

Ein gutes Nahrungsergänzungspräparat ist AlliMax, weil es stabilisiertes Allicin enthält und nicht einfach nur einen Knoblauchextrakt, der im Körper die Allicinproduktion anregen soll. AlliMax enthält eine kleine Menge Maltodextrin, das potenziell unerwünschte Mikroorganismen nähren kann, aber der starke antimikrobielle Effekt des Nahrungsergänzungsmittels wiegt das Vorhandensein von Maltodextrin wahrscheinlich auf. Weitere Marken sind Garlinase und Pure Encapsulations GarliActive, diese Produkte enthalten jedoch Knoblauchextrakt anstatt Allicin, sodass sie weniger wirksam sein und möglicherweise unerwünschte Nebenwirkungen hervorrufen können.

Auf Hefe abzielende Nahrungsergänzungsmittel

Hefen sind ein natürlicher Teil des menschlichen Ökosystems und können – je nach Menge und Art – Probleme verursachen. Sollte sich bei einem Test ergeben, dass Sie in Ihrem Verdauungssystem eine Überbesiedlung mit *Candida* aufweisen, lohnt es sich wahrscheinlich, diese zu behandeln, weil ein Übermaß an *Candida* zu einem Leaky Gut beitragen und eine Entzündungsreaktion aktivieren kann.

Die Frage ist, wie die Hefe am besten bekämpft wird, ohne dem Mikrobiom insgesamt zu schaden. Typische Nahrungsergänzungsmittel, die Hefen bekämpfen, enthalten eine Vielzahl von Antimikrobiotika mit breitem Wirkspektrum, die auch nützlichen Bakterien schaden und daher am besten gemieden werden. Zu den sichereren Optionen gehören Allicin und das Probiotikum Florastor (*S. boulardii*). Von beiden ist bekannt, dass sie stark gegen *Candida* wirken, ohne einen signifikanten Kollateralschaden zu verursachen. Damit diese Nahrungsergänzungen gut funktionieren, kann es nötig sein, auch eine Enzymkombination einzunehmen, die auf den Biofilm abzielt, beispielsweise Candex, Klaire Labs Interfase oder Kirkman Biofilm Defense. *Candida* ist dafür bekannt, einen robusten Biofilm zu produzieren, der sie sowohl vom Immunsystem als auch von antimykotischen Stoffen abschirmt.[21] Es ist daher sinnvoll, bei der Bekämpfung von *Candida* Enzyme einzunehmen, die diesen Biofilm abbauen, für das gesamte Mikrobiom jedoch nur ein kleines Risiko darstellen.

2

NAHRUNGSMITTEL ALS MEDIZIN

KAPITEL 4

EINE ERNÄHRUNG, DIE DAS MIKROBIOM WIEDERHERSTELLT

Im Guten wie im Schlechten wirken sich die Nahrungsmittel, die wir zu uns nehmen, tiefgreifend auf die Mikroorganismen in unserem Darm aus. Der Grund: Die verschiedenen Arten der ansässigen Mikroorganismen bevorzugen verschiedene Arten von Kohlenhydraten und sonstigen Nährstoffen. Die Arten, die ständig mit ihrer bevorzugten Nahrung bedient werden, vermehren sich und überholen andere Arten. Unser Ziel ist es daher, uns so zu ernähren, dass die nützlichen Bakterien die Oberhand gewinnen.

Gute Bakterienarten füttern

In den vorherigen Kapiteln haben wir gesehen, dass die wichtigsten nützlichen Mikroorganismen für die Vorbeugung und Linderung von Autoimmunerkrankungen die Bifidobakterien und die butyratproduzierenden Arten der Clostridien-Cluster IV und XIVa sind. Wenn diese Mikroorganismen die weniger erwünschten Arten ausstechen sollen, sollten wir sie mit ihrer bevorzugten Nahrung zufüttern: Ballaststoffen. Jahrtausendelang hat eine ballaststoffreiche Ernährung diese wichtigen Bakterien im menschlichen Mikrobiom genährt. Wir haben uns gemeinsam mit diesen Bakterien entwickelt, die Ballaststoffe lieben – mit dem Ergebnis, dass wir von ihnen ebenso abhängig sind wie sie von uns. Wir versorgen die Bakterien in Form fermentierbarer präbiotischer Ballaststoffe mit Energie und sie produzieren als Gegenleistung Butyrat und weitere wichtige Stoffe, die unser Immunsystem justieren und ihm beibringen, die körpereigenen Eiweiße zu tolerieren.

Übernehmen wir hingegen eine Ernährung, die sich auf stark verarbeitetes Getreide und Zucker stützt, hungern wir unsere wichtigsten Darmbakterien faktisch aus und erlauben es unerwünschten Arten, die Oberhand zu gewinnen. Dies schafft die Voraussetzungen dafür, dass unser Immunsystem aus dem Gleichgewicht gerät und in einen entzündungsfördernden Zustand gerät.

Der Mangel an Ballaststoffen in der modernen Ernährung ist wahrscheinlich ein wesentlicher Faktor für die geografische Verteilung entzündlicher Erkrankungen.[1] Krankheiten wie Arthritis und chronisch-entzündliche Darmerkrankung sind in Gesellschaften weitverbreitet, in denen stark verarbeitete und ballaststoffarme Ernährungsformen üblich sind. Hingegen sind sie in traditionellen Gesellschaften von Jägern-Sammlern praktisch unbekannt. Zu dieser Ungleichheit tragen offenkundig viele Faktoren bei (wie der Einsatz von Antibiotika), jedoch gibt es eindeutige Anzeichen dafür, dass Ballaststoffe dabei ein wichtiger Aspekt sind. Es steht außer Frage, dass Ballaststoffe das Mikrobiom zur Produktion von Butyrat erziehen, und Butyrat ist sehr wichtig für die Feineinstellung des Immunsystems und den Schutz vor Entzündungen.

Dieser Effekt lässt sich beobachten, wenn man das Mikrobiom von Menschen, die sich im westlichen Stil ernähren, mit dem von Menschen vergleicht, deren Ernährung der unserer frühen Vorfahren ähnelt. Die Ernährung von Kindern, die beispielsweise in einem Bauerndorf in Burkina Faso leben, ist reich an Ballaststoffen und basiert weitgehend auf Gemüse, Hülsenfrüchten und Hirse. Diese Kinder haben ein völlig anderes Mikrobiom als europäische Kinder, was dazu führt, dass ihre Butyratkonzentrationen um das Vierfache höher sind.[2]

In einer Studie von 2015, in der für zwei Wochen auf eine ballaststoffreiche, fettarme Ernährung im »afrikanischen Stil« umgestellt wurde, verdoppelten sich nicht nur die Butyratkonzentrationen im Darm, sondern das Immunsystem wurde auch weniger aktiv.[3] Umgekehrte Auswirkungen wurden beobachtet, als 20 Afrikaner vom Lande eine »verwestlichte« Ernährung mit weniger Ballaststoffen erhielten: Nützliche Bakterien und die Butyratproduktion gingen zurück, während Darmentzündungen zunahmen.

Populationsbasierte Studien stellten ebenfalls einen Zusammenhang zwischen einer ballaststoffreichen Ernährung und einem geringeren Risiko für

Erkrankungen mit Bezug zum Immunsystem wie Colitis ulcerosa und Morbus Crohn her.[4] Die positiven Wirkungen einer ballaststoffreichen Ernährung zeigen sich auch bei der Bestimmung von Entzündungsmarkern im Blut von ansonsten gesunden Menschen.[5] Frauen beispielsweise, die wenigstens 25 Gramm Ballaststoffe pro Tag zu sich nehmen, haben signifikant niedrigere Werte bei Entzündungsmarkern wie TNF.[6]

Für das Füttern des Mikrobioms eignet sich jeder Ballaststoff. Der Begriff »Ballaststoff« bezieht sich einfach nur auf unverdauliche Kohlenhydrate. Für unsere Zwecke ist es entscheidend, mehr fermentierbare Ballaststoffe in die Ernährung aufzunehmen, normalerweise also lösliche Ballaststoffe.[7] Wenn es darum geht, die nützlichen Bakterien zu füttern, sind darüber hinaus die löslichen Ballaststoffe sogar noch wirksamer als Ballaststoffe aus Getreide und Hülsenfrüchten.[8] In einer Langzeitstudie beim Menschen wurde eine signifikante Zunahme nützlicher Bakterien mit einem höheren Verzehr von Obst und Gemüse in Verbindung gebracht, während die Ballaststoffe aus Getreide keinen deutlichen Nutzen brachten.[9]

Kreuzblütler-Gemüse wie Brokkoli, Kohl, Blumenkohl und Grünkohl sind zum Füttern nützlicher Bakterien besonders gut geeignet.[10] Äpfel, Birnen und Orangen sind ebenfalls eine gute Wahl, da sie erhebliche Mengen an löslichen Ballaststoffen enthalten. Äpfel enthalten sogar eine besondere Form löslicher Ballaststoffe, das sogenannte Pektin, das nachweislich die Butyratproduktion stark ankurbelt.[11] Diese Obst- und Gemüsesorten sind nur Beispiele für einige der besten Optionen. Der Schlüssel zur Förderung eines gesunden und vielfältigen Mikrobioms ist, vielerlei Obst und Gemüse zu verzehren und nicht-stärkehaltiges Gemüse zur Grundlage der meisten Mahlzeiten zu machen.

Das Potenzial der Polyphenole

Ballaststoffe sind nicht unser einziges Hilfsmittel, um das Wachstum nützlicher Mikroorganismen zu fördern. Auch die Polyphenole in bestimmten Obstsorten sind äußerst hilfreich. Mehrere Forschergruppen haben festgestellt, dass Cranberry, Granatapfel und Traubenkernextrakt (Concord-Traube) das Wachstum von *Akkermansia muciniphila* sehr stark erhöhen.[12] Diese nützliche Art trägt dazu bei, eine starke Darmbarriere aufrechtzuerhalten, und ist auch eine der wichtigsten Bakterien, die bei Menschen mit Psoriasis-Arthritis und anderen Autoimmunproblemen in zu geringer Menge vorhanden sind.[13]

In diesen Studien kurbelten die Polyphenole aus dem Obst nicht nur die nützliche Art *Akkermansia* an, sondern verringerten auch die Entzündungsmarker im Serum, darunter TNF, IL-6 und Lipopolysaccharide. Da es zwischen den Polyphenolen in Cranberries, Granatäpfeln und Concord-Trauben gewisse Unterschiede gibt, hat die Tatsache, dass alle drei die Menge an *Akkermansia* wirksam erhöhten, die Forscher vermuten lassen, dass verwandte Polyphenole aus einer Vielzahl an Früchten denselben Effekt haben könnten. Die Obstsorten mit der höchsten Konzentration ähnlicher Polyphenole sind dunkel pigmentiert, wie Brombeeren, Blaubeeren, schwarze Johannisbeeren und Jambolanapflaumen.

Schädliche Bakterienarten unterdrücken

Während wir die nützlichen Bakterienarten mit Ballaststoffen und Polyphenolen füttern, wollen wir es vermeiden, auch die schädlichen Arten zu sehr mit ihrer Lieblingsnahrung zu versorgen: Stärke und Zucker. Bei einigen Patienten mit Autoimmunerkrankung führt das Streichen dieser Komponenten aus dem Speiseplan sogar dann zu außergewöhnlich guten Ergebnissen, wenn biologische Arzneimittel nicht geholfen haben.[14]

Das Eliminieren von Stärke scheint bei Patienten mit Colitis ulcerosa, Morbus Crohn, ankylosierender Spondylitis, Psoriasis-Arthritis und anderen Formen der Arthritis, die sich auf Wirbelsäule und Iliosakralgelenke auswirken, besonders hilfreich zu sein. Diese Erkrankungen sind eng miteinander verwandt und haben alle auch eine starke Verbindung zu Bakterien, die Stärke lieben (nämlich *E. coli*, *Streptococcus* und *Klebsiella*). Weniger Berichte gibt es darüber, dass dieser Ansatz auch bei rheumatoider Arthritis und anderen Autoimmunproblemen hilfreich ist, es kann sich dennoch lohnen, es auszuprobieren, vor allem, wenn sich bei Untersuchungen eine bakterielle Überbesiedlung im Darm gezeigt hat.

Bei Menschen, die darauf ansprechen, kann der Verzicht von Stärke lebensverändernd sein. So erklärte ein Mann mit ankylosierender Spondylitis: »In den Monaten, bevor ich mit dieser [stärkefreien] Diät begann, erreichten meine Schmerzen täglich Werte zwischen fünf und zehn auf der Schmerzskala, ohne nennenswert bessere Tage. An manchen Tagen stiegen die Werte sogar bis acht oder neun. Nach zwei Wochen Diät waren die Werte auf null bis eins gesunken. Nach sechs Monaten konnte ich gar keine Schmerzen oder Entzündungen mehr feststellen. Das überraschte mich total.«[15]

Die Ursprünge der stärkearmen Diät bei Arthritis

Auch wenn die meisten Rheumatologen nicht anerkennen, dass Kohlenhydrate bei Entzündungen eine Rolle spielen, gibt es bereits eine lange Chronik von Ärzten, die mit großem Erfolg stärke- und kohlenhydratarme Diäten zur Behandlung von Arthritis einsetzen. In einer der ersten Studien, die 1922 veröffentlicht wurde, erhielten 150 Arthritis-Patienten im Toronto General Hospital eine kohlenhydratarme Diät und bei 80 Prozent von ihnen besserte sich die Arthritis, einige wurden sogar völlig gesund.[16] Mehrere andere Ärzte berichteten in den 1920er- und 1930er-Jahren über ähnliche Erfolge mit der Behandlung von Arthritis durch eine kohlenhydratreduzierte Diät.[17] Sogar damals schon vermuteten die Ärzte einen Zusammenhang zwischen dem Verzehr von Kohlenhydraten, Darmbakterien und Arthritis.[18]

Dieser Ansatz geriet jedoch wieder in den Hintergrund, bis Dr. Alan Ebringer, ein Rheumatologe aus London, in den 1980er-Jahren darüber berichtete, ankylosierende Spondylitis erfolgreich durch eine stärkearme Diät behandelt zu haben.[19] Die Geschichte begann, als einer seiner Patienten zur Gewichtsabnahme auf eine kohlenhydratarme Diät gesetzt wurde. Vier Monate später waren seine Rückenschmerzen verschwunden. Dr. Ebringer führte weitere Forschungen durch und äußerte schließlich eine Theorie: Stärke liefert Nährstoffe für das Wachstum einer besonderen Bakterienart, *Klebsiella pneumoniae*, und diese Bakterien lösen die ankylosierende Spondylitis aus. Entzieht man den Bakterien die Stärke, verschwindet der Entzündungsauslöser.

Mit einigen Anfangsbelegen, die diese Theorie stützten,[20] begann man in den 1990er-Jahren am Middlesex Hospital in London mit einer stärkearmen Diät als Erstlinientherapie bei ankylosierender Spondylitis.[21] Nach mehreren Jahren berichtete Dr. Ebringer, dass diese bei etwa der Hälfte der Patienten mit ankylosierender Spondylitis hilfreich war.[22] Inzwischen gibt es umfangreiche Online-Communities von Menschen, die diese Diät befolgen und über eine vollständige oder teilweise Genesung berichten, nachdem sie mehrere Monate lang Stärke konsequent gemieden haben, sowie über ein signifikantes Aufflackern der Schmerzen selbst bei nur geringfügigen Abweichungen von dieser Diät.[23]

Der aktuelle Stand der Wissenschaft zur stärkearmen Diät

Der genaue Grund, warum diese Art der Ernährung so wirksam ist, wurde noch nicht schlüssig nachgewiesen, jedoch deutet alles darauf hin, dass Darmbakterien eine Schlüsselrolle dabei spielen.

Sogar bei gesunden Menschen werden zwischen zehn und 20 Prozent der verzehrten Stärke nicht verdaut. Der Prozentsatz dürfte bei Menschen mit einer Entzündung und Schädigung des Darms noch höher sein, weil die Zellen, die den Dünndarm auskleiden, für die Produktion von Enzymen verantwortlich sind, die Stärke abbauen. Wenn weniger gesunde Zellen als Lieferanten dieser Enzyme vorhanden sind, überlebt mehr Stärke den Verdauungsprozess. Die Stärke, die im Darm verbleibt, kann gute und schlechte Bakterien mit Nahrung versorgen, scheint jedoch besonders das Wachstum mehrerer schädlicher Arten zu begünstigen. *Klebsiella* beispielsweise produziert spezielle stärkeabbauende Enzyme, um jegliche Stärke in unserer Nahrung maximal nutzen zu können.[24]

Die Verbindung zwischen *Klebsiella*, Stärke und ankylosierender Spondylitis ist noch etwas umstritten. Der Grund dafür ist, dass mehrere Forschergruppen im Dickdarm von AS-Patienten keine höheren *Klebsiella*-Konzentrationen finden konnten. Es gibt jedoch eindeutige Nachweise dafür, dass AS-Patienten häufig erhöhte Konzentrationen von Antikörpern gegenüber *Klebsiella* aufweisen.[25] Für diesen scheinbaren Widerspruch gibt es zwei Erklärungsmöglichkeiten: Es könnte zum Beispiel sein, dass *Klebsiella* nur in Form einer Überbesiedlung im Dünndarm vorhanden und daher bei einer Analyse des Mikrobioms des Dickdarms nicht nachweisbar ist.

Die andere Erklärung lautet, dass AS-Patienten nicht unbedingt höhere *Klebsiella*-Konzentrationen, jedoch eine verstärkte Immunreaktion auf diese Bakterienart haben, die wahrscheinlich genetische Gründe hat. (Die Forschung hat das HLAb27-Gen mit der Immunreaktion gegenüber *Klebsiella* in Verbindung gebracht.) Möglicherweise spielen beide Faktoren eine Rolle. Anders ausgedrückt, könnten Menschen mit ankylosierender Spondylitis eine Überbesiedlung durch *Klebsiella* aufweisen, die auf den Dünndarm beschränkt ist, und ihr Immunsystem könnte übertrieben auf diese Überbesiedlung reagieren. Die Immunreaktion auf *Klebsiella* steuert anschließend den Autoimmunprozess, vielleicht aufgrund einer Kreuzreaktivität zwischen den Antikörpern gegen *Klebsiella* und den Proteinen, die bei AS häufig vom Immunsystem angegriffen werden.[26]

Der Wert einer Reduzierung von Stärke und anderen Kohlenhydraten reicht jedoch weit über AS und *Klebsiella* hinaus. Gute Erfolge wurden bei Psoriasis, Psoriasis-Arthritis, Colitis ulcerosa und Morbus Crohn beobachtet.[27] Der Grund dafür könnte sein, dass eine stärkearme Diät auch die Überbesiedlung mit anderen, besonders schädlichen Bakterienarten wie *E. coli* im Dick- oder Dünndarm reduziert.

Zwar ist *E. coli* normalerweise immer im menschlichen Darm ansässig, jedoch findet man bei Menschen mit Spondyloarthritis oder chronisch-entzündlicher Darmerkrankung nicht nur mit höherer Wahrscheinlichkeit eine seltene und aggressive Form davon, nämlich das adhärent-invasive *E. coli*, sondern dieses scheint auch genau die Immunantwort auszulösen, die für diese Autoimmunkrankheiten typisch ist.[28]

Diese Entdeckung unterstützt die stärkefreie Diät, weil adhärent-invasives *E. coli* besonders gut darin ist, sich bei Vorhandensein von Maltodextrin zu vermehren und in die Zellen einzudringen. Maltodextrin ist ein Kohlenhydrat, das sich beim Abbau von Stärke durch unsere Verdauungsenzyme bildet.[29] In einigen Fällen könnte die stärkefreie Diät daher so gut wirken, weil sie diese invasiven *E. coli* aushungert.

In anderen Fällen könnte eine stärkearme Diät zu weniger Entzündungen führen, indem sie bei der Dünndarmfehlbesiedlung (SIBO) eine bakterielle Überbesiedlung reduziert. Die meisten Ansätze, die bei der Behandlung von SIBO mit der Ernährung arbeiten, beinhalten die Reduzierung oder Eliminierung von Stärke sowie von Laktose und übermäßig viel Zucker.[30]

Stärke und chronisch-entzündliche Darmkrankheit

Der vielleicht eindeutigste Nachweis für die bedeutende Rolle, die eine Reduzierung von Stärke und Zucker bei der Behandlung von Autoimmunkrankheiten spielt, stammt aus neueren Studien, die zur chronisch-entzündlichen

Darmerkrankung durchgeführt wurden. Diese Studien beinhalteten eine stärkearme Diät mit besonderer Zusammensetzung, die als Spezielle-Kohlenhydrat-Diät (SCD) bekannt ist. Die SCD eliminiert Stärke und Zweifachzucker (Laktose und Saccharose), erlaubt hingegen Einfachzucker in Obst und Honig. Durch die Reduzierung von Kohlenhydraten, die eine stärkere Aufspaltung durch Enzyme benötigen, bevor sie resorbiert werden können, zielt die Spezielle-Kohlenhydrat-Diät darauf ab, die Menge an Kohlenhydraten zu reduzieren, die im Dünn- und Dickdarm verbleiben können, um schädliche Bakterien zu füttern.[31]

Mehrere Forschergruppen haben nun festgestellt, dass diese Ernährungsform insbesondere bei Kindern sehr wirksam intestinale und systemische Entzündungen reduziert.[32] Sie ist nicht in allen Fällen wirksam, aber wenn sie wirkt, genesen die Patienten häufig vollständig, schwere Darmentzündungen und -schädigungen verschwinden innerhalb von einigen Monaten. Infolgedessen wird die Spezielle-Kohlenhydrat-Diät (SCD) inzwischen von mehreren Top-Krankenhäusern als bevorzugte Behandlungsmethode bei Morbus Crohn und Colitis ulcerosa im Kindesalter eingesetzt. Eines dieser Krankenhäuser ist das Seattle Children's Hospital. Der dort tätige Dr. David Suskind hat angemerkt, dass »die Spezielle-Kohlenhydrat-Diät (SCD) bei unseren Patienten häufig erstaunliche Ergebnisse bringt. Im Seattle Children's haben wir großartige Besserungen und in einigen Fällen sogar das völlige Verschwinden der Symptome beobachtet.«[33]

Zu den interessantesten Feststellungen in den neueren Studien, die SCD zur Behandlung der chronisch-entzündlichen Darmkrankheit einsetzen, gehören die Veränderungen des Mikrobioms. 2017 analysierten Ärzte, wie sich das Mikrobiom bei zehn Kindern mit Morbus Crohn oder Colitis ulcerosa veränderte, die eine SCD erhielten.[34] Nach drei Monaten waren acht der zehn Kinder in klinischer Remission und hatten keine intestinale oder systemische Entzündung mehr.

Auch die Darmbakterien der Kinder veränderten sich erheblich. Es kam alles in allem zu einer Zunahme der mikrobiellen Vielfalt und zu einer Zunahme der »friedenserhaltenden« Mikroorganismen, die bei Menschen mit Autoimmunerkrankung typischerweise dezimiert sind (die Butyratproduzenten). Diese Ernährungsform reduzierte auch die Anzahl von *E. coli* und *Klebsiella* bei den beiden Patienten mit bakterieller Überbesiedlung durch diese Arten.

Forscher an der University of California bestätigten ähnliche Veränderungen des Mikrobioms bei Erwachsenen mit Morbus Crohn nach der SCD: eine Zunahme der Vielfalt insgesamt und eine spezifische Zunahme an Bakterien, die mit der Immunregulierung verbunden sind (wie *F. prausnitzii*).[35]

Auch wenn sich diese Studien auf die chronisch-entzündliche Darmerkrankung konzentrierten, sind sie auch für andere ähnliche Autoimmunkrankheiten höchst relevant. Wie in den vorherigen Kapiteln erklärt, steht eine Entzündung im Darm auch im Zentrum anderer Autoimmunerkrankungen derselben Familie wie Morbus Crohn und Colitis ulcerosa (nämlich Psoriasis, Psoriasis-Arthritis, ankylosierende Spondylitis, juvenile Arthritis und Uveitis). Alle diese Krankheitsbilder weisen ähnliche Veränderungen des Mikrobioms, des Musters der Immunaktivierung und der Darmentzündung auf.

Jüngste Forschungsarbeiten deuten stark darauf hin, dass das Meiden von Stärke und Zucker Entzündungen reduzieren kann, indem es das Mikrobiom wieder ins Gleichgewicht bringt. Diese einfachen Veränderungen der Ernährung scheinen die schädlichen Bakterienarten auszuhungern, während sie den nützlichen Arten Raum zur Erholung geben. Bei einigen Patienten könnte dies hinsichtlich der Schwere der Symptome einen gewaltigen Unterschied ausmachen. Es gibt jedoch keine Erfolgsgarantien. Die einzige Möglichkeit zu erfahren, wie Sie darauf ansprechen, besteht im Ausprobieren.

Der Ernährungsplan im Überblick

Bevor ich im Detail erkläre, wie genau Sie Ihren Verzehr von Stärke und Zucker am besten reduzieren können, möchte ich einige allgemeinere Ernährungsprinzipien erläutern, die ebenfalls dazu beitragen werden, eine Entzündung zu verringern, und die die richtigen Voraussetzungen für eine gezielte Diät schaffen.

Die wichtigste übergeordnete Strategie besteht darin, tendenziell eine mediterrane Ernährungsweise anzunehmen und besonderen Wert auf Fisch, Olivenöl und nicht-stärkehaltiges Gemüse zu legen. Dieses Ernährungsmuster verfügt nachweislich über die Fähigkeit, Entzündungen zu reduzieren. In einer großen Anzahl von Forschungsarbeiten wurde festgestellt, dass die spezifischen Fette in Fisch und Olivenöl Entzündungen in Haut und Gelenken reduzieren können.[36] Wie in Kapitel 5 erklärt wird, besteht bei Patienten mit Psoriasis oder Arthritis eine direkte Beziehung zwischen einem höheren Verzehr von Fisch und Olivenöl und leichteren Symptomen.[37]

Die Mittelmeer-Diät ist auch deswegen entzündungshemmend, weil sie eine hohe Nährstoffdichte hat. In mehreren groß angelegten Studien wurde festgestellt: Je genauer Kinder und Erwachsene die mediterrane Diät befolgen, desto geringer ist die Wahrscheinlichkeit eines Nährstoffmangels.[38] Sie denken vielleicht, dass Vitaminmangel in der heutigen Zeit relativ selten ist, aber über 40 Prozent der US-amerikanischen Bevölkerung weist einen Mangel an Vitamin A, Vitamin C, Vitamin E und Magnesium auf.[39]

Ein Mangel an einem dieser Mikronährstoffe ist besonders für Patienten mit Psoriasis oder Arthritis problematisch, weil diese Stoffe eine Rolle bei der Entzündungskontrolle spielen. So wurde zum Beispiel festgestellt, dass Magnesiummangel die Entzündung signifikant verstärkt.[40] Industriell verarbeitete Nahrungsmittel enthalten häufig sehr wenig Magnesium, in grünem Blattgemüse, Fisch, Avocado und Samen sind jedoch große Mengen davon enthalten.

Viele weitere Vitamine und Mineralstoffe spielen wahrscheinlich ebenso wichtige Rollen bei der Entzündungsregulierung. Die Vitamine B12, C, E und K wirken besonders entzündungshemmend, ebenso wie auch andere Mineralstoffe wie Selen, Mangan und Zink.[41] Die besten Quellen für Vitamin B12, Selen und Zink sind Fisch, Lamm und Weiderind. Die besten Quellen für die Vitamine C, E, K und Mangan sind grüne Blattgemüse. Kurz gesagt, kommen die Vitamine und Mineralstoffe, die wir zur Reduzierung von Entzündungen am meisten brauchen, in Hülle und Fülle in den Nahrungsmitteln vor, die im Zentrum der mediterranen Ernährung stehen.[42]

Besondere Antioxidantien

Dass die Mittelmeer-Diät einen entzündungshemmenden Effekt hat, liegt auch an den Antioxidantien. Klinische Studien haben bestätigt, dass Menschen, die sich mediterran ernähren, signifikant mehr Antioxidantien aufnehmen als Menschen, die ein für moderne Industrieländer typisches Essverhalten an den Tag legen.[43]

Menschen mit Psoriasis und Arthritis haben sogar einen noch viel höheren Bedarf an Antioxidantien, weil die Zellen am Entzündungsort in der Haut und in den Gelenken große Mengen reaktiver Sauerstoffmoleküle produzieren.[44] Die übliche Abwehr von Antioxidantien kann mit diesen vielen reaktiven Molekülen nicht fertig werden und es kommt zu einer oxidativen Schädigung.[45] Dieser Schaden verstärkt wiederum die Entzündung, wodurch ein Teufelskreis entsteht.[46]

Zum Glück reduziert eine vermehrte Aufnahme von Antioxidantien aus Obst und Gemüse den oxidativen Schaden und vermindert auch die spezifischen Entzündungsmediatoren, die Psoriasis und Arthritis steuern.[47] Obst und Gemüse enthalten nicht nur antioxidativ wirkende Vitamine wie Vitamin C und E, sondern auch Hunderte weiterer antioxidativer Stoffe wie Polyphenole und Carotinoide.[48] Diese Stoffverbindungen können dazu beitragen, eine Feineinstellung des Immunsystems vorzunehmen – sie kurbeln unseren Schutz vor Infektionen an, während Entzündungen zurückgehen.

Die entzündungshemmende Wirkung von Obst und Gemüse ist bei Kreuzblütler-Gemüse wie Brokkoli, Rosenkohl, Blumenkohl, Blattkohl, Kohl und Grünkohl am ausgeprägtesten.[49] Je öfter diese Sorten gegessen werden, desto besser wird eine Entzündung unter Kontrolle gehalten.[50] Olivenöl, Avocados und Obstsorten in kräftigen Farben sind ebenfalls erstklassige Quellen für Antioxidantien.

Farbe ist ein guter Hinweis auf den Antioxidantien-Gehalt, weil die phytochemischen Antioxidantien häufig stark pigmentiert sind. Folglich sind rote Blattsalate und Rotkohl besser als die Standardsorten, was auch für lila Blumenkohl, lila Karotten und blaue Trauben gilt. Die Farbe Dunkelgrün ist ein weiterer guter Hinweis auf einen hohen Gehalt an Antioxidantien, wobei der Grünkohl die meisten anderen Gemüsesorten in dieser Hinsicht übertrifft.

Es überrascht also nicht, dass das Gemüse mit den wenigsten Antioxidantien weiß oder hell ist: Kartoffeln, Sellerie, Gurken und Eisbergsalat. Auch beim Obst enthalten die blassen Sorten, wie Bananen und Birnen, am wenigsten Antioxidantien.

Kaffee, Tee und Rotwein sind zusätzlich verbreitete Quellen für Antioxidantien in der mediterranen Ernährungsform, aber ihr Nutzen ist umstrittener. Auch wenn Wein häufig als entzündungshemmend angepriesen wird, ist seine Auswirkung auf Menschen mit Autoimmunerkrankung unklar. In kleinen Mengen scheint Alkoholkonsum die Schwere von rheumatoider und psoriatischer Arthritis zu reduzieren, während mehr als ein Glas pro Tag die

Symptome verschlimmert.[51] Es gibt auch Hinweise darauf, dass Alkohol zur Darmdurchlässigkeit und zum Wachstum schädlicher Darmbakterien beitragen könnte.[52] Alkohol erhöht zudem das Risiko schwerer Nebenwirkungen von Medikamenten wie NSAR und Methotrexat.

Kaffee ist eine weitere reichhaltige Quelle für Antioxidantien und das Kaffeetrinken wurde in vier Studien mit niedrigeren Entzündungswerten in Verbindung gebracht, während eine Studie bei »mäßigem bis hohem« Kaffeegenuss über höhere Entzündungswerte berichtete.[53] Es scheint kein Zusammenhang zu bestehen zwischen dem Kaffeegenuss und dem Risiko, Psoriasis, rheumatoide Arthritis oder andere Autoimmunkrankheiten zu entwickeln.[54] Unterm Strich deuten die Anzeichen also darauf hin, dass ein oder zwei Tassen Kaffee pro Tag kein Problem sind und möglicherweise sogar Entzündungen verringern.

Zu vielen traditionellen mediterranen Ernährungsformen gehören auch Kräutertees, die reich an Antioxidantien sind und aus Pflanzen zubereitet werden, die andernorts normalerweise nicht verfügbar sind. Wahrscheinlich können wir ähnliche Vorteile aus dem Trinken von Grüntee ziehen, einer ergiebigen Quelle für Antioxidantien. Es wurde festgestellt, dass Grüntee Gelenkentzündungen reduzieren kann.[55]

Es gibt, kurz gesagt, mehrere Schlüsselkomponenten der mediterranen Diät, die wir in unsere Ernährung einbinden können, um Entzündungen anzugehen. Bevor wir uns darauf fokussieren, welche Nahrungsmittel auf dem Speiseplan reduziert oder ganz eliminiert werden sollten, ist es hilfreich, sich darauf zu konzentrieren, mehr Fisch, Olivenöl und nicht-stärkehaltiges Gemüse zu essen. Damit kommen wir in den Genuss von entzündungshemmenden Fetten, Antioxidantien und einer breiten Palette von Vitaminen und Mineralstoffen, die für die Heilung und Ausgewogenheit des Immunsystems entscheidend sind. Dies bildet die Basis für die nächste Stufe des Ernährungsplans, das Reduzieren von Stärke und Zucker.

Vergleich mit anderen Heildiäten

Die stärkereduzierende Komponente des hier präsentierten Ernährungsplans hat viel gemein mit anderen Heildiäten wie der Speziellen-Kohlenhydrat-Diät (SCD), dem »Gut and Psychology Syndrome (GAPS)«-Ernährungskonzept, der Dr. Wahl's Diet und der elementaren stärkearmen Diät, die von vielen Patienten mit ankylosierender Spondylitis eingehalten wird. Genau wie bei diesen Ernährungsprotokollen geht es auch bei dem von mir aufgestellten Plan darum, möglichst wenig Nahrungsmittel zu berücksichtigen, die das Wachstum pathogener Organismen unterstützen, und stattdessen möglichst viele Nährstoffe aufzunehmen, die die Heilung und Reduzierung einer Entzündung fördern. Es gibt jedoch einige große Unterschiede zwischen der hier empfohlenen Ernährung und diesen anderen Ernährungsformen, die im Allgemeinen auf andere Autoimmunerkrankungen zugeschnitten sind.

Der vielleicht wichtigste Unterschied besteht darin, dass sich die hier vorgestellte Mikrobiom-Kur darum bemüht, gesättigte Fette möglichst gering zu halten, während Heildiäten, die sich auf die Grundsätze der Paleo-Diät stützen, sehr zum Verzehr gesättigter Fette in Form von Kokosöl oder tierischen Fetten wie Ghee und Schmalz ermuntern. Wie in Kapitel 5 erklärt wird, zeigen neue Studien, dass gesättigte Fette besonders schädlich sind für Menschen mit Autoimmunkrankheiten, die durch Mediatoren wie TNF und die Immunreaktion auf bakterielle Toxine gesteuert werden.[56] Langkettige gesättigte Fette in Palmöl und tierischem Fett kurbeln beispielsweise den TNF besonders gut an. Die gesättigten Fette in Kokosöl können bakterielle Toxine über die Darmbarriere transportieren.[57]

Daher sind gesättigte Fette besonders für Menschen mit Autoimmunkrankheiten wie Psoriasis, psoriatischer oder rheumatoider Arthritis oder ankylosierender Spondylitis problematisch. Hingegen wirken die Fette, die in der mediterranen Ernährungsform verwendet werden, stark entzündungshemmend und tragen dazu bei, Entzündungsmediatoren zu unterdrücken, die bei diesen Erkrankungen eine Rolle spielen.

Aus diesen Gründen regt die Mikrobiom-Kur dazu an, als einzigen Fettzusatz Öle zu verwenden, die reich an einfach ungesättigten Fettsäuren sind, wie Olivenöl und Avocadoöl. Fisch, der reich an Omega-3-Fettsäuren ist, wird ebenso bevorzugt, zusammen mit anderem tierischem Eiweiß, das weniger gesättigtes Fett enthält, wie Hühner-, Schweine-, Puten- und mageres Rindfleisch.

Schließlich gibt es eine optionale Phase der Problemsuche, bei der Nachtschattengewächse und häufige Allergene (wie Milchprodukte, Nüsse und Eier) eliminiert werden. Diese erstreckt sich nur über einen kurzen Zeitraum und dient dazu, mögliche Nahrungsmittelunverträglichkeiten zu erkennen.

Hier besteht eine Überschneidung mit der Autoimmun-Paleo-Diät (AIP). Die AIP-Diät unterscheidet sich ansonsten jedoch signifikant von meinem Ernährungsplan, weil sie zum Verzehr von Stärke, zum Beispiel in Form von Süßkartoffeln, Maniok und Kochbananen, sowie tierischen Fetten und Kokosöl anregt. Wenn Sie sich bereits nach der AIP-Diät ernähren, bedeutet eine Umstellung auf meinen Plan in erster Linie, Stärke durch stärkefreie Gemüsesorten zu ersetzen und auf magerere Proteine und Olivenöl umzustellen.

Vor diesem allgemeineren Hintergrund können wir nun beginnen, uns auf das erste Element der neuen Ernährung zu konzentrieren: das Einschränken des Verzehrs von Zucker und Stärke, um das Mikrobiom wieder ins Gleichgewicht zu bringen.

KAPITEL 5

DIE STÄRKEARME DIÄT IN DER PRAXIS

Um eine Überbesiedlung mit entzündungsfördernden Darmbakterien zu reduzieren, kann es unglaublich hilfreich sein, Nahrungsmittel zu meiden, die große Mengen an Stärke und Zucker enthalten. Viele Patienten mit ankylosierender Spondylitis stellen fest, dass es ihnen am meisten nützt, wenn sie komplett auf Stärke verzichten. In der Praxis bedeutet dies, nicht nur Getreide und Hülsenfrüchte zu eliminieren, sondern auch Wurzelgemüse und Bananen. Menschen mit anderen Autoimmunerkrankungen können jedoch häufig auch spektakuläre Verbesserungen erleben, wenn sie Getreide und Hülsenfrüchte weglassen, aber weiterhin Obst und Gemüse essen, die mäßige Mengen an Stärke enthalten. Um diese verschiedenen Ansatzmöglichkeiten widerzuspiegeln, ist die stärkearme Diät unterteilt in eine Grundstufe, eine Zwischenstufe und eine fortgeschrittene Stufe.

Stufe 1: Grundstufe der stärkearmen Diät. Diese einführende Stufe basiert auf dem Eliminieren der »schlimmsten Übeltäter«. Dabei handelt es sich um Nahrungsmittel, die fast vollständig aus Stärke oder Zucker bestehen, eine sehr geringe Nährstoffdichte haben und potenziell die Darmbarriere schädigen können (wie Weizen, Hafer, Kartoffeln und Mais). Stufe 1 ist der empfohlene Ausgangspunkt für Menschen mit rheumatoider Arthritis oder leichter Psoriasis und für alle, die einen eher schrittweisen Ansatz zur Reduzierung der Stärke brauchen.

Stufe 2: Zwischenstufe der stärkearmen Diät. Zusätzlich zur Eliminierung von Getreide und Hülsenfrüchten wird in Stufe 2 auf die stärkehaltigsten Gemüsearten, Nüsse und Samen sowie Milchprodukte mit hohem Laktosegehalt verzichtet. Diese Stufe enthält noch etwas Stärke in Form von Obst und Gemüse mit niedrigem bis mäßigem Stärkegehalt wie Bananen, Winterkürbissen und Karotten. Auch einige Nüsse und Samen sind noch enthalten. Diese Stufe wird als Ausgangspunkt empfohlen, wenn Sie an chronisch-entzündlicher Darmkrankheit, Psoriasis-Arthritis, juveniler Arthritis oder mäßiger bis schwerer Psoriasis leiden.

Stufe 3: Fortgeschrittene Stufe der stärkearmen Diät. Die fortgeschrittene Version der stärkearmen Diät ist für Menschen mit ankylosierender Spondylitis gedacht, die normalerweise feststellen, dass sie nur sehr geringe Stärkemengen aufnehmen dürfen, um die Entzündung unter Kontrolle zu halten. Diese Stufe baut auf der Zwischenstufe auf, eliminiert aber auch mäßig stärkehaltiges Obst und Gemüse, Nüsse und Samen. Daraus ergibt sich eine stärkere Konzentration auf tierisches Eiweiß und kohlenhydratarmes Gemüse wie Salate und Blattgemüse. Diese Stufe kann auch für einige Menschen mit Psoriasis-Arthritis nötig sein, insbesondere in Fällen, in denen Wirbelsäule oder Iliosakralgelenke betroffen sind.

Ganz gleich, auf welcher Stufe Sie beginnen: Es ist wichtig zu beachten, dass sich Ihre Stärkeverträglichkeit mit der Zeit deutlich verändern kann, wenn Ihr Mikrobiom wieder ins Gleichgewicht kommt und Ihr Darm heilt. Sobald Sie eine gesunde Population guter Bakterien aufgebaut und die Population schlechter Bakterien unterdrückt haben, können Sie möglicherweise mehr Stärke zu sich nehmen, ohne dadurch eine Entzündung auszulösen. In dem Maß, wie die Darmauskleidung heilt, wird sich darüber hinaus Ihre Fähigkeit verbessern, Stärke abzubauen, was die Verträglichkeit weiter verbessern könnte. Nachdem Sie also die Zwischenstufe oder die fortgeschrittene Stufe der stärkearmen Diät über einen längeren Zeitraum (zum Beispiel sechs Monate) befolgt haben, können Sie möglicherweise eine Stufe zurückgehen und Ihre Ernährung wieder erweitern, ohne dadurch eine erneute Entzündung auszulösen.

Beachten Sie, dass sich jede Stufe der stärkearmen Diät auf die Wahl von Nahrungsmitteln konzentriert, die Kohlenhydrate enthalten, vor allem Getreide, Samen, Nüsse, Obst, Gemüse und bis zu einem gewissen Grad Milchprodukte. Alle Stufen der stärkearmen Diät setzen auf mageres tierisches Eiweiß, zusammen mit Avocado und Olivenöl. Die Begründung, warum der Schwerpunkt auf diesen besonderen Eiweiß- und Fettquellen liegt, wird in Kapitel 6 dargelegt.

Stufe 1: Grundstufe der stärkearmen Diät im Detail

Die Grundstufe beginnt, die Darmschädigung rückgängig zu machen, indem der Treibstoff für schädliche Mikroorganismen reduziert wird und Nahrungsmittel eliminiert werden, die die Darmauskleidung direkt schädigen, wie beispielsweise glutenhaltiges Getreide.

Diese Grundstufe ist der empfohlene Ausgangspunkt für Menschen mit rheumatoider Arthritis oder leichter Psoriasis, weil es bei beiden Erkrankungen weniger wahrscheinlich ist, dass Stärke strikt gemieden werden muss. Sie können die Grundstufe auch als Einführungsphase nehmen, um sich langsam daran zu gewöhnen, Ihre Abhängigkeit von stärkehaltigen Nahrungsmitteln zu reduzieren und zu beobachten, wie sich diese Nahrungsmittel auf Ihre Symptome auswirken. Zusätzlich kann die Grundstufe als langfristiges Erhaltungsprogramm beibehalten werden, sobald Darm und Mikrobiom gesundet sind.

Die Stufe 1 der stärkearmen Diät besteht aus vier Komponenten: Eliminieren von glutenhaltigem Getreide, Eliminieren anderer stärkehaltiger Nahrungsmittel, die die Darmbarriere direkt schädigen oder eine Entzündung auslösen können (wie Mais, Soja und Kartoffeln), Reduzieren »sicherer Stärke« auf höchstens eine Portion pro Tag und Meiden von Zuckerzusätzen.

1. Eliminieren aller glutenhaltigen Getreide

Das außerordentlich häufige Vorkommen von Zöliakie bei Menschen mit einer Autoimmunerkrankung liefert gute Gründe, um – zumindest für einen kurzzeitigen Versuch – Gluten zu eliminieren. Zöliakie ist bei Menschen mit Arthritis oder Psoriasis nicht nur unglaublich verbreitet, sondern wird oft auch jahrzehntelang nicht diagnostiziert. Der Grund ist, dass viele Ärzte fälschlich glauben, Zöliakie gehe immer mit gastrointestinalen Symptomen einher, und daher beim Ausbleiben dieser Symptome nicht daran denken, auf diese Problematik hin zu untersuchen. Inzwischen wissen wir jedoch, dass bis zu zwei Drittel aller Fälle von Zöliakie asymptomatisch sind.[1] Wir wissen auch, dass bei Menschen mit Psoriasis die Wahrscheinlichkeit einer Zöliakie doppelt so hoch ist wie bei der übrigen Bevölkerung.[2] Bis zu 40 Prozent der Kinder mit juveniler Arthritis haben auch Antikörper gegen Zöliakie.[3]

Bei Menschen mit Zöliakie wirkt sich Gluten besonders schwerwiegend auf Darmentzündungen und Immunaktivierung aus. Es besteht auch eine Korrelation zwischen den Antikörperspiegeln gegen Zöliakie und der Schwere von Psoriasis und Psoriasis-Arthritis. Die Personen mit den höchsten Antikörperspiegeln gegen Zöliakie haben eine höhere Psoriasis-Aktivität und eine erhöhte Gelenksteife.[4] Die einzige Möglichkeit, diese Antikörper zu reduzieren, ist der strikte Verzicht auf Gluten.

Eine glutenfreie Ernährung kann einen sehr positiven Einfluss haben. In einer klinischen Studie von Psoriasis-Patienten mit erhöhtem Antikörperspiegel gegen Gliadin erlebten 75 Prozent bei glutenfreier Ernährung eine signifikante Verbesserung.[5] Diese Forschungsergebnisse wurden inzwischen von anderen Autoren bestätigt.[6] Ähnlich erlebten in einer Studie bei Patienten mit rheumatoider Arthritis 40 Prozent der Patienten eine signifikante Verbesserung der Gelenkschmerzen, nachdem sie sich ein Jahr lang milch- und glutenfrei ernährten.[7]

Zwar sind die Vorteile der Glutenvermeidung bei Menschen mit Antikörpern gegen Zöliakie am offenkundigsten, ein häufiger Glutenverzehr ist jedoch wegen seines negativen Einflusses auf die Darmdurchlässigkeit wahrscheinlich für alle Menschen mit Autoimmunerkrankung problematisch.

In mehreren Studien wurde inzwischen festgestellt, dass Gluten bei allen Menschen die Darmdurchlässigkeit erhöht, nicht nur bei Menschen mit Zöliakie.[8] Dies geschieht auf verschiedenen Wegen, der Hauptmechanismus besteht jedoch darin, dass die Tight Junctions ausgelöst werden, die die Darmzellen zusammenhalten.[9] Dieser Effekt ist bei Zöliakie-Patienten weitreichender und länger anhaltend, tritt jedoch auch bei Menschen ohne Zöliakie auf.

Wichtig: Die erhöhte Durchlässigkeit bei Menschen ohne Zöliakie kann groß genug sein, um eine größere Menge bakterieller Nebenprodukte die Darmbarriere passieren zu lassen und eine umfassende Immunaktivierung zu verursachen.[10] Dies wurde in einer neueren Studie bei einer Gruppe von Patienten nachgewiesen, die keine Antikörper oder Hinweise auf Zöliakie hatten, jedoch einige Symptome einer Glutenunverträglichkeit.[11] Diese Patienten hatten eine sehr hohe Konzentration bakterieller Nebenprodukte im Blut und auch erhöhte Marker für eine Immunaktivierung und eine Schädigung der Darmzellen. Diese Anzeichen gingen alle signfikant zurück, nachdem sechs Monate lang eine glutenfreie Ernährung befolgt worden war, was nachweist, dass Gluten in einigen Fällen auch ohne Vorliegen von Zöliakie zu einem Leaky Gut und einer weitreichenden Immunaktivierung beitragen kann.

Gluten wird also generell am besten gemieden, ungeachtet dessen, ob Sie Zöliakie haben oder nicht. Trotzdem ist es sinnvoll, dass Sie sich auf Antikörper gegen Zöliakie und/oder eine genetische Veranlagung für Zöliakie testen lassen, weil das Ergebnis bestimmt, wie sorgfältig Sie eine zufällige Glutenexposition meiden müssen. Falls Sie Zöliakie haben, kann bereits der Verzehr einer winzigen Menge Gluten zu einer recht starken Aktivierung der Autoimmunität führen.[12] Menschen ohne Zöliakie müssen hingegen nicht so stark darauf achten, Gluten zu meiden.

Glutenkontamination bei Menschen mit Zöliakie

Wenn bei Ihnen eine Zöliakie vorliegt, sollten Sie selbst glutenfreiem Getreide mit Vorsicht begegnen, weil auch Produkte, die als glutenfrei gekennzeichnet sind, häufig mit Gluten kontaminiert sind.[13] In Studien wurde berichtet, dass ein Drittel der Produkte aus glutenfreiem Getreide Gluten in einer Menge enthielt, die den von der FDA (Lebensmittelüberwachungs- und Arzneimittelbehörde der USA) festgesetzten Grenzwert für glutenfreie Produkte überstieg.[14] In einer Studie von 2014 enthielten fünf von acht Frühstücksmüslis, die als glutenfrei gekennzeichnet waren, eine Glutenmenge über dem zulässigen Grenzwert.[15]

Die Kontamination von Getreide und Samen kann an jedem Punkt der Versorgungskette erfolgen, vom Anbau über die Ernte und Getreideverarbeitung bis zur Lebensmittelherstellung. Falls Sie positiv auf Antikörper gegen Zöliakie getestet werden, bedeutet diese häufige Kontamination, dass sie alle Getreideprodukte meiden sollten, auch solche, die als glutenfrei gekennzeichnet sind.

Für Menschen mit Zöliakie lohnt es sich auch besonders, Quinoa, Hafer und Mais zu meiden, weil diese ähnliche Proteine enthalten wie Gluten, die bei einigen Menschen ebenso eine Immunantwort aktivieren können[16] (zusätzliche Probleme mit diesen besonderen Nahrungsmitteln werden weiter unten besprochen).

Das Meiden von kontaminiertem und kreuzreaktivem Getreide kann die Gesundheit von Menschen mit Zöliakie dramatisch verbessern. Dies wurde kürzlich von einer Gruppe von Gastroenterologen am Johns Hopkins and Massachusetts General Hospital berichtet. Die Ärzte stellten fest, dass 80 Prozent der Patienten mit Zöliakie, die selbst bei streng glutenfreier Ernährung Symptome aufwiesen, völlig beschwerdefrei wurden, wenn sie sämtliche Getreide- und Samenprodukte mit Ausnahme von Naturreis eliminierten.[17]

2. Andere darmschädigende Nahrungsmittel eliminieren

Viele Befürworter der Paleo-Diät behaupten, dass sogar glutenfreies Getreide, Pseudogetreide und Hülsenfrüchte die Darmbarriere schädigen können und von Menschen mit Autoimmunerkrankung strikt gemieden werden sollten. Diese Behauptung ist umstritten, es gibt jedoch in Bezug auf folgende Lebensmittel überzeugende Beweise dafür:

- Mais
- Erdnüsse
- Soja
- Quinoa
- Kartoffeln

Es lohnt sich, diese Lebensmittel zu meiden, weil sie nicht nur viel Stärke enthalten, sondern auch relativ wenige Nährstoffe, dafür jedoch »Antinährstoffe«, die die Darmzellen potenziell schädigen. Zu diesen Antinährstoffen gehören Lektine (in Erdnüssen, Mais, Soja und Kartoffeln), Saponine (in Quinoa und Soja) und Glykoalkaloide (in Kartoffeln).

Lektine sind Proteine, die sich an Kohlenhydrate auf den Zelloberflächen heften. Pflanzen haben diese Proteine wahrscheinlich als eine Selbstverteidigungsstrategie ausgebildet – eine Form der chemischen Kriegsführung gegen Tiere und Pilze, um den Embryo der Pflanze (also die Samen) davor zu bewahren, gefressen zu werden. Lektine sind in vielen pflanzlichen Lebensmitteln enthalten, die speziellen Lektine in Erdnüssen, Soja, Mais und Kartoffeln sind aber besonders problematisch. Der Grund: Diese speziellen Lektine überleben nicht nur das Kochen und die Verdauung, sondern können auch die Darmbarriere passieren und die Immunzellen aktivieren, wodurch eine Entzündung ausgelöst wird.[18] Zudem erhöhen sie die Darmdurchlässigkeit.[19]

Neben den Lektinen enthalten Kartoffeln noch einen anderen Typ darmschädigender Stoffe: Glykoalkaloide. In Labor- und Tierstudien wurde festgestellt, dass die Glykoalkaloide in Kartoffeln die Darmbarriere zerstören.[20] Kartoffeln gehören daher zu den ersten stärkehaltigen Lebensmitteln, die wir zu eliminieren versuchen sollten.

Quinoa und Soja verdienen ebenfalls ihren Platz auf der Liste von Lebensmitteln, die zu meiden sind, und zwar wegen einer anderen Art von »Antinährstoff«, der die Darmbarriere schädigen kann. Sie enthalten Saponine, seifenähnliche Moleküle, die Löcher in den Zellen und damit den Zelltod verursachen und potenziell zu einem Leaky Gut beitragen können.[21] In Tier- und Laborstudien wurde festgestellt, dass die Saponine in Quinoa und Soja Darmzellen töten und die Darmdurchlässigkeit erhöhen.[22] Zwar gibt es derzeit keine direkten Nachweise dafür, dass dies auch beim Menschen geschieht, dennoch ist es am besten, auf Nummer sicher zu gehen, insbesondere im Hinblick auf unser übergeordnetes Ziel, die Stärkeaufnahme zu reduzieren.

Zu beachten ist, dass der potenzielle Schaden durch Lebensmittel wie Mais, Soja und Kartoffeln stark von der verzehrten Menge abhängt. Kleine Mengen, wie sie in Nahrungsergänzungsmitteln, Arzneimitteln und Saucen enthalten sind, dürften kein Grund zur Sorge sein, insbesondere auf der Grundstufe, wenn Sie Stärke nicht strikt meiden. Die Fermentierung reduziert Antinährstoffe wie Lektin ebenfalls signifikant, daher dürften fermentierte Sojaprodukte wie Tempeh, Miso und Sojasauce weniger problematisch sein.[23]

Eine weitere Kategorie potenziell darmschädigender Lebensmittel, die Sie bei Stufe 1 vielleicht nur noch in kleinen Mengen oder gar nicht mehr zu sich nehmen sollten, ist die Obst- und Gemüsefamilie der Nachtschattengewächse. Zusätzlich zu weißen Kartoffeln (gilt nicht für Süßkartoffeln oder Yamswurzeln) gehören zu den Nachtschattengewächsen:

- Tomaten
- Paprikaschoten/Gemüsepaprika
- Chilischoten (und daraus gewonnene Gewürze wie Cayennepfeffer, Paprikapulver und Chipotle)
- Auberginen

Von diesen Nahrungsmitteln ist bekannt, dass sie bei vielen Menschen die Arthritissymptome verschlimmern. Der Grund ist wahrscheinlich, dass sie Stoffe enthalten, die die Darmzellen potenziell schädigen und das Immunsystem aktivieren können, wie in Kapitel 7 noch genauer besprochen wird. Sie können sich entscheiden, auf diese Nahrungsmittel sofort zu verzichten, oder erst mal abwarten, wie Sie auf die anderen Ernährungsumstellungen reagieren.

3. Beschränken Sie andere stärkehaltige Nahrungsmittel auf höchstens eine Portion pro Tag

Stufe 1 der stärkearmen Diät erlaubt pro Tag eine kleine Portion eines stärkehaltigen Nahrungsmittels. Dadurch soll die Ernährung möglichst vielfältig bleiben, ohne feindlichen Mikroorganismen übermäßig viel Stärke zu liefern. Eine Portion entspricht 200 Gramm Süßkartoffeln oder 100 Gramm Reis, Bohnen oder Linsen pro Tag. Dieser Grenzwert ist jedoch nur ein ungefährer Richtwert. Die individuellen Toleranzgrenzen unterscheiden sich stark und Sie werden möglicherweise feststellen, dass es Ihnen sogar mit einer höheren Stärkeaufnahme gut geht, insbesondere, wenn Sie Ihren Darm geheilt haben und diesen Grundstufenplan als langfristige Erhaltungsernährung befolgen. Möglicherweise stellen Sie jedoch fest, dass sich Ihre Entzündung nicht signifikant verbessert, während Sie weiterhin Stärke zu sich nehmen. In diesem Fall können Sie zur Zwischenstufe oder zur fortgeschrittenen Stufe übergehen.

Wenn Sie mäßige Stärkemengen in der Ernährung vertragen, schöpfen Sie Ihr tägliches Kontingent am besten mit stärkehaltigem Gemüse wie Süßkartoffeln, Pastinaken und Yamswurzeln aus, da diese Gemüsesorten Ballaststoffe, Vitamine, Mineralstoffe und Antioxidantien liefern. Weitere Stärkesorten, die Sie berücksichtigen können, sind:

- Eingeweichte und im Schnellkochtopf gekochte Bohnen
- Lang gekochte Linsen und Schälerbsen
- Weißer Reis (einschließlich Reisnudeln)
- Kochbananen

Nicht jeder wird Bohnen oder Linsen vertragen, diese haben jedoch den besonderen Vorteil, dass sie einen hohen Gehalt an löslichen Ballaststoffen aufweisen und daher unsere nützlichen Mikroorganismen unterstützen. Entscheidend bei Hülsenfrüchten ist die richtige Vorbereitung, um Lektine und andere Antinährstoffe zu eliminieren. Anders als bei den Lektinen in Soja und Erdnüssen können die in Hülsenfrüchten enthaltenen Lektine durch ausreichend langes Kochen weitgehend unwirksam werden.[24] So wird die Lektinaktivität in roten Kidneybohnen durch mehrstündiges Kochen oder 45 Minuten im Schnellkochtopf aufgehoben.[25] Das Gleiche gilt für andere ähnliche Bohnenarten.[26] In Dosenbohnen wird noch eine gewisse Lektinaktivität festgestellt, daher sollten diese Bohnen vor dem Verzehr noch weiter gekocht werden.

Zudem wird empfohlen, Bohnen vor dem Kochen 12 bis 24 Stunden einzuweichen. Dies trägt dazu bei, weitere unverdauliche Kohlenhydrate zu eliminieren, die zu Gasbildung und Völlegefühl führen, außerdem garen die Bohnen danach gleichmäßiger. Anhängern der Speziellen Kohlenhydrat-Diät zufolge sind die am leichtesten verdaulichen Hülsenfrüchte Weiße Bohnen, Linsen, Erbsen, Schälerbsen, Adzuki-Bohnen und Limabohnen.

Reis ist für viele Menschen eine weitere relativ sichere Stärkeoption, auch wenn es einige Berichte über Personen mit Zöliakie gibt, die auf Reis eine Kreuzreaktion entwickeln. Zumindest unter dem Gesichtspunkt der Antinährstoffe wie den Lektinen ist weißer Reis dabei die beste Wahl, weil sich die Antinährstoffe in der Kleie konzentrieren – der äußeren Schutzschicht, die bei braunem Reis vorhanden ist, bei der Herstellung von weißem Reis jedoch entfernt wird.

Ein besonderer Typ von weißem Reis, der als Klebreis bezeichnet wird, könnte sogar noch besser sein als der weiße Standardreis. Diese eigenständige Art, die in Südostasien angebaut wird, enthält Stärke mit stark verzweigten Strukturen (Amylopektin). Dieser Stärketyp ist für die Verdauungsenzyme besser zugänglich, daher wird ein größerer Anteil resorbiert, bevor er unerwünschte Darmbakterien füttert. Die rasche Verdauung von Klebreis spiegelt sich in seinem sehr viel höheren glykämischen Index wider, der den Anstieg des Blutzuckers kurz nach dem Verzehr eines Nahrungsmittels misst.[27] Sushi-Reis hat ebenfalls einen höheren glykämischen Index als konventioneller Reis und ist daher leichter verdaulich.

Für welche Stärke Sie sich auch entscheiden: Wichtig ist, auf die Mengen zu achten und den Verzehr auf eine kleine Portion pro Tag zu beschränken, zumindest solange, bis Sie Ihre persönliche Stärkeverträglichkeit herausgefunden haben.

4. Den Zuckerkonsum zurückfahren

Viele Menschen mit Autoimmunkrankheiten stellen bereits eine signifikante Besserung fest, wenn sie lediglich die Gesamtmenge ihres Zuckerverzehrs reduzieren. Mehrere Studien haben über einen Zusammenhang zwischen übermäßigem Zuckerkonsum und verschiedenen Autoimmunerkrankungen wie chronisch-entzündlicher Darmkrankheit und rheumatoider Arthritis berichtet.[28] Ein Beispiel: Die groß angelegte Nurses Health Study stellte fest, dass Frauen, die pro Tag mindestens eine zuckerhaltige Limonade tranken, ein um 63 Prozent höheres Risiko hatten, rheumatoide Arthritis zu entwickeln.[29]

Der entzündungsfördernde Effekt von Zucker beruht wahrscheinlich größtenteils auf seinem Einfluss auf das Mikrobiom, weil Zucker unerwünschte Bakterien und Hefen füttert. Wir sollten daher versuchen, die Gesamtzuckermenge zu begrenzen, ob der Zucker nun in Form von Haushaltszucker oder natürlichen Süßungsmitteln wie Ahornsirup und Honig aufgenommen wird. Auf der Zwischenstufe und der fortgeschrittenen Stufe bedeutet dies, auch den Obstverzehr einzuschränken, aber auf der Grundstufe lautet das Ziel einfach, Zuckerzusätze zu reduzieren.

ZUSAMMENFASSUNG DER GRUNDSTUFE DER STÄRKEARMEN DIÄT

Erlaubt	**Meiden**
• Alle Obstsorten • Gemüse (außer Mais und Nachtschattengewächse) • Lang gekochte Hülsenfrüchte (außer Soja und Erdnüssen) • Weißer Reis • Nüsse und Samen • Milchprodukte • Fleisch • Fisch • Eier • Olivenöl • Avocadoöl	• Getreide außer Reis • Mais • Soja • Erdnüsse • Quinoa • Nachtschattengewächse (Kartoffeln, Tomaten, Paprikas) • Zuckerzusätze

Wenn Sie feststellen, dass sich Ihr Zustand nicht ausreichend bessert, nachdem Sie die Grundstufe mehrere Monate lang befolgt haben, können Sie entweder zur Zwischenstufe oder zur fortgeschrittenen Stufe der stärkearmen Diät übergehen oder Sie können damit experimentieren, gängige Allergene wie Nüsse, Eier und Milchprodukte zu eliminieren (siehe Kapitel 7). An diesem Punkt könnten Labortests nützlich sein, um Ihnen als Richtwert zu dienen. Wird bei einer Untersuchung auf Krankheitserreger im Darm beispielsweise eine Überbesiedlung mit *E. coli* festgestellt, kann ein strikterer Umgang mit Stärke und Zucker nötig sein. Werden hingegen bei Allergietests IgE- oder IgG-Antikörper gegen bestimmte Nahrungsmittel gefunden, könnte das Eliminieren dieser Nahrungsmittel der beste nächste Schritt sein.

Stufe 2: Zwischenstufe der stärkearmen Diät

Die Zwischenstufe wird Menschen als Ausgangspunkt empfohlen, die Psoriasis-Arthritis, juvenile Arthritis, chronisch-entzündliche Darmkrankheit, mäßige oder schwere Psoriasis, SIBO oder eine bekannte Überbesiedlung mit Krankheitserregern haben. Diese Stufe baut auf der Grundstufe auf, indem sie Stärke weiter reduziert und sich noch mehr auf stärkefreies Obst und Gemüse konzentriert.

Zusätzlich zur Eliminierung der darmschädigenden Nahrungsmittel wie bei Stufe 1 der stärkearmen Diät entfernen Sie aus Ihrem Ernährungsplan in Stufe 2 sämtliches Getreide, alle stärkehaltigen Hülsenfrüchte, ein paar sehr stärkehaltige Gemüsesorten und die meisten Milchprodukte.

Übrig bleibt eine relativ kohlenhydratarme Ernährung, die den Schwerpunkt auf Gemüse und mageres Eiweiß legt, neben einer mäßigen Aufnahme von Obst, Olivenöl und vielleicht einigen Nüssen und Samen. Es handelt sich um eine unglaublich nährstoffdichte Ernährung, die Ihnen alles liefert, was Sie brauchen, um ein gesundes Mikrobiom aufzubauen, die Darmbarriere zu heilen und es dem Immunsystem zu erlauben, wieder ins Gleichgewicht zu kommen.

Hülsenfrüchte und Gemüse in der Zwischenstufe der stärkearmen Diät

Auch wenn in Stufe 2 stärkehaltige Hülsenfrüchte wie Linsen und getrocknete Bohnen ausgeschlossen sind, können Sie weiterhin Hülsenfrüchte mit grüner essbarer Schale wie grüne Bohnen und Zuckerschoten essen. Tofu ist relativ stärkearm, wird wegen der darmschädigenden Wirkungen der Soja-Lektine jedoch am besten gemieden.

In der Zwischenstufe der stärkearmen Diät sind die meisten Gemüsesorten erlaubt, ausgenommen sind sehr stärkereiche Sorten wie Süßkartoffeln (siehe Tabelle). Zwar sind sehr stärkehaltige Gemüsesorten normalerweise Wurzelgemüse, es sind jedoch nicht alle Wurzelgemüse verboten. Sie können zum Beispiel weiterhin Karotten, Radieschen, Steckrüben, Knollensellerie und Rote Bete essen. Der Stärkegehalt von Kürbissen kann ebenfalls niedriger sein, schwankt aber.

Die in diesem Kapitel vorgenommene Einteilung des Stärkegehalts von Nahrungsmitteln in niedrig, mäßig oder hoch basiert auf »The Composition of Foods Integrated Dataset 2015« von McCance und Widdowson, herausgegeben vom Gesundheitsministerium in England. Die Daten gründen sich auf einer großen Sammlung analytischer Tests und wissenschaftlicher Veröffentlichungen. Sie sind dennoch nicht immer zuverlässig, da der Stärkegehalt in bestimmten Nahrungsmitteln starken Schwankungen unterliegt.

Bei einigen Obst- und Gemüsesorten schwankt der Stärkegehalt sehr stark je nach Wachstumsbedingungen und dem Reifegrad, bei dem geernet wurde. Dazu gehören Kürbisse, Avocados, Äpfel, Birnen und Steinobst. Diese Nahrungsmittel können unreif viel Stärke enthalten und mit zunehmender Reife recht stärkearm werden, wenn die Stärke in Zucker umgewandelt wird.

Im Zweifelsfall können Sie diese Sorten und andere Nahrungsmittel mit einer Jodlösung testen, die als Antiseptikum in Apotheken erhältlich ist. Ein Tropfen Jodlösung wird auf Nahrungsmitteln, die eine signifikante Menge an Stärke enthalten, blauschwarz oder dunkelbraun, bleibt auf stärkearmen Nahrungsmitteln hingegen hellorange. Außerhalb der Hochsaison zeigt sich dabei, dass Kürbisse häufig sehr viel Stärke enthalten, was den offiziellen Angaben widerspricht, wonach sie wenig bis keine Stärke enthalten.

Manche Menschen stellen fest, dass sie zusätzlich zur Vermeidung von sehr stärkehaltigem Gemüse auch Gemüse meiden müssen, das reich an Fruktanen ist, wie Zwiebeln, Knoblauch, Spargel und Porree.

Fruktane sind Ketten von Fruktosemolekülen, die auch als Fruktooligosaccharide oder Inulin bekannt sind. Diese Kohlenhydrate sind für Menschen unverdaulich, werden von den Darmbakterien jedoch bereitwillig fermentiert.

GEMÜSE UND HÜLSENFRÜCHTE IN DER ZWISCHENSTUFE DER STÄRKEARMEN DIÄT

Erlaubt Stärkearm (unter 0,5 g Stärke pro 100 g)	**Erlaubt** Mäßiger Stärkegehalt (0,6–2 g Stärke pro 100 g)	**Einschränken** (2–5 g Stärke pro 100 g oder F: hoher Fruktangehalt)	**Meiden** (mehr als 5 g Stärke pro 100 g oder *Nachtschattengewächs)
• Artischockenherzen • Blattkohl • Blumenkohl[T] • Brunnenkresse • Endivien • Fenchel • Frühlingsgemüse • Frühlingszwiebeln • Grünkohl • Gurken • Karotten • Knollensellerie[T] • Kohl (alle Sorten) • Kohlrabi • Kohlrüben • Kopfsalat • Pak Choi • Pilze • Radicchio • Radieschen • Rucola • Schalotten • Senfkohl • Sommerkürbisse • Spargel • Spinat • Stangensellerie • Zucchini • Zuckerschoten	• Blattkohl • Grüne Bohnen • Grüner Senfkohl • Kaiserschoten • Kohlrüben[T] • Kürbisse[T] • Mungbohnensprossen • Rosenkohl • Rote Bete • Spaghettikürbisse[T] • Steckrüben[T] • Zuckerschoten	• Brokkoli[F] • Butternut-Kürbis[T] • Eichelkürbis[T] • Erbsen, tiefgefrorene • Knoblauch[F] • Porree[F] • Spargel[F] • Zwiebeln[F]	• Bohnen (außer grüne Stangenbohnen) • Mais • Kartoffeln • Kichererbsen • Kochbananen • Linsen • Pastinaken • Schälerbsen • Schwarzaugenbohnen • Süßkartoffeln • Taro • Yamswurzeln • Yuccawurzeln/Maniok • Tomaten* • Auberginen* • Paprikas*

*T: Stärkehaltig solange unreif, mit Jod testen; F: Reich an Fruktan, individuell unterschiedliche Verträglichkeit; * Nachtschattengewächs*

Die Auswirkungen der Fruktane auf das Mikrobiom sind individuell sehr unterschiedlich. Fruktane fördern definitiv das Wachstum nützlicher Bakterienarten und kurbeln die Butyratproduktion an, bei einer zu hohen Menge kann sich theoretisch jedoch die Überbesiedlung durch Arten wie *Klebsiella* und *E. coli* verschlimmern. Viele Menschen mit SIBO reagieren empfindlich auf Fruktane.

Die beste Lösung ist wahrscheinlich, diese Gemüsesorten nur gelegentlich und nicht in zu großen Mengen zu essen. Sie können Gerichte auch mit Knoblauch würzen, ohne Fruktane zuzugeben, indem Sie Olivenöl mit gehacktem Knoblauch erwärmen und dann den Knoblauch herausnehmen. Um Gerichten einen Zwiebelgeschmack zu geben, verwenden Sie die grünen Teile der Frühlingszwiebel.

Obst in der Zwischenstufe der stärkearmen Diät

In der Zwischenstufe ist jedes Obst erlaubt, Sie werden jedoch möglicherweise feststellen, dass Sie Ihren Gesamtverzehr an Obst einschränken müssen, vor allem bei besonders fruktosereichen oder mäßig stärkehaltigen Sorten wie Bananen.

Menschen mit einer erheblichen Darmschädigung haben oft Probleme mit der Resorption großer Fruktosemengen.[30] In Anbetracht unseres übergeordneten Ziels, Kohlenhydrate zu wählen, die schnell und leicht resorbiert werden, um zu vermeiden, dass die Bakterien im Dünndarm gefüttert werden, ist es am besten, den Obstverzehr auf zwei oder drei kleine Portionen pro Tag zu beschränken. Möglicherweise können Sie mehr Obst essen, wenn Sie sich auf Sorten konzentrieren, die von Natur aus weniger Fruktose enthalten, zum Beispiel Orangen, Honigmelonen und Cantaloupe-Melonen. Diese Früchte enthalten jedoch andere Zuckerarten wie Saccharose, sodass Sie etwas experimentieren müssen, um Ihre persönlichen Grenzen herauszufinden.

Bei Trockenfrüchten ist es besonders wichtig, auf die Portionsgröße zu achten. Rosinen, Datteln, Dörrpflaumen und andere Trockenfrüchte sind sehr konzentrierte Quellen von Fruchtzucker einschließlich Fruktose und Saccharose. Trockenfrüchte enthalten häufig auch erhebliche Mengen an Fruktanen, die unverdaulich sind und von den Mikroorganismen im Darm stark fermentiert werden.

OBST IN DER ZWISCHENSTUFE DER STÄRKEARMEN DIÄT

Stärkearm und mit weniger Fruktose	**Einschränken** (hoher Gehalt an Fruktose oder Fruktanen)	**Einschränken** (2–5 g Stärke pro 100 g)
• Avocados • Ananas • Blaubeeren • Cantaloupe-Melonen • Clementinen • Drachenfrucht • Erdbeeren • Granatäpfel • Himbeeren • Honigmelonen • Kiwis • Limetten • Lychees • Orangen • Papayas • Rhabarber • Sternfrucht • Tangerinen • Trauben • Zitronen	• Äpfel • Aprikosen • Birnen, reife • Datteln • Dörrpflaumen • Feigen • Grapefruit Guaven • Kirschen • Mangos • Nektarinen • Pfirsiche • Pflaumen • Rosinen • Wassermelonen	• Bananen (enthalten reif weniger Stärke) • Birnen, unreife • Durian • Sapote • Zimtäpfel • Zitrusschale zum Backen

Süßungsmittel in der Zwischenstufe der stärkearmen Diät

Am besten ist es natürlich, sämtliche Zuckerzusätze möglichst gering zu halten. Doch was ist die beste Wahl, wenn doch mal eine kleine Menge Süßungsmittel benötigt wird? Die Spezielle-Kohlenhydrat-Diät empfiehlt Honig, weil er primär Fruktose und Glukose anstelle von Saccharose enthält. Fruktose und Glukose müssen nicht durch Enzyme aufgespalten werden, bevor sie resorbiert werden, daher ist es weniger wahrscheinlich, dass sie im Magen-Darm-Trakt bleiben und unerwünschte Bakterien und Hefen füttern.

Dennoch ist Honig eine konzentrierte Fruktosequelle und sollte nur gelegentlich verwendet werden. Da viele Menschen mit Darmentzündung nur eine kleine Menge Fruktose pro Tag resorbieren können, ist es wahrscheinlich besser, diese Tagesmenge in Form einer ganzen Frucht zu verzehren, die zusätzlich eine Vielzahl von Vitaminen sowie Polyphenole und Ballaststoffe liefert, um unsere nützlichen Mikroorganismen zu füttern.

Eine alternative Option für ein natürliches Süßungsmittel ist brauner Reissirup, der neben Maltose und Maltotriose aus einzelnen Glukose-Untereinheiten besteht. Maltose besteht einfach aus zwei miteinander verbundenen Glukoseeinheiten und Maltotriose aus drei solchen Einheiten. Diese Moleküle werden aufgespalten und sehr schnell resorbiert, daher ist es unwahrscheinlich, dass sie, in vernünftigen Mengen verwendet, eine bakterielle Überbesiedlung mit Energie versorgen. Der glykämische Index, der bewertet, wie schnell ein Nahrungsmittel den Blutglukosespiegel beeinflusst, zeigt nämlich an, dass der Zucker in braunem Reissirup beinahe ebenso rasch resorbiert wird wie reine Glukose.

Es können auch bestimmte kalorienfreie Süßungsmittel wie Stevia und Mönchsfrucht-Extrakt verwendet werden. Erhebliche Mengen von Süßungsmitteln, die aus Zuckeralkohol gewonnen werden (wie Mannitol, Xylitol, Erythritol und Sorbitol), sollte man besser meiden, da sie von Darmbakterien problemlos fermentiert werden und unvorhersehbare Auswirkungen auf das Mikrobiom haben können.[31] Künstliche Süßstoffe wie Acesulfam-Kalium und Sucralose können das Mikrobiom ebenfalls stören und das Wachstum von Krankheitserregern wie *E. coli* fördern, wobei die Forschung in diesem Bereich gerade erst beginnt.[32]

Nüsse und Samen in der Zwischenstufe der stärkearmen Diät

Die meisten Baumnüsse sind relativ stärkearm und gute Vitamin- und Mineralstoffquellen. Die größten Bedenken bei Nüssen bestehen im Hinblick auf ihr hohes allergenes Potenzial. Es kann daher hilfreich sein, für ein oder zwei Monate Nüsse aus dem Speiseplan zu streichen und dann auf Ihre Reaktion zu achten, wenn Sie sie wieder in Ihre Ernährung einführen.

Zu den Nüssen mit dem niedrigsten Stärkegehalt gehören Pinienkerne, Walnüsse und Macadamianüsse. Viele Menschen, die eine stärkearme Diät befolgen, berichten auch, dass sie gebleichtes Mandelmehl vertragen, was besonders zum Backen nützlich ist. Weitere gute Mehlersatzprodukte zum Backen sind Kokosmehl und gemahlene Leinsamen.

NÜSSE UND SAMEN IN DER ZWISCHENSTUFE DER STÄRKEARMEN DIÄT

Erlaubt (stärkearm)	**Einschränken** (2–5 g Stärke pro 100 g)	**Meiden** (über 5 g Stärke pro 100 g)
• Getrocknete Kokosnuss • Kokosmehl • Kokosmilch ohne Zusätze • Leinsamen • Macadamianüsse • Paranüsse • Pekannüsse • Pinienkerne • Sesamsamen • Tahini-Paste • Walnüsse	• Chiasamen • Hanfsamen • Haselnüsse • Kakao • Mandeln • Pistazien • Schokolade	• Cashewnüsse • Erdnüsse • Esskastanien • Kürbiskerne • Quinoa • Sonnenblumensamen • Tigernüsse (Erdmandeln)

Milchprodukte in der Zwischenstufe der stärkearmen Diät

Viele Menschen mit Autoimmunerkrankung tun am besten daran, Milchprodukte völlig zu meiden, insbesondere Produkte aus Kuhmilch. Es gibt zwei Hauptgründe dafür, warum Milchprodukte häufig so problematisch sind. Die Proteine in Milchprodukten sind höchst allergen und lösen häufig eine entzündliche Immunreaktion aus, insbesondere bei Menschen mit Zöliakie oder rheumatoider Arthritis.[33] (Gleichwohl stellen manche Menschen mit Kuhmilchallergie fest, dass sie auf Ziegen- oder Schafsmilch nicht reagieren, was vielleicht daran liegt, dass sie ihr noch nicht lange genug ausgesetzt waren, um eine Überempfindlichkeit zu entwickeln.)

Das zweite Problem bei der Milch ist die Laktose, die häufig nur schlecht resorbiert wird und schädlichen Mikroorganismen Kraftstoff liefern kann. Wenn Sie allem Anschein nach keine Überempfindlichkeit gegenüber den Proteinen in Milchprodukten aufweisen und Milchprodukte gern in Ihren Speiseplan aufnehmen möchten, ist hausgemachter Joghurt am besten, der mindestens acht Stunden fermentiert wurde, um den Laktosegehalt zu reduzieren.

Viele Heildiäten empfehlen auch den Gebrauch von Fetten auf Milchbasis wie Ghee, die wenig bis gar kein Milcheiweiß enthalten und daher für Menschen mit Milchüberempfindlichkeit als sicher gelten. Dennoch ist, wie in Kapitel 6 noch besprochen wird, die Fettart in Ghee höchst entzündungsfördernd und wird deshalb hier nicht empfohlen.

Zu den möglichen Optionen für einen stärkearmen Kuhmilch-Ersatz gehören Kokosmilch, Hanfsamenmilch, Leinsamenmilch und Nussmilch wie Mandel- und Macadamiamilch. Meiden Sie Produkte, die zugesetzte Stärke und Verdickungsmittel wie Carrageen und Maltodextrin enthalten. Weniger bedenklich sind Verdickungsmittel wie Guargummi, Gellangummi, Johannisbrotkernmehl und Gummi arabicum. Einige dieser Gummis sind Präbiotika, die von den Darmmikroorganismen fermentiert werden, jedoch scheinen sie, anders als Maltodextrin und Carrageen, das Wachstum schädlicher Arten nicht bevorzugt zu fördern.[34]

Sonstiges zur Zwischenstufe der stärkearmen Diät

In der Zwischenstufe empfiehlt es sich, auf versteckte Stärkequellen in Nahrungsmitteln wie Wurstwaren und Joghurt zu achten. Zusätzlich zur Überprüfung der Inhaltsstoffe von abgepackten Nahrungsmitteln können Sie anhand der Nährwertinformation den ungefähren Stärkegehalt ermitteln. Dafür müssen Sie einfach nur die Grammzahl der Ballaststoffe und Zucker vom Gesamtgehalt an Kohlenhydraten abziehen – die verbleibenden Gramm an Kohlenhydraten sind normalerweise Stärke. (Diese Berechnung ist nicht immer genau, zum Beispiel bei Produkten, die andere stärkefreie Polysaccharide enthalten, gibt aber einen allgemeinen Richtwert an.)

Zu den normalerweise sicheren Produkten gehören frische und getrocknete Kräuter, Tee, Kaffee, Gelatine und Kollagenpeptide. Kollagenpeptide sind die beste Option für Eiweißpulver für Smoothies, weil sie nicht nur stärkearm sind, sondern auch genau die Aminosäuren enthalten, die Sie zur Heilung von Haut, Gelenken und Magen-Darm-Trakt brauchen (Gelatine hat dieselben Vorteile).

VERSCHIEDENE NAHRUNGSMITTEL UND ZUSÄTZE

Erlaubt	Am besten meiden
• Backnatron • Gelatine • Gewürze • Guargummi • Gummi arabicum • Hypromellose • Kaffee • Kollagenpeptide • Kräuter • Magnesiumstearat • Natriumbicarbonat • Pektin • Tee • Weinstein • Zellulose	• Carrageen • Dextrose • Fruktooligosaccharide • Inulin • Mais • Maltodextrin • Marantastärke • Xanthangummi • Zichorie

Stufe 3: Fortgeschrittene Stufe der stärkearmen Diät

Die fortgeschrittene Stufe ist der empfohlene Ausgangspunkt für Menschen mit ankylosierender Spondylitis oder Uveitis. Diese Stufe kann auch geeignet sein für Menschen mit Psoriasis-Arthritis, von der die Wirbelsäule oder die Iliosakralgelenke betroffen sind. Diese Erkrankungen hängen am stärksten mit den Darmbakterien zusammen, die durch Stärke gut gedeihen. Folglich ist es manchmal nötig, die Stärkezufuhr mehrere Monate lang extrem niedrig zu halten, damit die Schmerzen allmählich nachlassen.

Stufe 3 stellt einen aggressiveren Ansatz im Kampf gegen schädliche Mikroorganismen dar. Stärke und andere Kohlenhydrate werden strikt gemieden, der Schwerpunkt liegt auf Fleisch, Fisch, Olivenöl und sehr stärkearmem Gemüse.

In Stufe 3 sind nur Gemüsesorten mit weniger als 0,2 Gramm Stärke pro 100 Gramm erlaubt, dazu gehören Salatgemüse, Grüngemüse, Pilze und Kohl (siehe vollständige Liste weiter unten). Bei Obst sind stärkearme Sorten erlaubt, die auch nicht zu viel Fruktose oder Fruktane enthalten. Doch selbst dann ist der Obstverzehr auf ein oder zwei kleine Portionen pro Tag beschränkt, um die gesamte Zuckeraufnahme sehr niedrig zu halten. Folglich liegt die Kohlenhydratzufuhr normalerweise unter 50 bis 60 Gramm pro Tag (oder noch viel niedriger, wenn Sie Obst ausschließen und eine ketogene Version dieser Ernährungsform übernehmen). Um bei einer so niedrigen Kohlenhydratzufuhr eine adäquate Energieversorgung sicherzustellen, müssen Sie darauf achten, dass jede Mahlzeit wenigstens 30 Gramm Eiweiß und etwas Fett enthält, beispielsweise einen Esslöffel Olivenöl.

FORTGESCHRITTENE STUFE DER STÄRKEARMEN DIÄT

Erlaubte Gemüsesorten (0–0,2 g Stärke/100 g)	**Erlaubte Obstsorten** (2 Portionen pro Tag)	**Erlaubte Nüsse, Samen** (2 EL/Tag)	**Erlaubtes Sonstiges**
• Brunnenkresse • Endivien • Fenchel • Frühlingsgemüse • Frühlingszwiebeln • Grünkohl • Gurken • Kohl • Kohlrabi • Kopfsalat • Pilze • Radicchio • Radieschen • Rucola • Sellerie • Sommerkürbisse • Spinat • Zucchini	• Ananas • Avocados • Blaubeeren • Cantaloupe-Melonen • Clementinen • Drachenfrucht • Erdbeeren • Himbeeren • Honigmelonen • Indianerbananen (Pawpaw) • Kiwis • Limetten • Trauben • Orangen • Papayas • Rhabarber • Sternfrucht • Tangerinen • Zitronen	• Chia-Samen • Kokosnuss (als Milch, frisch, als Mehl oder getrocknet) • Leinsamen • Macadamia-Nüsse • Pinienkerne • Walnüsse	• Backnatron • Brauner Reissirup • Gelatine • Kaffee • Kollagenpeptide • Kräuter • Tee

Die fortgeschrittene Stufe stellt wahrscheinlich eine durchgreifende Veränderung Ihrer üblichen Ernährung dar, bietet jedoch die besten Aussichten, schnell Ergebnisse zu liefern. Zudem hat sie den Vorteil, sehr einfach zu sein. Sie beginnen mit einer relativ kurzen Liste von Grundzutaten. Sobald Sie sehen, dass dieser Ansatz Erfolge zeigt, können Sie Ihre Ernährung wieder erweitern und bestimmen, wie viel Stärke Sie vertragen.

Haben Sie diese fortgeschrittene Stufe drei bis sechs Monate lang befolgt, können Sie beschließen, zusätzliche Gemüsesorten wieder einzuführen, die normalerweise nur sehr geringe Mengen an Stärke enthalten, wie Karotten und Rosenkohl. Sie können auch mit der Wiedereinführung kleiner Portionen von Obstsorten experimentieren, die mehr Fruktose und Fruktane enthalten. Diese sind in der Tabelle für die Zwischenstufe aufgeführt (beispielsweise Äpfel, Birnen, Aprikosen und Kirschen).

Beachten Sie, dass die fortgeschrittene Stufe weder Spargel noch Zwiebeln, Lauch, Brokkoli oder Blumenkohl enthält, obgleich diese Sorten alle ziemlich wenig Stärke enthalten. Diese Gemüsesorten (und Knoblauch, der eher stärkehaltig ist) stehen nicht auf der Liste der »sicheren« Sorten, weil sie eine beträchtliche Menge an Fruktanen wie Inulin enthalten, die potenziell sowohl die nützlichen als auch die schädlichen Mikroorganismen füttern können. Bei einem besonders vorsichtigen Ansatz lassen Sie in der Anfangsphase der fortgeschrittenen stärkearmen Diät Nahrungsmittel mit hohem Fruktangehalt weg, werden aber vielleicht feststellen, dass Sie diese später ohne Probleme wieder aufnehmen können.

In der Anfangsphase, in der Sie versuchen, die Stärkeaufnahme sehr niedrig zu halten, um Ihre Reaktion auf Stärke herauszufinden, kann es sich lohnen, bestimmte Obst- und Gemüsesorten mit Jod zu testen. Ein Tropfen verdünnte Jodlösung (als Antiseptikum in der Apotheke erhältlich) verfärbt sich auf Nahrungsmitteln, die eine signifikante Menge an Stärke enthalten, blauschwarz oder dunkelbraun.

Einige Befürworter der stärkearmen Diät bei ankylosierender Spondylitis schlagen sogar einen noch extremeren Ansatz bei Gemüse vor: die Beschränkung auf komplett stärkefreie Gemüsesorten, ohne auch nur geringste Mengen von Stärke zuzulassen. Gemäß den britischen Daten zur Nahrungsmittelzusammensetzung wären demnach erlaubt: Kopfsalat, Gurken, Pilze und Kohl, nicht jedoch Grünkohl, Zucchini und Spinat. Bei diesem Ansatz bestehen allerdings gewisse Bedenken, dass es schwieriger wird, eine angemessene Aufnahme von Ballaststoffen zu gewährleisten. Eine ballaststoffreiche Ernährung ist jedoch unbedingt erforderlich, weil Ballaststoffe nicht nur unsere nützlichen Mikroorganismen unterstützen, wie weiter oben besprochen, sondern auch dazu beitragen, schädliche Bakterien zu unterdrücken. In der Studie, in der das Mikrobiom von Kindern in Afrika, die sich mit vielen Ballaststoffen ernähren, mit dem europäischer Kinder verglichen wurde, zeigte sich, dass die afrikanischen Kinder deutlich weniger schädliche Bakterien wie *Klebsiella* und *E. coli* aufwiesen.[35] Ballaststoffe aus Gemüse können auch die Fähigkeit von *E. coli* stören, sich an Darmzellen zu heften und in diese einzudringen.[36] Eine gemüsereiche Ernährung ist daher eine der besten Möglichkeiten, unser Abwehrsystem gegenüber Bakterien zu stärken, die Autoimmunität auslösen können.

Andere verborgene Stärken in der fortgeschrittenen Stufe meiden

In Stufe 3 kann es sich lohnen, sogar kleine Mengen an Stärke zu meiden, die sich an unerwarteten Orten verstecken. Wenn Sie backen möchten (mit gebleichtem Mandelmehl, Kokosmehl oder gemahlenen Leinsamen als Mehlersatz), beachten Sie zum Beispiel, dass herkömmliches Backpulver normalerweise Maisstärke enthält. Um dieses zu meiden, können Sie Ihr eigenes Backpulver mit Natriumbikarbonat (Natron) und Weinstein herstellen (½ Teelöffel Weinstein plus ¼ Teelöffel Natron entsprechen 1 Teelöffel Backpulver).

Bei Gewürzen gibt die britische Tabelle der Nahrungsmittelzusammensetzungen an, dass die meisten Gewürze keine Stärke enthalten. Einige Nutzer der stärkearmen Diät berichten jedoch, dass sie auf Gewürze reagieren, was daran liegen könnte, dass während des Herstellungsprozesses nicht deklarierte Stärke verwendet wird. Ingwer und Senf enthalten etwas Stärke, allerdings in sehr geringen Mengen, die unbedeutend sein dürften.

Auch bei den Füllstoffen in Nahrungsergänzungsmitteln wie Vitaminen und Probiotika ist die Stärkemenge häufig sehr klein. Dennoch erzielen Menschen, die auf der sicheren Seite bleiben wollen und daher Nahrungsergänzungsmittel und Medikamente meiden, bei denen Stärke oder Maltodextrin als Inhaltsstoff genannt wird, manchmal bessere Ergebnisse. Wenn Sie nach alternativen Produkten suchen, sind Zellulose, Methylzellulose und Lysin die besten Füllstoffe für Kapseln. Auch Zusammensetzungen in flüssiger Form und Gelkapseln sind gute Optionen.

VERSCHIEDENE NAHRUNGSMITTEL UND FÜLLSTOFFE IN DER FORTGESCHRITTENEN STUFE DER STÄRKEARMEN DIÄT

Erlaubt	**Besser meiden**	**Nicht erlaubt**
• Gelatine • Gummi arabicum • Guargummi • Pektin • Zellulose • Magnesiumstearat • Hypromellose	• Gewürze • Ingwer • Senf • Xanthangummi	• Maltodextrin • Carrageen • Modifizierte Lebensmittelstärke • Backpulver • Pfeilwurz (Maranta) • Inulin • Fruktooligosaccharide • Zichorie • Tapiokastärke • Maisstärke • Kartoffelstärke • Dextrose

In der fortgeschrittenen Stufe werden Sie sich möglicherweise auch dafür entscheiden, Probiotika zu meiden, die zugesetzte Präbiotika wie Fruktooligosaccharide (FOS) enthalten. Zum gegenwärtigen Zeitpunkt gibt es folgende Probiotika-Marken ohne Stärke, Maltodextrin oder Fruktooligosaccharide auf dem Markt:

- Pearl's Digestion and Immunity
- BioGaia Protectis
- Renew Life
- GutPro
- Bio-K+ Kapseln mit Milch oder Soja
- Florastor

Milchprodukte in der fortgeschrittenen Stufe der stärkearmen Diät

Wie in der Zwischenstufe wird auch in der fortgeschrittenen Stufe wegen der Häufigkeit von Immunreaktionen auf Milcheiweiß von Milchprodukten abgeraten. Die Laktose in Milchprodukten kann zudem das Wachstum unerwünschter Mikroorganismen im Darm fördern. Wenn bei Ihnen keine Allergie oder Überempfindlichkeit auf Milcheiweiß vorzuliegen scheint und Sie Milchprodukte gern in Ihre Ernährung aufnehmen würden, ist die beste Option hausgemachter Joghurt, der mindestens acht Stunden fermentiert wurde, um den Laktosegehalt zu verringern.

Eine ketogene Version der stärkearmen Diät

Es ist wichtig zu beachten, dass die fortgeschrittene Stufe der stärkearmen Diät auf Wunsch ketogen sein kann, aber nicht sein muss. Zu einer ketogenen Ernährung gehören eine drastische Einschränkung der Kohlenhydrate und die Umwandlung von Fett in Ketone als Brennstoff. In der Praxis bedeutet dies normalerweise, kein Obst oder andere kohlenhydratreichen Nahrungsmittel zu essen und den Fettverzehr signifikant zu erhöhen.

Wird die Kohlenhydrataufnahme mehrere Tage lang sehr gering gehalten, verschiebt sich der Stoffwechsel von einem primär Kohlenhydrate verbrennenden Modus in den primär Fett verbrennenden Modus. Die Leber beginnt, Fett in Ketone zu verwandeln, die von den meisten Körperzellen als Energiequelle genutzt werden können. Nachdem mehrere Wochen lang Ketone als primäre Energiequelle produziert und genutzt wurden, wird der Stoffwechsel sehr effizient in der Fettverbrennung, man ist nun »auf Fett adaptiert«. Damit diese Umschaltung gelingt, muss man normalerweise die Kohlenhydrataufnahme konsequent auf 20 bis 40 Gramm pro Tag beschränken (Ballaststoffe nicht mitgerechnet), dafür die Fettaufnahme jedoch signifikant steigern. Die meisten Menschen, die sich ketogen ernähren, beziehen etwa 75 Prozent der Kalorien aus Fett (etwa 100 bis 150 Gramm) und schränken auch die Eiweißaufnahme ein, um die Ketonproduktion zu maximieren.

Die ketogene Ernährung wurde in den 1920er-Jahren ursprünglich zur Behandlung von Epilepsie entwickelt. Ziel war es, das Fasten zu imitieren, von dem bekannt war, dass es die Anfälle kontrolliert. Inzwischen ist dies ein beliebter Ansatz zur Gewichtsabnahme und zur Behandlung verschiedener anderer Erkrankungen, bei denen das Gehirn beteiligt ist. Dazu gehören Multiple Sklerose, Alzheimer und Parkinson. Die ketogene Ernährung zeigt auch erste vielversprechende Ergebnisse bei der Behandlung von Psoriasis und Arthritis. Um nur ein Beispiel zu nennen: Ärzte in Italien berichteten, dass es mit einer ketogenen Ernährung gelungen war, Psoriasis und Psoriasis-Arthritis bei einem Patienten völlig zum Verschwinden zu bringen, der sogar noch nach zwölf Monaten Behandlung mit Humira schwere Symptome gezeigt hatte.[37]

Einige Menschen sprechen tatsächlich sehr gut auf eine ketogene Ernährung an und stellen fest, dass diese den Heißhunger auf Kohlenhydrate ausschaltet und gleichzeitig während des Tages für einen gleichbleibenden Energiespiegel sorgt. Anderen ergeht es nicht so gut, sie empfinden vielmehr grippeähnliche Symptome, insbesondere zu Beginn der ketogenen Ernährung. Diese unmittelbaren Nebenwirkungen werden typischerweise durch eine Unausgewogenheit der Elektrolyte hervorgerufen. Die Nieren arbeiten anders, wenn man in einer Ketose ist, sie scheiden mehr Wasser und Natrium aus. Geht zu viel Natrium verloren, wird der Körper versuchen, das Gleichgewicht zwischen Natrium und Kalium zu halten, indem er auch mehr Kalium ausscheidet. Dieser Elektrolytverlust, zusammen mit einer Dehydrierung, kann anschließend zu Muskelkrämpfen, Müdigkeit und leichtem Schwindel führen.

Um diese Abwärtsspirale zu umgehen, ist es sinnvoll, pro Tag wenigstens einen halben Teelöffel Salz zu sich zu nehmen, zusammen mit einer adäquaten Menge an Wasser und vielleicht einem Magnesium-Präparat. (Falls Sie an einer chronischen Krankheit wie Diabetes oder hohem Blutdruck leiden, sollten Sie eine kohlenhydratarme Ernährung nur unter ärztlicher Überwachung beginnen, weil die Dosis Ihrer Medikamente möglicherweise angepasst werden muss.)

Eine ketogene Ernährung kann langfristig auch schwerwiegendere Nebenwirkungen haben. Einige Menschen leiden verstärkt unter Müdigkeit und Schlaflosigkeit oder einer verminderten Funktion der Schilddrüse oder der Nebennierenrinde, nachdem sie sich mehrere Monate lang ketogen ernährt haben. Dies geschieht wahrscheinlich, weil ein weniger aktives Schilddrüsenhormon (T3) produziert wird, wenn das Insulin sehr niedrig gehalten wird. Die Nebennierenrinden werden dazu angeregt, mehr Cortisol zu produzieren, was bei einigen Menschen möglicherweise zu einem Stressfaktor für die Nebennierenrinden werden kann.[38]

Zusätzliche Anforderungen an die Nebennieren können für Menschen mit ankylosierender Spondylitis oder Psoriasis-Arthritis besonders problematisch sein, weil kürzlich entdeckt wurde, dass diese Erkrankungen bereits mit einem höheren Risiko für eine Insuffizienz der Nebennieren einhergehen.[39] Bei unzureichend arbeitenden Nebennieren können sich Beschwerden wie Müdigkeit, Schwindel, niedriger Blutdruck, übermäßiger Durst und stärkere Entzündung manifestieren.

Viele positive Effekte einer kohlenhydratarmen Ernährung könnten möglicherweise dennoch ohne größere hormonelle Störungen erzielt werden. Dazu wird die Eiweißzufuhr recht hoch gehalten, was im Ansatz eher der Atkins-Diät ähnelt. Eine echte ketogene Ernährung schränkt die Eiweißzufuhr ein, weil diese die Freisetzung von Insulin und Glukagon auslöst, wodurch die Ketose vorübergehend blockiert wird. Eine Reduzierung der Ketonproduktion könnte für Ausdauersportler oder für Menschen mit bestimmten neurologischen Erkrankungen suboptimal sein, ist wahrscheinlich jedoch kein Problem für Menschen, die als Brennstoff einfach primär auf Fett und Eiweiß setzen wollen.

Der Mensch kann ohne Weiteres Eiweiß als Energiequelle verbrennen. Tatsächlich können die meisten Aminosäuren aufgespalten und direkt im Energie produzierenden Citratzyklus genutzt werden. Zudem können wir, solange die Kohlenhydratzufuhr recht gering ist, durch die Fettsäureoxidation Fett selbst dann verbrennen, wenn wir nicht in einer Ketose sind.

Diese Kombination aus mehr Eiweiß, wenigen Kohlenhydraten und mäßig viel Fett wurde tatsächlich in Zusammenhang mit Epilepsie umfassend untersucht und wird dort als modifizierte Atkins-Diät bezeichnet. Diese Diät wurde am John's Hopkins Hospital als ein Versuch entwickelt, alternativ zu einer ketogenen Ernährung eine praktikablere und weniger restriktive Behandlungsstrategie zu nutzen. Kohlenhydrate sind dabei auf 20 Gramm pro Tag beschränkt, beim Eiweiß gibt es keine Beschränkungen. Normalerweise stammen 30 Prozent der täglichen Kalorienzufuhr aus Eiweiß und 60 Prozent aus Fett. (Bei einer ketogenen Ernährung stammen normalerweise rund 15 Prozent der Kalorien aus Eiweiß und 80 Prozent aus Fett.) In mehr als 30 Studien wurde festgestellt, dass die modifizierte Atkins-Diät bei der Kontrolle der Epilepsie genauso wirksam war wie eine ketogene Ernährung und es für die Patienten viel leichter war, sie langfristig zu befolgen.[40] Ärzte am John's Hopkins vermerkten dazu: »Wir vermuten, dass Nebenwirkungen, insbesondere langfristige, wegen des inhärent höheren Eiweißgehalts seltener auftreten könnten als bei der ketogenen Ernährung.«[41]

Kurz gesagt, ist es für viele Menschen nicht nötig, die strengen Anforderungen der ketogenen Ernährung zu erfüllen, also sehr wenige Kohlenhydrate, wenig bis mäßig viel Eiweiß und sehr viel Fett zu sich zu nehmen. Stattdessen können sie eine Ernährung wählen, die generell kohlenhydratarm und eiweißreich ist und mäßig viel Fett enthält. Dieses Verhältnis ergibt sich automatisch in der fortgeschrittenen Stufe der stärkearmen Diät, weil der Schwerpunkt der Ernährung auf stärkefreiem Gemüse, magerem tierischem Eiweiß und Olivenöl liegt. Wenn Sie sicher gehen wollen, dass Sie die richtigen Mengen essen, können Sie eine kostenlose App wie den Carb Manager nutzen, um Ihre Nahrungsaufnahme im Tagesverlauf zu verfolgen. Mit dieser App können Sie für Eiweiß, Fett und Kohlenhydrate ein Ziel vorgeben und Ihre Fortschritte nachverfolgen (Sie können zum Beispiel 50 Gramm Kohlenhydrate, 110 Gramm Fett und 140 Gramm Eiweiß pro Tag anstreben).

Es kann aus vielerlei Gründen vorteilhaft sein, einer höheren Eiweißzufuhr den Vorzug gegenüber einer höheren Fettzufuhr zu geben. Zusätzliches Eiweiß verhindert nicht nur, dass unser Hormonsystem in den Hungermodus gerät, sondern liefert auch mehr Aminosäuren, Vitamine und Mineralstoffe, die zum Muskelaufbau und zum Schutz von Haut und Gelenken benötigt werden. Es ist auch günstig, ohne extrem hohe Fettaufnahme genügend Energie zu gewinnen, da Ernährungsformen, die sehr fettreich sind, die Darmdurchlässigkeit und die Menge an bakteriellen Endotoxinen (Lipopolysacchariden) im Blut dramatisch erhöhen können.[42]

Wie in Kapitel 6 erklärt wird, sind die herkömmlichen Fettquellen wie Butter und Kokosöl, die von den meisten Menschen bei einer ketogenen Ernährung genutzt werden, besonders entzündungsfördernd. Bei jeder Ernährung, die die Kohlenhydratzufuhr sehr niedrig hält, sind mäßige Fettmengen nützlich, um für adäquate Energie zu sorgen, jedoch können wir Entzündungen minimieren, indem wir auf Fette in Avocados, Nüssen und Olivenöl zurückgreifen, die typischerweise in der mediterranen Ernährung verwendet werden.

Eine kohlenhydratarme Ernährung sollte auch weiterhin ballaststoffreiches Gemüse bevorzugen, um das Mikrobiom zu füttern. Zu den guten Optionen gehören Grünkohl und Kohl, zusammen mit ballaststoffreichen Samen wie Chia-und Leinsamen.

BEISPIEL FÜR EINEN TAGESSPEISEPLAN: KOHLENHYDRATARM, EIWEISSREICH UND MIT MÄSSIG VIEL FETT

Frühstück	**Mittagessen**	**Abendessen**
• Smoothie aus 60 g Kollagenpeptiden, 80 g TK-Blaubeeren, ½ Gurke, 1 EL Leinsamen, Eiswasser • Aufschnittröllchen mit Schinken, Truthahn, Avocado und Kopfsalat	• Salat mit Dosenlachs, gehobeltem Kohl, Stangensellerie, Frühlingszwiebeln, Petersilie, Babyspinat, Olivenöl, Zitronensaft	• Gegrillte Hähnchenbrust • Zucchini, Grünkohl und Pilze, in Olivenöl gebraten • 1 Stück Honigmelone

KAPITEL 6

ENTZÜNDUNGSHEMMENDE FETTE UND ÖLE

Die Ernährung so umzustellen, dass sie mehr Nahrungsmittel enthält, die unsere nützlichen Mikroorganismen füttern und weniger Nahrungsmittel, die die schädlichen Arten füttern, ist nur ein Teil des Puzzles. Eine weitere wichtige Möglichkeit, das Immunsystem zu beruhigen, ist die Wahl der richtigen Fette und Öle. Dabei handelt es sich vor allem um die Fette und Öle, auf denen in der mediterranen Ernährung der Schwerpunkt liegt.

Die mediterrane Ernährung oder Mittelmeer-Diät wird aufgrund verschiedener Faktoren seit Langem als eine der gesündesten Ernährungsformen gepriesen. Sie wird in Zusammenhang gebracht mit einer höheren Lebenserwartung und einem geringeren Risiko für Herzkrankheiten, Krebs und Diabetes.[1] Für unser Thema ist am wichtigsten, dass die mediterrane Ernährung auch Entzündungen reduziert.[2] Folglich kann sie die Schwere der Symptome bei Menschen mit Psoriasis oder Arthritis signifikant reduzieren.[3]

Es zeigt sich, dass speziell drei Bestandteile der mediterranen Ernährung am meisten zur entzündungshemmenden Wirkung beitragen: Fisch, Olivenöl und Gemüse, das reich an Antioxidantien ist. Wie wichtig es ist, Gemüse mit dem höchsten Gehalt an Antioxidantien in die Ernährung aufzunehmen, wurde bereits in Kapitel 4 besprochen. Dieses Kapitel konzentriert sich nun darauf, wie der höchste Nutzen aus Fisch und Olivenöl gezogen werden kann und welche Probleme sich bei anderen Fettquellen ergeben.

Das Potenzial von Fisch und Olivenöl

Bei Menschen mit Psoriasis oder rheumatoider Arthritis besteht ein direkter Zusammenhang zwischen einem höheren Verzehr von Fisch und Olivenöl und leichteren Symptomen sowie weniger Entzündungsmarkern.[4]

In einer Studie, die diesen Effekt illustriert, baten schwedische Forscher 50 Patienten mit rheumatorider Arthritis, eine »mediterrane Kreta-Diät« mit viel Fisch und Olivenöl zu befolgen. Nach nur drei Monaten besserte sich der Zustand der Patienten, die sich mediterran ernährten, im Vergleich zur Kontrollgruppe signifikant.[5] Die Besserung spiegelte sich in vielen verschiedenen klinischen Parametern, darunter weniger schmerzempfindliche und geschwollene Gelenke und weniger Entzündungsmarker wie das C-reaktive Protein (CRP). Die deutlichsten Besserung zeigten diejenigen Patienten, die die höchste Menge an Omega-3-Fettsäuren aus Fisch zu sich nahmen.[6]

Ebenso wurde festgestellt, dass eine Ernährung, bei der sorgfältig auf einen hohen Gehalt an Omega-3-Fettsäuren geachtet wurde, innerhalb von drei Monaten die Schwere der Psoriasis minderte.[7] Eine in Italien durchgeführte Beobachtungsstudie stellte ebenfalls fest, dass bei Patienten mit Psoriasis diese am wenigsten schwer war, je genauer die Patienten die mediterrane Ernährung einhielten.[8] In dieser Studie waren der Verzehr von Olivenöl und Fisch die wichtigsten Ernährungsfaktoren.

Diese Studien passen mit der enormen Anzahl an Forschungsarbeiten zusammen, die zeigen, dass Omega-3-Fettsäuren aus Fisch die Produktion von Entzündungsmediatoren hemmen können. Diese Wirkung hat Ähnlichkeit mit der Funktionsweise nicht-steroidaler Antirheumatika (NSAR), die Wirkung von Omega-3-Fettsäuren ist jedoch viel umfassender, denn diese unterdrücken Entzündungen auf vielfältige Weise.[9]

Es gibt auch eine große Anzahl von Forschungsarbeiten, die zeigen, dass spezifische Bestandteile im Olivenöl vor oxidativer Schädigung schützen und die Bildung von Entzündungsmediatoren hemmen können.[10] Nach nur einer einzigen Mahlzeit mit nativem Olivenöl extra kann bereits ein Rückgang der Entzündungsmarker und des oxidativen Stresses im Blut festgestellt werden.[11] Bei regelmäßigem Verzehr kommt es zu einer Besserung der Symptome entzündlicher Krankheiten. In einer randomisierten Doppelblindstudie gingen die Symptome der rheumatoiden Arthritis signifikant zurück.[12]

Fischöl beeinflusst Entzündungen sogar noch stärker als Olivenöl, am besten scheinen jedoch beide gemeinsam zu wirken.[13] In Studien zeigte sich bei einem Vergleich von Fischöl und Olivenöl mit einem Nahrungsergänzungsmittel, das nur Fischöl enthielt, dass die Kombination beider Öle am wirkungsvollsten ist.[14] Omega-3-Fettsäuren und Olivenöl bewirken einen schnelleren und deutlicheren Rückgang der Entzündung, wenn sie gemeinsam verwendet werden. Die Entzündung geht noch weiter zurück, wenn Omega-3-Fettsäuren im Rahmen einer Ernährung zugeführt wird, die arm an Omega-6-Fettsäuren ist,[15] wie weiter unten noch besprochen wird.

Bei der Bekämpfung von Entzündungen ist der Typ der Omega-3-Fettsäuren wichtig. Die beiden nützlichsten Formen sind Docosahexaensäure (DHA) und Eicosapentaensäure (EPA), die in Fisch vorkommen. Die Omega-3-Fettsäuren aus pflanzlichen Quellen (wie Leinsamen) haben nur eine begrenzte entzündungshemmende Wirkung und der Mensch kann diese Fette nicht wirkungsvoll in EPA oder DHA umwandeln.[16]

Die Wahl der besten Fischsorten

Folgende Fischsorten sind die beste Wahl für die tägliche Ernährung, da sie reich an EPA und DHA sind, aber nur wenig Quecksilber enthalten:

- Lachs (Zucht- und Wildlachs)
- Sardine
- Regenbogenzuchtforelle
- Makrele
- Hering

Diese Fische haben fünfmal mehr an Omega-3-Fettsäuren als andere Arten und sollten zwei- oder dreimal pro Woche gegessen werden.

Kabeljau ist ein weiterer Fisch, der normalerweise wenig Quecksilber enthält, er verfügt jedoch über zu wenige Omega-3-Fettsäuren, um Entzündungen zu bekämpfen. Seezunge ist wahrscheinlich eine bessere Wahl, sie enthält etwa ein Drittel des Omega-3-Gehalts von Lachs und wenig Quecksilber. Viele andere Fische, die erhebliche Mengen an Omega-3-Fettsäuren haben, wie Heilbutt, Weißer Thunfisch, Königsmakrele und Schwertfisch, enthalten zu viel Quecksilber, um regelmäßig gegessen zu werden. Einen genaueren Vergleich des Gehalts an Omega-3-Fettsäuren und Quecksilber einiger beliebter Fischsorten finden Sie unten in der Tabelle.[17]

DER BESTE FISCH: HOHER GEHALT AN OMEGA-3-FETTSÄUREN, NIEDRIGER QUECKSILBERGEHALT

Fisch	**DHA + EPA pro 100 g**	**Quecksilber (ppm)**
Zuchtlachs, atlantischer	2,1	0,02
Wildlachs, atlantischer	1,8	0,05
Coho-Wildlachs	1,1	0,04
Pink-Lachs	1,3	0,4
Sockeye-Lachs	1,2	0,4
Sardine	1,0	0,8
Zuchtforelle	1,2	0,3
Makrele	1,2	0,5
Hering	1,7	0,6

GUTER FISCH: MÄSSIGER GEHALT AN OMEGA-3-FETTSÄUREN, NIEDRIGER ODER MÄSSIGER GEHALT AN QUECKSILBER

Fisch	**DHA + EPA pro 100 g**	**Quecksilber (ppm)**
Japanische Makrele	1,8	0,1
Kohlenfisch (Skilfisch)	1,8	0,2
Echter Bonito (Thunfisch)	0,3	0,2
Thunfisch light, Dose	0,3	0,1
Gelbflossen-Thunfisch, Dose	0,3	0,1
Kabeljau, atlantischer	0,12	0,03
Seehecht	0,5	0,2
Schellfisch	0,2	0,2
Flunder	0,5	0,1
Heilbutt, aus Grönland	1,2	0,2
Barsch	0,3	0,1
Schnapper	0,3	0,2
Seezunge	0,5	0,09

MÄSSIGER QUECKSILBERGEHALT (HÖCHSTENS ZWEI- BIS DREIMAL PRO MONAT)

Fisch	Quecksilber (ppm)
Heilbutt, pazifischer	0,3
Zackenbarsch	0,4
Schwarzer Seehecht	0,4
Granatbarsch	0,5
Weißer Thunfisch, Dose	0,3
Spanische Makrele	0,4

MEIDEN: HOHER QUECKSILBERGEHALT

Fisch	Quecksilber (ppm)
Speerfisch	1,5
Königsmakrele	1,1
Schwertfisch	0,9
Blauflossen-Thunfisch	0,8

Wenn Sie regelmäßig Fisch essen, sollten Sie als ersten Schritt Lachs gegenüber Thunfisch bevorzugen, um die Quecksilberaufnahme zu begrenzen. Eine kleine Dose (100 Gramm) Weißer Thunfisch enthält etwa 75 Prozent der wöchentlichen Höchstmenge an Quecksilber, der Quecksilbergehalt in einigen Thunfischsorten, die in Sushi-Restaurants serviert werden (wie Großaugen-Thunfisch und Blauflossen-Thunfisch) ist sogar noch höher. Selbst der Thunfisch mit dem niedrigsten Quecksilbergehalt wie Thunfischstücke light aus der Dose enthält in einer kleinen Portion 27 Prozent des wöchentlichen Grenzwertes an Quecksilber. Zum Vergleich: Eine Portion Lachs derselben Größe enthält nur zwei Prozent des Quecksilber-Grenzwertes. Für den Quecksilbergehalt anderer Fischsorten konsultieren Sie bitte den online verfügbaren Environmental Defense Fund Seafood Selector unter http://seafood.edf.org.

Auch wenn Fisch aus Wildfang dem Zuchtfisch generell vorzuziehen ist, weisen Zucht- oder Wildlachs ähnliche Mengen an Omega-3-Fettsäuren auf. Durch seinen höheren Fettgehalt insgesamt ist die Menge in Zuchtlachs manchmal sogar höher.[18] Beim Zuchtlachs bestehen gewisse Bedenken in

Hinblick auf den Antibiotika-Einsatz und potenzielle Umweltschäden, diese Bedenken lassen sich jedoch minimieren, wenn Sie auf eine entsprechende Bio-Zertifizierung achten. Eine kostengünstige Option für Wildlachs ist Tiefkühlkost in der Großpackung.

Wenn Ihr Budget es zulässt, ist Weiderindfleisch ebenfalls eine relativ gute Quelle für Omega-3-Fettsäuren. Hier liegt der Omega-3-Fettsäurengehalt etwa um das Dreifache höher als bei konventionellem Rindfleisch.[19]

Fischöl als Nahrungsergänzungsmittel

Kann man einfach ein Nahrungsergänzungsmittel mit Fischöl einnehmen, anstatt Fisch zu essen? Hierzu gibt es unterschiedliche Meinungen, aber unter dem Strich legen die Forschungsarbeiten nahe, dass Fischöl-Nahrungsergänzungsmittel Entzündungen durchaus wirksam reduzieren und die Symptome von Psoriasis und Arthritis bessern.

Zahlreiche placebokontrollierte Doppelblindstudien haben einen durchgängigen Nutzen von Fischöl-Nahrungsergänzungsmitteln festgestellt, insbesondere in relativ hohen Dosen (drei bis vier Gramm pro Tag) und bei einer Einnahme über mehrere Monate.[20] Dieser Nutzen wird bei Psoriasis,[21] rheumatoider Arthritis,[22] ankylosierender Spondylitis,[23] Morbus Crohn[24] und juveniler idiopathischer Arthritis beobachtet.[25] Zudem wurde festgestellt, dass eine zusätzliche Nahrungsergänzung mit Fischöl die entzündungshemmende Wirkung einer kohlenhydratarmen mediterranen Ernährung verbessert.[26]

Trotz jahrzehntelanger positiver Ergebnisse in klinischen Studien[27] ist in den letzten Jahren eine Kontroverse darüber entstanden, ob die Nahrungsergänzungsmittel mehr schaden als nützen, da Omega-3-Fettsäuren in Fischöl leicht oxidieren. Omega-3-Fettsäuren sind mehrfach ungesättigt, was bedeutet, dass sie langkettige Fettsäuren mit vielen Doppelbindungen sind. Diese Doppelbindungen sind von Haus aus instabil. Bei jeder Doppelbindung kann das Fettmolekül oxidiert werden (indem es ein Wasserstoffmolekül verliert und schließlich mit einem freien Radikal übrig bleibt), wodurch chemische Reaktionen ausgelöst werden, die eine Vielzahl verschiedener Substanzen bilden können. Einige dieser Substanzen wirken entzündungsfördernd, wodurch sie theoretisch den entzündungshemmenden Effekt des Fischöls schwächen.[28]

Oxidation ist bei Fischöl verbreiteter als beim Fisch selbst, weil die Oxidation während der Verarbeitung und Lagerung des isolierten Öls erfolgt. Untersuchungen zum Ausmaß dieses Problems haben widersprüchliche Ergebnisse erbracht. Je nach Studie überschreiten zwischen zehn und 75 Prozent der Fischöl-Nahrungsergänzungsmittel die Oxidationsgrenzwerte.[29]

Angesichts der verbreiteten Oxidation bei Fischöl kommen Fachleute zu dem Schluss, dass »die Omega-3-Nahrungsergänzungen, die in vielen klinischen Studien verwendet wurden, wahrscheinlich ebenfalls signifikant oxidiert waren«.[30] Dennoch sind die Ergebnisse dieser Studie überwiegend positiv, insbesondere bei Verabreichung hoher Dosen.[31] Keine Oxidation, zu der es bei den in diesen Studien verwendeten Fischöl-Nahrungsergänzungen kam, machte daher die therapeutischen Effekte zunichte.

Man beachte auch, dass die durchschnittliche Menge an Oxidationsprodukten, die in Fischöl-Nahrungsergänzungen vorgefunden werden, vergleichbar mit der Menge ist, die in konventionellem Speiseöl gefunden wird.[32] Eliminiert man diese Öle (wie weiter unten besprochen wird), ist es möglich, Fischöl-Nahrungsergänzungsmittel einzunehmen, ohne weiter zur Gesamtbelastung mit oxidierten Fetten beizutragen. Tatsächlich zeigen Studien mit Fischöl-Nahrungsergänzungsmitteln im Rahmen einer Ernährung ohne Pflanzenöle die besten Ergebnisse. In einer solchen Studie kam es bei mehr als der Hälfte der Patienten zu einer mäßigen bis ausgezeichneten Besserung ihrer Psoriasis, während weitere 20 Prozent eine leichte Besserung erfuhren.[33]

Fischöl-Nahrungsergänzungsmittel haben sich im Rahmen einer aggressiven medikamentösen Behandlung von rheumatoider Arthritis als hilfreich erwiesen.[34] In einer Studie am Royal Adelaide Hospital in Australien wurde Patienten, die mit einer »dreifachen DMARD-Therapie« (Methotrexat, Sulfasalzin und Hydroxychloroquin) behandelt wurden, eine hohe Dosis Fischöl (fünf Gramm EPA und DHA pro Tag) verabreicht. Es stellte sich heraus, dass bei ihnen die Wahrscheinlichkeit eines Rückgangs der Erkrankung doppelt so hoch war wie bei Patienten, die eine niedrige Dosis (0,4 Gramm) einnahmen. Fischöl-Nahrungsergänzungsmittel können daher eine konventionelle medikamentöse Behandlung wirksam ergänzen.

Fischöl-Nahrungsergänzungen haben gegenüber dem Verzehr von mehr Fisch den Vorteil, dass damit eine höhere Tagesdosis erreicht werden kann. Es können täglich mindestens drei bis vier Gramm EPA und DHA erforderlich sein, um einen signifikanten Unterschied bei Psoriasis und Arthritis zu erzielen,[35] was einen täglichen Verzehr von 150 bis 170 Gramm Fisch mit hohem Omega-3-Gehalt bedeuten würde (bei Kindern mit juveniler Arthritis war eine Tagesdosis von zwei Gramm wirksam).[36] Um das tägliche Ziel zu erreichen, ist es langfristig wahrscheinlich einfacher, ein paar Mal pro Woche Lachs, Sardinen oder Makrelen zu essen und zusätzlich täglich zwei bis vier Gramm (2000–4000 Milligramm) Fischöl in Form eines Nahrungsergänzungsmittels einzunehmen.

Wir können auch versuchen, ein Fischöl-Nahrungsergänzungsmittel zu wählen, dessen Oxidationswahrscheinlichkeit gering ist. Der wichtigste Faktor scheint die Frische des Nahrungsergänzungsmittels zu sein. In einer Studie hatten beinahe alle getesteten Fischöl-Produkte, die noch mindestens zweieinhalb Jahre haltbar waren, geringere Oxidationswerte.[37] Einige weitere Faktoren, die bei der Wahl eines Nahrungsergänzungsmittels zu bedenken sind:

- Licht trägt während der Aufbewahrung stark zur Oxidation bei. Wählen Sie daher ein Produkt in einer dunklen oder blickdichten Flasche.
- Bei Krill-Öl wurden besonders hohe Oxidationswerte festgestellt.[38]
- Softgel-Kapseln haben niedrigere Oxidationswerte als in Flaschen abgefülltes Fischöl.[39]
- Öle in Triglyceridform werden besser resorbiert als andere Formen.[40]
- Im Zweifelsfall eine Kapsel aufschneiden, um das Öl zu riechen und zu kosten. Es sollte nur leicht nach Fisch schmecken und nicht ranzig riechen.
- Achten Sie auf eine hohe Konzentration an EPA und DHA pro Kapsel – mindestens 1000 Milligramm.

Eine ausgezeichnete Wahl ist Nordic Naturals Ultimate Omega 2X. Die Firma setzt einen selbstentwickelten sauerstofffreien Herstellungsprozess ein, um eine Oxidation zu verhindern, und berichtet, dass die Oxidationsmarker in ihren Produkten deutlich unter den Standardgrenzwerten liegen. Eine weitere gute Wahl ist Garden of Life Minami Platinum, das mit einem Kohlendioxidverfahren produziert wird, um die Oxidation zu begrenzen. Die Firma berichtet ebenfalls, dass von unabhängigen Labors akzeptable Oxidationsgrade bestätigt werden.

Wie bei jedem Nahrungsergänzungsmittel sollten Sie auch bei einer Nahrungsergänzung mit Fischöl vor Beginn der Einnahme mit Ihrem Arzt sprechen. Es gibt Bedenken, dass sich bei Menschen, die mit einem Blutverdünner behandelt werden, das Blutungsrisiko erhöhen könnte, auch wenn dies aktuell in Tests mit moderaten Dosen von Fischöl in Kombination mit Warfarin nicht beobachtet wurde.[41]

Olivenöl kaufen

Genau wie Fischöl und andere Speiseöle enthält Olivenöl – wenn auch in einer viel geringeren Konzentration als Samen und Fischöl – mehrfach ungesättigte Fettsäuren, die schadensanfällig sind. Zum Glück enthält Olivenöl auch Dutzende von antioxidativen Verbindungen, die dazu beitragen, das Öl vor Oxidation zu schützen.

Natives Olivenöl extra enthält mehr solche Verbindungen als einfaches natives oder »light« Olivenöl. In vielen Ländern gibt es strenge Richtlinien für die Klassifizierung von Öl als »natives Öl extra«, doch leider ist nicht jedes Öl, das als natives Olivenöl extra deklariert ist, auch tatsächlich ein solches. 2010 stellten Forscher an der University of California fest, dass die Mehrzahl getesteter Olivenölproben den US-amerikanischen oder internationalen Standards für »natives Olivenöl extra« nicht entsprach und zwar meistens, weil die Öle oxidiert oder von schlechter Qualität waren.[42]

Fachleute empfehlen, Olivenöl nur innerhalb von 15 Monaten nach dem Erntedatum zu kaufen. Zudem schmeckt und riecht man normalerweise, ob ein Olivenöl frisch und von guter Qualität ist. Natives Olivenöl extra von guter Qualität schmeckt leicht bitter und pfeffrig, hat eine grünliche Farbe und einen frischen, grasigen Geruch. Ein Öl, das oxidiert oder von schlechter Qualität ist, riecht muffig, wachsähnlich oder ranzig. Um die Oxidation weiter zu minimieren und den Polyphenolgehalt zu bewahren, kaufen Sie Olivenöl in einer dunklen Glasflasche und bewahren es in einem Schrank nicht zu nah am Herd auf.

Meinungsverschiedenheiten gibt es darüber, ob man Olivenöl zum Kochen verwenden sollte. Aktuell ergibt sich gemäß entsprechenden Forschungsarbeiten unter dem Strich, dass Olivenöl ausreichend stabil ist, um damit zu kochen, insbesondere bei mäßigen Temperaturen. Olivenöl enthält nicht nur mehrfach ungesättigte Fettsäuren, sondern auch mehr als 20 verschiedene antioxidativ wirkende Verbindungen, die die Oxidation beim Kochen in Grenzen halten.[43]

Avocados und Avocadoöl

Avocados sind eine weitere gute Quelle für entzündungshemmendes Fett. Wie im Olivenöl ist auch in der Avocado das vorherrschende Fett einfach ungesättigte Ölsäure. Verarbeitetes Avocadoöl hat beim Kochen eine ähnliche oxidative Stabilität wie Olivenöl. Es ist jedoch recht oxidationsanfällig, wenn es über längere Zeit bei Zimmertemperatur Licht ausgesetzt ist, daher sollte es in einer dunklen Flasche gekauft werden.[44] Frische Avocados sind sogar noch besser, da sie besonders reich an Antioxidantien wie Vitamin E sind.

Diese Öle sollten Sie meiden

Wenn Sie Olivenöl als primäres Öl verwenden, können Sie leichter die beiden Fettkategorien umgehen, die am meisten zu Entzündungen beitragen: raffinierte Samenöle und gesättigtes Fett.

Samenöle

Raffinierte Samenöle wie Raps-, Soja- und Sonnenblumenöl enthalten bedeutende Mengen mehrfach ungesättigter Fettsäuren, die recht instabil sind.[45] Folglich oxidieren diese Öle schnell, wenn sie Hitze oder Licht ausgesetzt sind.[46] Der Verzehr von zuviel oxidiertem Fett trägt auf vielerlei Weise zu Entzündungen bei, zum Beispiel durch eine Erhöhung oxidierter LDL (Low Density Lipoprotein).[47]

Olivenöl hingegen enthält nur rund zehn Prozent mehrfach ungesättigte Fettsäuren neben einer hohen Konzentration an antioxidativen Polyphenolen, die die Oxidation einschränken. Daher kann Olivenöl beim Kochen bis zu einem gewissen Grad stabil bleiben, ohne nennenswert zu oxidieren.[48]

Die Fette in Samenölen sind auch deswegen problematisch, weil sie sehr leicht in Transfette umgewandelt werden können, insbesondere durch starkes Erhitzen.[49] Transfette können Entzündungen im gesamten Körper verstärken (dies spiegelt sich beispielsweise in höheren Konzentrationen von TNF, IL-6 und CRP wider).[50] Olivenöl ist daher eindeutig die bessere Wahl und Öle wie Raps- und Sonnenblumenöl sollten nur gelegentlich verwendet werden. Falls Sie Samenöl regelmäßig verwenden wollen, ist Distelöl (Safloröl) mit einem hohen Anteil veresteter Ölsäure die beste Wahl, da seine Zusammensetzung dem Olivenöl etwas ähnlicher ist als andere Samenöle.

Beachten Sie, dass Nussöle im Allgemeinen ebenfalls gemieden werden sollten, da sie leicht oxidierbar sind.[51] Die Ausnahme ist Macadamianussöl, da es überwiegend mehrfach ungesättigte Fettsäure enthält und daher stabiler ist.

Gesättigte Fette

Für alle, die über Gesundheitsthemen auf dem Laufenden sind, mag es veraltet wirken, von gesättigten Fetten abzuraten. Gesättigtes Fett wurde lange Zeit diffamiert, weil es angeblich eine Rolle bei Herzkrankheiten spielt, was zwischen den 1960er- und 1990er-Jahren zu einer Abkehr von tierischen Fetten und einer Hinwendung zu raffinierten Pflanzenölen führte. Etwa ab 2007 wurde jedoch ernsthaft in Frage gestellt, dass ein Zusammenhang zwischen gesättigtem Fett und Herzkrankheiten besteht. Im folgenden Jahrzehnt konnte in vielbeachteten Studien nicht festgestellt werden, dass gesättigtes Fett das Risiko erhöht, an einer Herzkrankheit zu sterben.[52] Der Meinungsstreit hält bis heute an, die Tendenz geht jedoch inzwischen eindeutig dahin, mehr gesättigte Fette wie Kokosöl, Ghee und Palmöl zu verwenden, besonders bei den Befolgern einer Paleo-Diät.

Einige Autoren, die ursprünglich die Paleo-Diät populär machten, haben vor übermäßig viel gesättigtem Fett gewarnt (Loren Cordain, Robb Wolf und Sarah Ballantyne), viele andere Befürworter der Paleo-Diät propagieren hingegen, dass gesättigtes Fett gesund sei, und empfehlen Kokosöl und Ghee als primäre Kochfette.

Gesättigtes Fett ist jedoch für Menschen mit entzündlichen Erkrankungen definitiv ein Problem, wie mehrere bahnbrechende Studien inzwischen gezeigt haben. In einer 2016 in der Zeitschrift *Metabolism* veröffentlichten Studie wurden in einem randomisierten Crossover-Test bei zwölf jungen Frauen für die Dauer von drei Wochen die Wirkungen einer an Palmitinsäure oder Ölsäure reichen Ernährung verglichen[53] (Palmitinsäure ist eine verbreitete gesättigte Fettsäure und Ölsäure ist die einfach ungesättigte Fettsäure in Olivenöl). Die Wissenschaftler untersuchten die Entzündungsmediatoren im Blut und die Konzentrationen, die von den Immunzellen produziert wurden, wenn diese durch bakterielle Nebenprodukte stimuliert wurden. Selbst über diesen kurzen Zeitraum führte die Ernährung mit viel gesättigtem Fett zu höheren Werten bei Entzündungsmediatoren wie IL-6 und IL-1β. Beide spielen bei Psoriasis und Arthritis eine Rolle.

In einer ähnlichen Studie, die im *Journal of Nutritional Biochemistry* veröffentlicht wurde, stellten die Forscher fest, dass bei gesunden Erwachsenen, die ihren üblichen Verzehr von Palmitinsäure über einen Zeitraum von drei Wochen reduzierten, die Immunzellen signifikant niedrigere Konzentrationen an Entzündungsmediatoren wie IL-1β und TNF produzierten. Wenn die freiwilligen Probanden anschließend den Verzehr von Palmitinsäure erhöhten, nahm die TNF-Konzentration im Blut wieder zu.[54]

Die Resultate dieser Studien beim Menschen stimmen mit dem überein, was kürzlich auf Molekularebene entdeckt wurde: Gesättigte Fette können Schlüsselrezeptoren (sogenannte TLR-4 und NLRP3) aktivieren und dadurch die Freisetzung entzündlich wirkender Zytokine auslösen.[55] Auf diese Weise stimulieren gesättigte Fette Entzündungen in einer Reihe verschiedener Zelltypen wie diverser Immunzellen,[56] Skelettmuskeln,[57] Zellen, die die Koronararterien auskleiden,[58] Zellen in der Placenta[59] und Gehirnzellen.[60]

Praktisch gesehen bedeuten diese Forschungsergebnisse, dass Patienten mit entzündlichen Krankheiten definitiv versuchen sollten, den Verzehr gesättigter Fette so gering wie möglich zu halten. Die langkettigen gesättigten Fette, die in Palmöl und tierischen Kochfetten enthalten sind, sind wahrscheinlich am schlimmsten.[61] Die mittelkettigen gesättigten Fettsäuren in Kokosöl sind ebenfalls entzündungsfördernd, aber in geringerem Ausmaß.[62]

Kokosöl kann aber auch auf andere Weise zu einer Entzündung beitragen – indem es den Transport bakterieller Nebenprodukte durch die Darmwand erleichtert. Wie weiter oben besprochen, ist Endotoxin, auch bekannt als Lipopolysaccharid, ein Bestandteil bestimmter Darmbakterien, der, einmal in den Kreislauf gelangt, zu einer systemischen Entzündung führen kann. Bereits eine kleine Menge Endotoxin kann eine ausgedehnte entzündliche Reaktion auslösen.

In einer gut angelegten randomisierten Studie mit 20 gesunden Erwachsenen, die 2016 veröffentlicht wurde, stellten Forscher fest, dass Fischöl die Konzentration an Endotoxin im Blut nach einer Mahlzeit senkte, während diese durch Kokosöl signifikant zunahm. Olivenöl und Traubenkernöl hatten kaum Auswirkungen.[63]

Die Fette in Kokosöl scheinen die weitgehend einmalige Fähigkeit zu haben, den Transport von Endotoxin durch die Darmbarriere zu erleichtern.[64] In Tier- und Laborstudien wurde festgestellt, dass der Transport von Endotoxin durch die Darmbarriere in Anwesenheit von Kokosöl um 60 Prozent höher war, sogar ohne dass eine Schädigung der Darmbarriere zu beobachten gewesen wäre.[65] Forscher glauben inzwischen, dass die Fettsäuren in Kokosöl dazu beitragen, »Lipid Rafts« (Lipidflöße) zu bilden, die Endotoxin durch die Darmbarriere transportieren.[66]

Insgesamt liefert uns die neuere Forschung über gesättigte Fette gute Gründe, unsere Ernährung nicht durch zusätzliche gesättigte Fette in Form von Kokosöl, Butter, Palmöl oder tierischen Kochfetten zu ergänzen. Durch das Meiden dieser zugesetzten Fette bleibt im Speiseplan Raum für die kleinen Mengen gesättigten Fettes, die in magerem tierischem Eiweiß enthalten sind. Am Ende dieses Kapitels werden die besten Optionen für tierisches Eiweiß in einer Tabelle aufgeführt.

Omega-6-Fettsäuren

Ein weiteres Problem bei tierischen Fetten ist, dass diese eine sehr hohe Konzentration an einem besonderen Typ von Omega-6-Fettsäuren haben können, der sogenannten Arachidonsäure (AA). Einige Formen der Omega-6-Fettsäuren, wie zum Beispiel die Linolsäure, die in Nüssen und Samen vorkommt, scheinen wenig Einfluss auf Entzündungen zu haben.[67, 68] Hohe Konzentrationen an Arachidonsäure hingegen, der Typ, der in vielen tierischen Nahrungsmitteln vorkommt, wurden in Zusammenhang mit Psoriasis und anderen entzündlichen Erkrankungen gebracht.[69]

Das ist kein ausreichender Grund, um tierisches Eiweiß zu meiden. Vegetarische und vegane Ernährungsformen sind überraschenderweise nicht sonderlich wirksam bei der Eindämmung von Psoriasis oder Arthritis. Ein veganer Speiseplan enthält nur sehr wenig Arachidonsäure, die Ergebnisse von Versuchen mit veganer Ernährung bei Arthritis waren jedoch enttäuschend.[70] In einer der wenigen Studien, die einen signifikanten Vorteil einer veganen Ernährung zeigten, kamen die Forscher zu dem Schluss, dass der Rückgang der Arthritis-Symptome höchstwahrscheinlich der Tatsache zuzuschreiben war, dass die Ernährung während dieses Versuchs auch glutenfrei war.[71] In jüngerer Zeit zeigte sich, dass eine Diät, bei der sorgfältig auf einen niedrigen Gehalt an Arachidonsäure geachtet wurde, bei Patienten mit rheumatoider Arthritis die Anzahl der schmerzhaften Gelenke lediglich um 14 Prozent reduzierte.[72]

Es lohnt sich daher nicht, Arachidonsäure strikt auszuschließen, jedoch kann es klug sein, Lebensmittel zu meiden, die einen extrem hohen Gehalt dieses Fettes haben. Dies sind:

- Fettes Schweinefleisch wie Speck
- Innereien
- Walnussöl
- Zucht-Tilapia
- Regenbogenwildforelle

Der wahre Vorteil eines geringeren Konsums von Arachidonsäure könnte darin liegen, dass Sie mehr von dem zusätzlichen Verzehr von Fisch und Fischöl profitieren. Omega-3-Fettsäuren unterdrücken Entzündungen bei geringerer Aufnahme von Arachidonsäure deutlich besser.[73]

ZUSAMMENFASSUNG ZU FETTEN UND ÖLEN

Die Fette, die bei der mediterranen Ernährung im Mittelpunkt stehen, haben in hohem Maße die Fähigkeit, Entzündungen zu reduzieren. Daher sollten wir versuchen, den Großteil unserer Fette aus Fisch, Olivenöl und Avocados zu beziehen. Wenn wir den Schwerpunkt auf diese Lebensmittel legen, nutzen wir nicht nur das entzündungshemmende Potenzial der einfach ungesättigten und Omega-3-Fettsäuren, sondern meiden auch schädlichere Fette wie gesättigtes Fett und oxidiertes Samenöl. Letztlich ist die Wahl der richtigen Fette und Öle eine wirkungsvolle Möglichkeit, das Immunsystem zu beruhigen.

BEVORZUGTE PROTEINE

Beste tierische Proteine	**Einschränken** (2–3-mal pro Monat)	**Meiden**
• Echter Bonito • Flunder • Gelbflossen-Thunfisch • Hähnchen (ohne Haut) • Kabeljau • Lachs • Lamm, ohne Fett • Mageres Rindfleisch • Mageres Schweinekotelett • Makrele • Sardinen • Schellfisch • Schinken • Schweinefilet • Schweinerücken • Sonstiger Fisch mit wenig Quecksilber • Thunfisch light aus der Dose • Truthahn	• Chilenischer Zackenbarsch (Hg*) • Ente (S, O6*) • Granatbarsch (Hg*) • Hähnchen mit Haut (S, O6*) • Marmoriertes Rindfleisch (S*) • Pazifischer Heilbutt (Hg*) • Schweinerippchen (S, O6*) • Schweineschulter (S, O6*) • Spanische Makrele (Hg*) • Weißer Thunfisch (Hg*) • Würstchen (S, O6*) • Zackenbarsch (Hg*)	• Blauflossen-Thunfisch (Hg*) • Fetter Bacon (S, O6*) • Innereien (O6*) • Königmakrele (Hg*) • Regenbogenwildforelle (O6*) • Schwertfisch (Hg*) • Zucht-Tilapia (O6*)

** Hg = Quecksilber, S = gesättigtes Fett, O6 = Omega-6-Fettsäure*

ENTZÜNDUNGSHEMMENDE FETTE UND ÖLE

Beste Öle	**Einschränken** (Beschädigte mehrfach ungesättigte Fettsäure)	**Meiden** (Gesättigte und/oder Omega-6-Fettsäuren)
• Avocadoöl • Olivenöl	• Andere Samenöle • Distelöl (Saflor) • Maisöl • Nussöle • Rapsöl • Sojaöl • Sonnenblumenöl	• Entenfett • Ghee • Kokosöl • Palmöl • Schmalz • Talg

KAPITEL 7

PROBLEMSUCHE UND INDIVIDUELLE ANPASSUNG DER ERNÄHRUNG

So finden Sie Ihre persönlichen Trigger-Nahrungsmittel

Bisher habe ich die allgemeinen Richtlinien meines Ernährungsplans zur Reduzierung von Entzündungen beschrieben, deren Befolgung reicht jedoch nicht in jedem Fall aus. Wenn Sie weiterhin unter einer aktiven Entzündung leiden, kann es sich lohnen, weiter zu experimentieren, um herauszufinden, ob Sie individuell empfindlich auf bestimmte Nahrungsmittel reagieren. Hierbei eliminieren Sie systematisch bestimmte Lebensmittel, die bei manchen Menschen mit Autoimmunerkrankungen Symptome auslösen können, und führen Sie anschließend wieder in Ihren Speiseplan ein. Es geht um:

- Häufige Allergene (insbesondere Milchprodukte, Nüsse und Eier)
- Nachtschattengewächse (Tomaten, Paprika, Kartoffeln, Auberginen, bestimmte Gewürze)

Diese Lebensmittel sind nicht für jeden ein Problem. Die einzige Möglichkeit herauszufinden, wie sie sich bei Ihnen auswirken, ist, sie für ein oder zwei Monate wegzulassen und dann allmählich wieder einzuführen, wobei Sie Ihre Reaktion sorgfältig beobachten. Ziel ist es, eine persönliche Erhaltungsdiät zu entwickeln, die auf Ihre besonderen Empfindlichkeiten zugeschnitten ist.

Nahrungsmittelallergien identifizieren

Auch wenn die meisten Nahrungsmittelallergien rasch deutliche Symptome auslösen, können einige Nahrungsmittelallergien und -unverträglichkeiten selbst dann zu Autoimmunkrankheiten beitragen, wenn allergische Symptome fehlen.

Für Menschen, die an Nahrungsmittelallergien leiden, kann es überaus hilfreich sein, den Übeltäter zu identifizieren und zu eliminieren – was in seltenen Fällen sogar zu einem vollständigen Verschwinden von Gelenkschmerzen führt. So wird ein Arzt im *British Medical Journal* 1981 wie folgt zitiert: »Niemand wäre so verrückt zu behaupten, dass jeder Fall von rheumatoider Arthritis mit einer Nahrungsmittelallergie zusammenhängt, aber selbst wenn dies nur in einem von 20 Fällen zutrifft – und ich vermute, es sind deutlich mehr Fälle –, frage ich mich, ob wir das Recht haben, eine so einfache, sichere, kurze und nicht-invasive Untersuchung bei einer Erkrankung, die so schrecklich chronisch wird, nicht durchzuführen.«[1]

In den letzten 20 Jahren gab es in medizinischen Fachzeitschriften eine Flut von Fallberichten über Patienten mit schwerer rheumatoider Arthritis, deren Zustand sich spektakulär besserte, wenn sie ein Allergen aus ihrer Ernährung strichen.[2] In jedem dieser Fälle gingen Gelenkschmerzen, Schwellungen und Steife zurück oder verschwanden ganz, während die Patienten sich »allergenfrei« ernährten, gefolgt von einer eindeutigen Verschlimmerung nach wiederholten Blindversuchen. Bei diesen Blindversuchen wurden die Nahrungsmittel in Kapseln versteckt, um sicherzustellen, dass sowohl der Patient als auch die medizinische Fachkraft, die die Arthritissymptome bewertete, nicht wusste, welches Nahrungsmittel jeweils getestet wurde.

Eine Nahrungsmittelallergie spielt wohl auch bei juveniler Arthritis eine Rolle; so gibt es Berichte von Kindern, die vollständig gesund wurden, nachdem ein Allergen eliminiert wurde (häufig Kuhmilch).[3] In einer kleinen Studie wurde auch festgestellt, dass sich der Zustand eines signifikanten Anteils von Patienten mit »Spondyloarthritis« (einschließlich ankylosierender Spondylitis und Psoriasis-Arthritis) nach der Eliminierung von Milchprodukten besserte.[4] Die Schwere der Schmerzen nahm ab, die morgendliche Gelenksteife verbesserte sich genauso wie weitere Symptome an Gelenken und Wirbelsäule. Viele Patienten dieser Studie, die darauf gut reagiert hatten, befolgten die milchfreie Ernährung auch noch nach zwei Jahren und einige konnten sämtliche Medikamente absetzen.

Heute schätzen Forscher, dass Nahrungsmittelallergien auf rund fünf Prozent der Fälle von rheumatoider Arthritis Einfluss haben.[5] Wir wissen noch nicht, wie bedeutend die Rolle einer Allergie bei anderen Autoimmunerkrankungen ist, jedoch sind Einzelberichte über Reaktionen auf Milchprodukte, Nüsse und Eier besonders häufig unter Patienten mit Psoriasis und verschiedenen Formen von Arthritis, die durch Autoimmunerkrankungen bedingt sind.

Das Aufspüren von Nahrungsmittelallergien kann ein mühsamer Prozess sein. Die einzige zuverlässige Methode ist, eine Eliminationsdiät durchzuführen und dann systematisch jeweils ein Nahrungsmittel nach dem anderen wieder einzuführen. Die meisten Eliminationsdiäten konzentrieren sich auf eine Reihe von Nahrungsmitteln, die für über 90 Prozent aller ernsten Nahrungsmittelallergien verantwortlich sind. Diese Nahrungsmittel sind:

- Milchprodukte
- Eier
- Nüsse
- Weizen
- Soja
- Mais
- Krustentiere

Man kann auch versteckte Allergien und Unverträglichkeiten gegenüber vielen anderen Nahrungsmitteln haben. Um herauszufinden, welche anderen Nahrungsmittel Sie eventuell eliminieren sollten, können ein Hautpricktest und Bluttests hilfreich sein. Bei diesen Tests wird die Antikörperklasse bestimmt, die mit echten Allergien in Zusammenhang steht, die sogenannten IgE-Antikörper. Es gibt auch Bluttests für Antikörper, die in Zusammenhang mit verzögerten Überempfindlichkeiten stehen, die sogenannten IgG-Antikörper. IgG-Tests sind weniger zuverlässig als IgE-Tests, da sie viele falsch positive Ergebnisse liefern können und normalerweise nur Nahrungsmittel widerspiegeln, die in den zurückliegenden Wochen gegessen wurden. (Es gibt auch einen Untertyp des IgG-Antikörpers, IgG4, der die Verträglichkeit eines Nahrungsmittels anstatt einer Überempfindlichkeit dagegen anzeigen kann.)

Wenn wir sie mit einer gesunden Prise Skepsis betrachten, können die Ergebnisse von Allergie- und Verträglichkeitstest dennoch nützlich sein. Je mehr Informationen uns als Richtwert für unsere Eliminationsdiät zur Verfügung stehen, desto wahrscheinlicher werden wir mögliche Übeltäter identifizieren, die zu einer Entzündung beitragen.

Zu beachten ist auch Folgendes: Selbst wenn die Ergebnisse von IgE- und IgG-Tests für die üblichen, oben aufgeführten Allergene negativ sind, kann es sich dennoch lohnen, vorübergehend einige dieser Nahrungsmittel zu eliminieren, insbesondere die schlimmsten Missetäter – Nüsse, Eier und Milchprodukte. Der Grund dafür ist, dass die aktuell verfügbaren Tests auch falsch negative Ergebnisse liefern können, das heißt, dass es ihnen nicht immer gelingt, echte Probleme zu erkennen. Zu falsch negativen Ergebnissen kann es kommen, wenn Sie eine IgG-Unverträglichkeit haben, einige Zeit vor dem Bluttest jedoch das entsprechende Nahrungsmittel nicht gegessen haben, oder wenn es nur zu einer lokalen Antikörperreaktion kommt, die auf den Darm beschränkt ist und den allgemeinen Blutkreislauf nicht betrifft. In Studien wurde tatsächlich festgestellt, dass einige Arthritispatienten Antikörper gegen Nahrungsmittel nur im Darm aufweisen, nicht im allgemeinen Kreislauf, sodass diese »Allergien« bei Standardtests nicht erfasst würden.[6]

Allergologen und andere Ärzte zweifeln häufig am Wert von IgG-Tests auf Nahrungsmittelunverträglichkeiten. Wenn die Ergebnisse jedoch nur als Richtlinie für eine Eliminationsdiät verwendet werden, können diese Tests für Menschen mit Autoimmunerkrankung durchaus sinnvoll sein. Als ein Beispiel für eine IgG-Unverträglichkeit, die zu Arthritis beitrug, beschrieb ein Fallbericht, der in der Zeitschrift *Arthritis and Rheumatism* veröffentlicht wurde, eine Patientin, die seit elf Jahren an rheumatoider Arthritis litt und das Gefühl hatte, ihre Symptome würden durch bestimmte Nahrungsmittel verstärkt.[7] Bluttests zeigten keine Milchallergie anhand von IgE-Antikörpern, jedoch eine Zunahme von IgG-Antikörpern nach Milchverzehr. Nach einem Monat hypoallergener Ernährung hatten sich ihre Gelenkschmerzen und die Gelenksteife stark gebessert. Nun unterzog man sie blinden Provokationstests mit verschiedenen Nahrungsmitteln oder einem Placebo, alles versteckt in einer Kapsel. Bei jeder Provokation mit Milch zeigte sie eine deutliche Verschlimmerung mit einer Zunahme von Schwellungen und Schmerzen in den Gelenken, die ihren Höhepunkt jeweils 24 bis 48 Stunden nach der Provokation erreichten.

Praktische Tipps für die Allergie-Eliminationsdiät

Am schwierigsten bei der Elimination von Milchprodukten und Eiern ist es, neue Frühstücksvarianten zu finden. Gute Optionen sind:

- Smoothies, hergestellt aus Kollagenpeptidpulver, Grüngemüse und TK-Beeren
- Fleischfrikadellen oder Geflügelwürstchen
- Reste vom Abendessen
- Schinken- oder Putenaufschnitt
- Lachs

Die Anpassungen werden mit der Zeit einfacher, vor allem, wenn Sie das Frühstück einfach als eine weitere Mahlzeit auffassen und nicht als eine Mahlzeit, zu der typische Frühstücksspeisen gehören.

Eine weitere Herausforderung, die sich beim Eliminieren von Milchprodukten stellt, ist eine ausreichende Aufnahme von Kalzium. Zu guten milchfreien Kalziumquellen gehören grünes Blattgemüse wie Grünkohl oder Blattkohl und Dosenlachs oder Sardinen mit Gräten. Viele Menschen sind überrascht, wenn sie hören, dass 200 Gramm gekochtes Blattgemüse ebensoviel Kalzium liefert wie ein Glas Milch.[8] Kalzium aus Brokkoli, Pak Choi und Grünkohl wird leicht resorbiert, Kalzium aus Spinat nicht. Für Kinder kann eine Kalziumergänzung nötig sein. Beachten Sie, dass Sie nur sehr wenig Kalzium im Essen brauchen, wenn Sie ein Nahrungsergänzungsmittel mit einer hohen Dosis Vitamin D einnehmen, weil Vitamin D die Kalziumresorption erleichtert.

Wenn Sie letztlich langfristig auf Milchprodukte und Eier verzichten, könnte es sinnvoll sein, als Nahrungsergänzung Vitamin A einzunehmen (oder sicherzustellen, dass Ihr Multivitaminpräparat den Großteil der empfohlenen Tagesmenge liefert). Butter und Eier sind häufig die wichtigste Nahrungsquelle für die aktive Form von Vitamin A (auch als Retinol bezeichnet). Viele pflanzliche Lebensmittel enthalten Vorläufer von Vitamin A (wie Betacarotin), wobei der Umwandlungsprozess bei manchen Menschen möglicherweise nicht wirksam funktioniert. Vitamin A ist für die Immunregulierung entscheidend, weil es die regulierenden T-Zellen ankurbelt und die entzündlich wirkenden Th17-Zellen unterdrückt, die bei Autoimmunität eine Rolle spielen.

Zusätzliche Tipps

- Lesen Sie die Lebensmittelkennzeichnungen sorgfältig, um auch kleine Mengen allergener Nahrungsmittel zu erkennen. Wenn eine Allergie vorliegt, kann bereits eine sehr geringe Dosis die Immunreaktion aufrechterhalten und die Ergebnisse der Eliminationsdiät verschleiern.
- Die geringen Spuren von Kuhmilch in probiotischen Nahrungsergänzungsmitteln dürften zu belanglos sein, um eine Reaktion hervorzurufen. Sie können jedoch auch mit milchfreien Probiotika wie GutPro Infant Powder, Jarrow Allergen Free oder Renew Life auf der sicheren Seite bleiben.
- Eliminieren Sie die üblichen Allergene mindestens einen Monat oder auch länger, falls die Ergebnisse unklar sind.
- Wenn Sie für einen Provokationstest bereit sind, beginnen Sie mit einer kleinen Menge des zu testenden Nahrungsmittels und steigern Sie die Menge jeden Tag für die Dauer einer Woche oder bis Sie eine Reaktion beobachten.
- Zu einer positiven Reaktion können andere Symptome als die üblichen Haut- oder Gelenksymptome gehören. Wenn ein Nahrungsmittel beispielsweise Bauchschmerzen verursacht, kann es langfristig zu Arthritis-Symptomen beitragen.
- Warten Sie zwischen den einzelnen Provokationstests mindestens eine Woche oder bis die Symptome wieder auf Normalwerte zurückkehren, falls eine positive Reaktion aufgetreten ist.
- Testen Sie die Nahrungsmittel »pur«, damit keine anderen Inhaltsstoffe die Ergebnisse stören können (essen Sie zum Testen von Milchprodukten zum Beispiel Naturjoghurt).
- Verzichten Sie auf Provokationstests, wenn Sie schon einmal eine anaphylaktische Reaktion hatten.
- Die Proteine mit dem höchsten allergenen Potenzial in Eiern sind im Eiweiß enthalten. Wenn Sie daher auf ganze Eier reagieren, kann es sich lohnen, das Eigelb gesondert zu testen.
- Führen Sie verschiedene Nüsse einzeln wieder ein, da manche Menschen auf alle Nüsse reagieren, andere hingegen nur auf bestimmte Sorten.

- Wenn Sie feststellen, dass Sie auf Kuhmilch reagieren, kann es sich lohnen, Produkte aus Ziegen- oder Schafsmilch zu testen. Manche Menschen mit Kuhmilchallergie haben eine Kreuzreaktion auf die ähnlichen Proteine in diesen anderen Milchformen, für andere jedoch können sie problemlos verträglich sein.[9]

Allergie-Imitator: Unverträglichkeit von chemischen Substanzen in Nahrungsmitteln

Falls Sie bei sich Reaktionen auf zahlreiche Nahrungsmittel feststellen und falls diese Reaktionen unbeständig und unvorhersehbar sind, ziehen Sie in Betracht, dass diese vielleicht keine echte Allergie oder keine auf IgG-basierte Unverträglichkeit widerspiegeln. Vielmehr kann es sein, dass für Sie natürliche chemische Substanzen in Nahrungsmitteln wie Histamin und Salicylate unverträglich sind. Bisher ist noch nicht klar, in welchem Ausmaß sich diese Reaktionen auf Psoriasis oder Arthritis auswirken, daher dürfte das Testen einer Überempfindlichkeit gegenüber diesen Nahrungsmitteln für die meisten Menschen keine Priorität haben. Wenn Sie jedoch andere Symptome aufweisen als solche, die für eine Unverträglichkeit von chemischen Substanzen in Nahrungsmitteln typisch sind (wie Kopfschmerzen, Hitzewallungen und Schwindel nach dem Verzehr bestimmter Speisen) oder wenn Sie Reaktionen auf Nahrungsmittel festgestellt haben, die eine sehr hohe Konzentration an Aminen oder Salicylaten enthalten, lohnt es sich, auch diese Möglichkeit auszuloten.

Zu den häufigsten Symptomen bei einer Unverträglichkeit von Aminen und/oder Salicylaten gehören:[10]

- Chronische Nesselsucht
- Hitzewallungen, juckende oder brennende Haut, insbesondere im Gesicht
- Ekzeme
- Asthma
- Verstopfte Nase
- Kopfschmerzen
- Magenschmerzen oder Durchfall

- Niedriger Blutdruck/Schwindel
- Müdigkeit oder Reizbarkeit
- Gelenkschmerzen
- Muskelschmerzen

Nahrungsmittel mit hohem Gehalt an Salicylaten sind beispielsweise: Beeren, Nüsse, Tee, Wassermelonen, Tomaten, Avocados und Gewürze.[11] Aspirin ist eine weitere wichtige Salicylatquelle.

Nahrungsmittel mit hohem Gehalt an Aminen sind beispielsweise: Käse, Schokolade, abgelagertes oder verarbeitetes Fleisch und fermentierte Lebensmittel wie Wein, Sojasauce und Sauerkraut. Zu den Aminen gehören Histamin, Tyramin und mehrere ähnliche chemische Substanzen, die sich bei der Aufspaltung von Proteinen bilden.

Wenn Sie es für möglich halten, dass Sie eine Unverträglichkeit von chemischen Substanzen in Lebensmitteln haben, sollten Sie beachten, dass sich diese Unverträglichkeit häufig völlig anders äußert als eine Allergie. Die Reaktionen sind weniger vorhersehbar und scheinen eine größere Vielfalt an Lebensmitteln zu betreffen. Der Grund dafür ist, dass die Chemikalien in einer breiten Palette von Lebensmitteln enthalten sind, aber erst dann Symptome auslösen, wenn die kumulierte Dosis die Menge übersteigt, die der Körper abbauen oder ausscheiden kann.[12]

Je nach Ihrer persönlichen Reaktionsschwelle muss eine kleine Menge eines bestimmten Lebensmittels keine bemerkbare Wirkung haben. Beim Verzehr einer größeren Menge jedoch oder in Kombination mit anderen problematischen Lebensmitteln kann sich im Tagesverlauf die Konzentration an Aminen oder Salicylaten erhöhen und Symptome auslösen – ganz anders als bei einer Allergie, bei der bereits eine kleine Menge des allergenen Nahrungsmittels jedes Mal vorhersehbar Symptome auslöst.

Inzwischen ist die Untersuchung einer Unverträglichkeit solcher chemischer Substanzen in Lebensmitteln Teil der konventionellen ärztlichen Behandlung von Nesselsucht, Asthma, Ekzemen und chronischen Kopfschmerzen. Dies gilt vor allem für Australien, wo Allergologen in großen Lehrkrankenhäusern in den letzten 30 Jahren führend in der Forschung in diesem Bereich sind.[13] Als Ergebnis dieser Forschung wurde nun festgestellt, dass eine Salicylat-Überempfindlichkeit bei mindestens 20 Prozent der Asthmatiker Anfälle auslöst, während eine Amin-Überempfindlichkeit mit chronischen Kopfschmerzen und dem Reizdarmsyndrom in Verbindung gebracht wurde.[14]

Wahrscheinlich können Amine und Salicylate in derselben Weise zu Gelenkschmerzen und Psoriasis beitragen, wie sie andere Symptome verursachen, aber nur bei Personen mit entsprechender Überempfindlichkeit. Die Allergie-Abteilung des Royal Prince Alfred Hospitals verzeichnet Gelenkschmerzen als häufiges Symptom einer Amin- und Salicylat-Intoleranz.[15] Es gibt auch zahlreiche Einzelberichte über Gelenkschmerzen und Psoriasis, die nach der Eliminierung von Aminen und/oder Salicylaten verschwanden.[16] In einer kleinen Studie wurde festgestellt, dass von einer Gruppe von Patienten mit rheumatoider Arthritis, die eine chemikalienarme Ernährung befolgten (durch Elimination von Zusatzstoffen, Konservierungsmitteln, Obst, rotem Fleisch, Kräutern und Milchprodukten) eine kleine Untergruppe eine auffällige Besserung zeigte und sich dafür entschied, diese Ernährung langfristig beizubehalten.[17]

Wenn Sie bei sich eine Amin- oder Salicylat-Intoleranz vermuten, kann es sich lohnen, den Verzehr von Nahrungsmitteln mit hohen Konzentrationen dieser Chemikalien zu reduzieren. Falls sich dann herausstellt, dass Sie tatsächlich eine Unverträglichkeit gegenüber chemischen Substanzen in Nahrungsmitteln haben, sollten Sie jedoch die zugrunde liegende Ursache angehen, anstatt diese Nahrungsmittel auf unbestimmte Zeit einzuschränken.

Auch wenn die genauen Ursachen individuell verschieden sein können, vermuten Fachleute auf diesem Gebiet stark, dass eine bakterielle Fehlbesiedlung des Dünndarms (SIBO) ein wichtiger Faktor bei der Histamin- und Salicylat-Intoleranz ist. Diese Vermutung stützt sich auf klinische Beobachtungen der Überschneidung zwischen Patienten mit Intoleranz gegenüber Chemikalien in Nahrungsmitteln und Patienten mit SIBO-Symptomen und der häufigen Besserung der Intoleranz gegenüber Chemikalien in Nahrungsmitteln, wenn die SIBO behandelt wird.

Die genauen Mechanismen, die bei einer Überempfindlichkeit gegenüber chemischen Substanzen in Nahrungsmitteln ablaufen, sind noch nicht genau erforscht, dabei scheinen jedoch hyperreaktive Mastzellen eine Rolle zu spielen. Eine Überbesiedlung des Darms durch Bakterien, Hefe oder Parasiten kann zu diesem Prozess beitragen, indem sie die Anzahl und die Aktivierung von Mastzellen erhöht. Es handelt sich dabei um eine Form des »Mastzellen-Aktivierungssyndroms«. Wenn es zu viele Mastzellen gibt und diese sich in einem aktiven Zustand befinden, entstehen die besten Voraussetzungen für Überreaktionen auf Salicylate und andere Chemikalien in Nahrungsmitteln.[18] (Man beachte, dass Mastzellen auch Schlüsselfiguren im entzündlichen Prozess bei Psoriasis und Arthritis sind.)[19]

Zudem wissen wir, dass viele der Bakterien, die im Dickdarm SIBO oder Dysbiose verursachen können, große Mengen Histamin bilden können, wodurch unsere natürlichen Histamin-Abbaumechanismen überfordert werden. Ob dies auch bei Ihnen ein Faktor sein könnte, lässt sich durch einen umfassenden Stuhltest wie GI-Map herausfinden. Zu den Histamin produzierenden Bakterien gehören *E. coli*, *Citrobacter* und *Morganella morganii*.[20] *Candida*-Hefe und verschiedene Parasiten können ebenfalls die Histaminproduktion auslösen. Wird diese Überbesiedlung mit den in Kapitel 3 beschriebenen Strategien und einer zucker- und stärkeärmeren Ernährung angegangen, kann sich eine Intoleranz gegenüber Chemikalien in Nahrungsmitteln daher signifikant verbessern.

Dazu können auch weitere Faktoren zum Beispiel genetischer und hormoneller Art beitragen (insbesondere eine Störung bei den Schilddrüsen- und Nebennierenhormonen). In einigen Fällen kann auch Zöliakie eine Rolle spielen, weil bei einer Schädigung der Darmauskleidung das Enzym zurückgeht, das Histamin abbaut (Diaminoxidase). Für die meisten Menschen, die eine Intoleranz gegenüber Chemikalien in Nahrungsmitteln haben, empfiehlt es sich jedoch, zuerst mithilfe der in den vorherigen Kapiteln besprochenen Ansätze die Überbesiedlung mit Krankheitserregern zu reduzieren.

Eine andere Möglichkeit, die Histaminunverträglichkeit zu reduzieren, ist eine Nahrungsergänzung mit hochdosiertem Vitamin C. Wie sich gezeigt hat, reduzieren zwei Gramm pro Tag die Histaminkonzentrationen im Blut und die biologischen Auswirkungen von Histamin signifikant.[21] Für Menschen mit Salicylatunverträglichkeit kann auch eine Nahrungsergänzung mit Fischöl sinnvoll sein. In einer kleinen Studie wurde festgestellt, dass eine Nahrungsergänzung mit zehn Gramm Fischöl pro Tag für die Dauer von sechs bis acht Wochen bei drei Patienten mit schwerer Salicylatunverträglichkeit zu einem vollständigen oder beinahe vollständigen Rückgang der Symptome führte.[22] Dies ist eine übermäßig hohe Dosis Fischöl, möglicherweise könnte langfristig aber auch eine geringere Dosis (zum Beispiel zwei Gramm pro Tag) dazu beitragen, eine Salicylatunverträglichkeit zu reduzieren.

Nachtschattengewächse

Die letzte hier aufgeführte Kategorie von Lebensmitteln, denen gegenüber manche Menschen eine besondere Empfindlichkeit aufweisen können, sind Obst, Gemüse und Gewürze aus der Familie der Nachtschattengewächse. Nachtschattengewächse werden seit Langem mit Arthritis in Zusammenhang gebracht, alles fing jedoch mit den Beobachtungen eines Gemüsegärtners namens Norman Childers an, der in den 1970er-Jahren vermutete, seine eigene Arthritis sei durch Kartoffeln, Tomaten und Auberginen ausgelöst worden.[23] Er erkannte, dass diese Sorten alle zur Pflanzenfamilie der *Solanaceae* gehören – historisch bekannt als Nachtschattengewächse, weil zu dieser Familie auch der tödliche Nachtschatten gehört, den die Römer verwendeten, um Feinde zu vergiften. Die Familie der Nachtschattengewächse umfasst Tausende von Pflanzen, von denen viele giftig oder ungenießbar sind, wie zum Beispiel der Tabak. Zu den essbaren Nachtschattengewächsen gehören:

- Tomaten
- Kartoffeln (Süßkartoffeln oder Yamswurzeln gehören nicht zu den Nachtschattengewächsen)
- Paprikaschoten/Gemüsepaprikas
- Chilischoten (und davon abgeleitete Gewürze wie Cayennepfeffer, Paprikapulver und Chipotle)
- Auberginen
- Tomatillos
- Goji-Beeren
- Ashwaganda (häufig in pflanzlichen Nahrungsergänzungsmitteln für die Schilddrüse enthalten)

Nachdem Dr. Childers alle Lebensmittel dieser Pflanzenfamilie aus seinem Speiseplan gestrichen hatte, besserten sich seine Symptome rasch. Er hielt seine Beobachtungen in einem Buch fest, das in den 1970er-Jahren erschien, und in den folgenden Jahrzehnten berichteten Tausende von Menschen, dass auch bei ihnen die Arthritis zurückging, wenn sie auf Nachtschattengewächse verzichteten. In einer neueren Studie wurde auch festgestellt, dass 52 Prozent der Psoriasis-Patienten über eine Besserung ihrer Symptome berichteten, nachdem sie Nachtschattengewächse eliminiert hatten.[24] Dennoch wurde bisher keine gründliche wissenschaftliche Studie durchgeführt, um die Verbindung zwischen Nachtschattengewächsen und Entzündungen zu untermauern. Uns bleibt derzeit lediglich eine plausible biochemische Erklärung.

Diese biochemische Erklärung bezieht sich auf zwei potenziell toxische Bestandteile in Nachtschattengewächsen: Glykoalkaloide und Lektine. Glykoalkaloide sind chemische Substanzen, die von Pflanzen zum Schutz vor Insekten produziert werden. Die am besten untersuchten Glykoalkaloide sind Solanin und Chaconin in Kartoffeln, Tomatin in Tomaten und eine Gruppe ähnlicher chemischer Substanzen in Paprikaschoten.

Es besteht kein Zweifel, dass diese chemischen Substanzen in hohen Dosen extrem toxisch wirken. Durch die Geschichte ziehen sich Berichte von »Solanin-Vergiftungen« durch grüne Kartoffeln. Kartoffeln produzieren sehr viel größere Mengen Glykoalkaloide, wenn sie unsachgemäß aufbewahrt werden (und werden dann grün), aber selbst frische Kartoffeln enthalten eine signifikante Menge.[25] Die entscheidende Frage ist, was geschieht, wenn wir über einen langen Zeitraum niedrigen Dosen ausgesetzt sind. Es gibt begrenzte Nachweise dafür, dass diese chemischen Substanzen selbst in niedrigen Dosen die Zellmembranen schädigen können und zu einer erhöhten Darmdurchlässigkeit beitragen.[26] Theoretisch würde dies bakteriellen Nebenprodukten und anderen Molekülen ermöglichen, die Darmbarriere zu überwinden und das Immunsystem zu aktivieren, was wiederum Entzündungen befeuern würde.

In Labor- und Tierstudien wurde festgestellt, dass die Glykoalkaloide aus Kartoffeln die Darmbarriere zerstören.[27] In einem anderen Laborversuch erhöhte das Glykoalkaloid aus Paprikaschoten die Durchlässigkeit menschlicher Darmzellen.[28] Capsaicin, die chemische Substanz, die für die Schärfe von Chilischoten verantwortlich ist, scheint ebenfalls die Darmbarriere zu zerstören.[29]

Die zweite plausible biochemische Erklärung für den Zusammenhang zwischen Nachtschattengewächsen und Arthritis betrifft Lektine, und auch hierbei verfügen wir über begrenzte, aber interessante Hinweise. Wir wissen, dass Lektine in Kartoffeln und Tomaten den Kochvorgang und die Verdauung überstehen und dass sie die Darmbarriere überwinden und in den Blutkreislauf gelangen können.[30] Sind diese Proteine einmal in den Blutkreislauf gelangt, erlaubt es ihnen ihre »Klebrigkeit«, sich an Moleküle auf der Oberfläche von Mastzellen zu binden, wodurch das Signal gesendet wird, Histamin und andere Entzündungsmediatoren zu aktivieren und freizusetzen. Forscher haben gezeigt, dass das Lektin in der Kartoffel die menschlichen Mastzellen aktiviert und die Histaminfreisetzung auslöst.[31] Das Lektin in der Tomate verhält sich wahrscheinlich genauso, weil es dieselben Bindungseigenschaften aufweist.[32] Da Mastzellen die Quelle vieler Entzündungsmediatoren sind, die bei Psoriasis und Arthritis eine Rolle spielen, sollten wir uns vor allem hüten, was vermutlich die Aktivierung der Mastzellen verstärkt.

Es gibt noch keine endgültige Antwort auf die Frage, ob Glykoalkaloide oder Lektine der Grund dafür sind, dass Nachtschattengewächse die Arthritissymptome bei vielen Menschen zu verschlimmern scheinen. Aber selbst ohne endgültigen Beweis haben wir ausreichend Grund, diese Lebensmittel testweise für kurze Zeit zu meiden. Einige Menschen werden vielleicht feststellen, dass sie weniger Gelenkschmerzen haben, wenn sie Tomaten, Kartoffeln und Gewürze auf Basis von Nachtschattengewächsen meiden, dass sie jedoch zum Beispiel Paprikaschoten oder Auberginen gut vertragen. Möglich ist auch, dass man diese Lebensmittel beim gelegentlichen Verzehr kleiner Mengen verträgt, bei zu häufigem Verzehr jedoch mit Beschwerden darauf reagiert.

Praktische Tipps für die Eliminierung von Nachtschattengewächsen

- Nachtschattengewächse sind die Grundlage vieler häufig genutzter Gewürze wie Paprikapulver, Cayennepfeffer, Chilipulver, Chipotle und roten Chiliflocken.
- Paprika- und Chilipulver sind häufig in Gewürzmischungen enthalten, die in verarbeiteten Nahrungsmitteln verwendet werden, und sind eventuell nicht individuell als Inhaltsstoff aufgeführt. Aus diesem Grund meiden Sie am besten Nahrungsmittel, die den Sammelbegriff »Gewürze« angeben.
- Schwarzer Pfeffer stammt von einer anderen Pflanzenfamilie, sollte aber dennoch sparsam verwendet werden, da er die chemische Subs-

tanz Piperin enthält. Piperin scheint ähnliche biologische Wirkungen zu haben wie Capsaicin und eine ähnliche Zunahme der Darmdurchlässigkeit zu bewirken.[33] In zwei neueren Tierstudien erhöhte Piperin die Fähigkeit anderer Stoffe, die Darmbarriere zu überwinden, um das Zwei- bis Vierfache.[34]

- Lektine und Glykoalkaloide konzentrieren sich normalerweise auf Haut und Samen, sodass manche Menschen kleine Mengen Tomate und Gemüsepaprika vertragen, wenn diese enthäutet und entkernt wurden.
- Reife Tomaten haben eine viel geringere Lektinkonzentration als grüne Tomaten.
- Letztlich können Sie nur durch Ausprobieren bestimmen, wie empfindlich Sie gegen Nachtschattengewächse sind.

Problemsuche und individuelle Anpassung

Ziehen Sie in Erwägung, für die Dauer von mindestens 30 Tagen auf folgende Produkte zu verzichten, um festzustellen, ob bei Ihnen eine Nahrungsmittelunverträglichkeit vorliegt:

- Häufige Allergene: Nüsse, Eier, Milchprodukte, Soja, Mais, Krustentiere
- Nachtschattengewächse: Tomaten, Kartoffeln, Gemüsepaprika, Chiligewürze, Auberginen

Wenn Sie bei sich Symptome einer Intoleranz gegenüber Chemikalien in Nahrungsmitteln feststellen und auf eine breite Palette von Nahrungsmitteln reagieren, die einen hohen Gehalt an Histaminen oder Salicylaten haben, können Sie diese Unverträglichkeiten möglicherweise reduzieren, indem Sie gegen SIBO und eine pathogene Überbesiedlung vorgehen. Zu weiteren alternativen Strategien gehören Tests auf Schilddrüsen- und Nebennierenhormone und die Einnahme einer hochdosierten Vitamin-C-Nahrungsergänzung, um den Histaminspiegel zu senken.

3

ÜBER DAS ESSEN HINAUS

KAPITEL 8

ENTZÜNDUNGSHEMMENDE NAHRUNGSERGÄNZUNGSMITTEL

Im vorliegenden Buch geht es primär darum, die der Autoimmunität zugrunde liegenden Ursachen mithilfe der Ernährung und weiterer Strategien zu bekämpfen, die den Darm heilen und das Mikrobiom wieder ins Gleichgewicht bringen können. Eine weitere Hilfestellung bieten zusätzliche Nahrungsergänzungsmittel, die zu einer Feineinstellung des Immunsystems beitragen können. Diese Nahrungsergänzungsmittel werden an der Schwere der Symptome möglicherweise nur schrittweise etwas ändern, es lohnt sich dennoch, sie als optionale Ergänzung Ihres individuellen Diätplans in Betracht zu ziehen.

Vitamin D

Vitamin D führt viele wichtige Funktionen aus, dazu gehören die Regulierung der Immunität und der Kalziumaufnahme. Bei niedrigen Vitamin-D-Spiegeln leidet die Knochendichte und das Immunsystem gerät aus dem Gleichgewicht, was zu einer Schwächung des Abwehrsystems gegenüber Infektionen sowie zu einer erhöhten Autoimmunaktivität und zu vermehrten Entzündungen führt.[1]

Vitamin D bildet sich primär unter Sonnenbestrahlung, die meisten Menschen bekommen jedoch nicht ausreichend Sonnenlicht ab, um eine angemessene Menge zu produzieren. Selbst an sonnigen Tagen muss man dazu nämlich eine beträchtliche Zeit im Freien verbringen und im Winter ist das Sonnenlicht in den meisten Klimazonen zu schwach, um überhaupt Vitamin D zu erzeugen. Folglich sind schwere Vitamin-D-Mangelerscheinungen weitverbreitet.[2]

Mehr als ein Drittel der ansonsten gesunden jungen Erwachsenen in den USA hat einen niedrigen Vitamin-D-Spiegel. Diese Zahl könnte bei Menschen mit Autoimmunkrankheit sogar noch höher liegen. Studienergebnissen zufolge hat über die Hälfte der Patienten mit rheumatoider Arthritis, ankylosierender Spondylitis, Psoriasis und juveniler Arthritis einen Vitamin-D-Mangel.[3] Bei jeder dieser Erkrankungen steht der Vitamin-D-Mangel in direkter Wechselbeziehung mit den Krankheitssymptomen: Die Patienten mit dem niedrigsten Spiegel haben die schwersten Symptome.[4]

Bei vielen Psoriasis-Patienten kann eine Nahrungsergänzung mit Vitamin D einen großen Unterschied bewirken. Obgleich die meisten klinischen Studien in diesem Bereich als offene Studien durchgeführt wurden (nicht als Blindstudie oder placebokontrollierte Studie), stellten sie übereinstimmend eine Verbesserung fest, wenn für die Dauer von drei bis sechs Monaten hohe Dosen verabreicht wurden. Fünf separate Studien haben über eine mäßige oder bedeutende Besserung der Psoriasis bei mindestens 50 Prozent der Patienten berichtet.[5] Bei einigen Patienten, die hohe Dosen einnahmen, klang die Psoriasis sogar vollständig ab.[6] Vitamin D ist bei Psoriasis so wirksam, dass medizinische Cremes auf Vitamin-D-Basis wie Calcipotriol inzwischen als Primärtherapie eingesetzt werden.[7]

Vitamin-D-Nahrungsergänzungsmittel scheinen auch die Gelenksymptome bei psoriatischer und rheumatoider Arthritis zu bessern, denn mehrere offene Studien stellten fest, dass die meisten Patienten, die für drei bis sechs Monate eine hohe Dosis dieser Nahrungsergänzung einnahmen, einen signifikanten Rückgang der Schmerzen erlebten.[8] Unklar ist, ob dieser Ansatz auch bei anderen Formen von Arthritis wie juveniler Arthritis oder ankylosierender Spondylitis die Schmerzen lindern kann. Auch bei diesen Erkrankungen ist eine Nahrungsergänzung mit Vitamin D jedoch lohnend und zwar aus einem anderen Grund.

Neben einer möglichen Schmerzreduzierung ist eine Nahrungsergänzung mit Vitamin D zum Erhalt der Knochenstärke sinnvoll.[9] Eine entzündliche Arthritis geht normalerweise mit einem signifikanten Verlust an Mineralstoffen im Knochen einher, wodurch die Knochen anfälliger für Brüche werden. Besonders ausgeprägt ist dies bei juveniler Arthritis und ankylosierender Spondylitis sowie bei Patienten, die Steroide wie Prednison verwenden.[10] Vitamin D grenzt diesen Verlust an Knochendichte ein, weil es die Kalziumresorption erleichtert. Das American College of Rheumatology empfiehlt für alle Patienten, die Steroide wie Prednison einnehmen, eine Nahrungsergänzung mit Vitamin D.[11] (Um die Knochendichte noch weiter zu unterstützen, kann es auch sinnvoll sein, zusätzlich Kalzium, Magnesium und Vitamin K2 einzunehmen, insbesondere, wenn weder Grünkohl noch Blattkohl auf Ihrem täglichen Speiseplan stehen.)

In größerem Rahmen empfahl kürzlich ein Gremium aus 25 Fachleuten aus 15 Ländern, bei allen Menschen mit Autoimmunerkrankung oder muskuloskelettalen Gesundheitsproblemen den Vitamin-D-Spiegel zu testen.[12] Das Gremium erstellte Empfehlungen für die klinische Praxis und befand, in dieser Gruppe liege die optimale Konzentration bei 30 Nanogramm pro Milliliter und damit höher, als normalerweise für die allgemeine Bevölkerung als ausreichend betrachtet wird. Das Gremium empfahl zudem, dass Menschen mit Autoimmunerkrankung täglich eine niedrig dosierte Nahrungsergänzung (800 IE) einnehmen sollten, auch wenn sie nicht auf Vitamin-D-Mangel getestet wurden. Im Winter oder bei Menschen, die dem Sonnenlicht nur selten ausgesetzt sind, kann eine signifikant höhere Dosis nötig sein, um eine adäquate Vitamin-D-Konzentration aufrechtzuerhalten.[13] In einer Studie lag die Konzentration bei über 60 Prozent der Patienten mit rheumatoider Arthritis, die 800 IE Vitamin D einnahmen, noch immer unter dem empfohlenen Wert von 30 Nanogramm pro Milliliter.[14]

Für Menschen mit festgestelltem Mangel empfiehlt das Expertengremium eine kurzfristige Behandlung mit etwa 7000 IE pro Tag (als Wochendosis von 50 000 IE verabreicht) für die Dauer von acht Wochen, gefolgt von einer Erhaltungsdosis von 800 IE pro Tag und regelmäßiger Kontrolle, um sicherzustellen, dass diese niedrige Erhaltungsdosis ausreichend ist.

Ein alternativer Ansatz, falls regelmäßige Tests nicht durchführbar sind, besteht darin, zunächst täglich für die Dauer von ein bis zwei Monaten 5000 IE einzunehmen und anschließend 2000 IE täglich als Erhaltungsdosis. Die Empfehlungen zur klinischen Praxis geben an, dass »internationale Behörden eine tägliche Vitamin-D-Aufnahme von 2000 IE für absolut sicher halten, obgleich bei einer neueren Überprüfung festgestellt wurde, dass sogar Dosen bis zu 10 000 IE pro Tag, die über mehrere Monate als Nahrungsergänzung verabreicht wurden, zu keinerlei unerwünschten Nebenwirkungen führten«.[15]

Für Kinder empfiehlt die US-Regierung eine tägliche Aufnahme von 600 IE Vitamin D. In klinischen Studien mit Vitamin D zur Vorbeugung anderer Erkrankungen in der Kindheit werden häufig 1200 bis 2000 IE pro Tag verwendet.[16]

Für eine maximale Resorption ist eine Vitamin-D-Nahrungsergänzung in Form von Vitamin D3 (Cholecalciferol) als Softgel-Kapseln (oder Tropfen) einer Darreichung in Tabletten vorzuziehen. Qualitativ hochwertige Marken (wie Doctor's Best, Jarrow und Seeking Health) verwenden als Trägeröl häufig natives Olivenöl extra und kein Soja- oder Maisöl.

Glucosamin und Chondroitin

Glucosamin und Chondroitin gehören zu den meistverwendeten Nahrungsergänzungsmitteln bei der Behandlung von Gelenkschmerzen. Sie gelten aufgrund langjähriger Erfahrung damit als sichere Mittel mit minimalen Nebenwirkungen. Beide Komponenten werden benötigt, um Knorpelgewebe und Gelenkflüssigkeit herzustellen, die die Gelenke »auspolstern«. Sie wurden bereits jahrzehntelang in klinischen Versuchen getestet, wenn auch weitgehend im Zusammenhang mit Osteoarthritis.

Dank mehrerer großer, doppelblinder placebokontrollierter Studien bei Osteoarthritis weiß man, dass Glucosamin dazu beitragen kann, die Zerstörung des Knorpels zu begrenzen.[17] In einer der bekanntesten Studien, die 2001 in *The Lancet* veröffentlicht wurde, hatten die Patienten, die 1500 Milligramm Glucosaminsulfat pro Tag einnahmen, nach drei Jahren signifikant weniger Schmerzen und weniger Knorpelschwund.[18]

Auch wenn die meisten Glucosamin-Produkte eine Kombination aus Glucosamin und Chondroitin enthalten, könnte es sein, dass diese Kombination keinen zusätzlichen Nutzen bringt. In einer großen Studie, die von den National Institutes of Health (nationalen Gesundheitsinstituten der USA) finanziert wurde (die Kosten beliefen sich auf 12,5 Millionen Dollar), wurde die Wirksamkeit von Glucosamin und Chrondroitin allein oder in Kombination bei 500 Patienten mit Osteoarthritis im Knie verglichen. Die Patienten mit dem geringsten Knorpelschwund nach zwei Jahren waren diejenigen, die nur Glucosamin einnahmen. Den Patienten, die eine Kombination von Glucosamin und Chondroitin einnahmen, ging es hingegen nicht besser als denen, die Placebos erhielten. Dies könnte eine zufällige Abweichung gewesen sein, veranlasste die Autoren jedoch zu der Annahme, dass die beiden Wirkstoffe miteinander interferieren könnten, wenn sie in Kombination verwendet werden.[19]

Die Frage für Patienten mit Autoimmunformen der Arthritis ist, ob der knorpelschützende Effekt von Glucosamin auf Osteoarthritis beschränkt ist oder allgemeiner zutrifft. Hierzu wurde bisher wenig geforscht, was bisher bekannt ist, deutet jedoch auf einen wahrscheinlichen Nutzen im Sinne eines langfristigen Knorpelschutzes bei rheumatoider, psoriatischer und juveniler Arthritis hin.

Osteoarthritis wird durch einen anderen Prozess gesteuert als die Autoimmunformen der Arthritis, sie teilen jedoch Gemeinsamkeiten wie die Zersetzung von Knorpel durch dieselben Enzyme (sogenannte Matrix-Metalloproteasen).[20] In einem der wenigen Versuche mit Glucosamin bei rheumatoider Arthritis wurde ein leichter Rückgang der Schmerzen nach zwölf Wochen festgestellt, aber interessanter war, dass es auch zu einer Abnahme der Konzentration an Matrix-Metalloprotease-3 (MMP-3) im Blut kam.[21] Dieses Enzym wird durch eine Entzündung aktiviert und verursacht sowohl bei rheumatoider Arthritis als auch bei Osteoarthritis einen Großteil der Knorpelzerstörung.[22] MMP-3 ist auch bei psoriatischer und juveniler Arthritis erhöht und es besteht eine Korrelation zu einer schwereren Ausprägung der Erkrankung.[23]

Die Feststellung, dass Glucosamin bei Patienten mit rheumatoider Arthritis die MMP-3 reduziert, lässt vermuten, dass diese Nahrungsergänzung nicht nur einen Baustein für neuen Knorpel und neue Gelenkflüssigkeit liefert, sondern auch den Angriff auf das bestehende Knorpelgewebe vermindert. Diese Erkenntnis wird auch durch zahlreiche Tier- und Laborstudien gestützt, die zeigen, dass Glucosamin die Produktion von MMP-3 reduziert.[24]

Wenn wir die Puzzleteile zusammensetzen, liegt die Vermutung nahe, dass Glucosamin die langfristige Knorpelschädigung nicht nur bei Osteoarthritis, sondern bei allen diesen Arthritis-Formen begrenzen kann. Es kann sich also lohnen, eine Nahrungsergänzung mit Glucosamin einzunehmen, insbesondere, da die Sicherheit und die Nebenwirkungen dieses Stoffs gründlich geprüft wurden. Die beiden üblichen Formen einer Glucosamin-Nahrungsergänzung, Sulfat und Hydrochlorid, sind ungefähr gleichwertig. Die typische Dosis liegt bei 1000 bis 1500 Milligramm pro Tag.

Viele Glucosamin- und Chondroitinprodukte enthalten inzwischen auch die Verbindung MSM, was für Methylsulfonylmethan steht. MSM wird in diese Produkte integriert, weil es eine Schwefelquelle liefert, die zur Herstellung von Bindegewebe benötigt wird. In einer kleinen Anzahl von Studien wurde festgestellt, dass MSM bei Osteoarthritis einen leichten Nutzen bringt, es wurde jedoch auch über Nebenwirkungen wie Magen-Darm-Symptome, Schlaflosigkeit und Kopfschmerzen berichtet.[25] Anders als für Glucosamin und Chondroitin wurden keine großen Studien zur Sicherheit einer Nahrungsergänzung mit MSM durchgeführt. Folglich dürfte es besser sein, eine Glucosamin-Nahrungsergänzung zu wählen, die kein MSM enthält. (Eine alternative Quelle für den Schwefel, der zur Herstellung und Reparatur von Bindegewebe benötigt wird, sind schwefelreiche Gemüsesorten, insbesondere aus der Kohlfamilie, und Pilze.)

Gamma-Linolensäure (GLA) in Form von Borretsch- oder Nachtkerzenöl

Borretsch- und Nachtkerzenöl wirken leicht entzündungshemmend, da sie eine spezifische Omega-6-Fettsäure, die sogenannte Gamma-Linolensäure (GLA), enthalten. Diese Fettsäure kann die Produktion des Entzündungsmediators Leukotrien B4 (LTB4) behindern.[26] LTB4 zieht Immunzellen an die Entzündungsstelle und trägt dazu bei, den Angriff auf das Immunsystem zu organisieren.[27] LTB4 spielt bei Psoriasis eine Schlüsselrolle, weil es auch an der Vermehrung von Hautzellen beteiligt ist, die Plaques bilden.[28] GLA hilft dabei, die Umwandlung von Arachidonsäure in LTB4 zu blockieren. Dieser Mechanismus erklärt die vereinzelten Berichte, wonach eine Nahrungsergänzung durch Borretsch- oder Nachtkerzenöl die Psoriasis signifikant reduzieren kann, auch wenn dies in klinischen Versuchen (noch) nicht nachgewiesen wurde.

Im Zusammenhang mit rheumatoider Arthritis wurden einige Studien beim Menschen durchgeführt, die Ergebnisse waren jedoch gemischt. Studien mit niedrigen Dosen oder kurzen Einnahmezeiten stellen häufig nur einen geringen oder keinen Nutzen fest,[29] während beobachtet wurde, dass sehr hohe Dosen die Anzahl schmerzempfindlicher und geschwollener Gelenke reduzieren.[30] In den erfolgreichen Studien mit hohen Dosen wurden pro Tag 1,4 oder 2,8 Gramm GLA verabreicht. Da Borretschöl nur etwa 20 Prozent GLA enthält, würde dies die Einnahme von fünf bis zehn großen Kapseln bedeuten. Nachtkerzenöl enthält nur 10 Prozent GLA, daher wären 10 oder 20 Kapseln erforderlich. Es gibt keine Daten, die die langfristige sichere Einnahme so hoher Dosen bestätigen würden. Der Mittelweg einer Dosis von 500 Milligramm (0,5 Gramm) Borretschöl pro Tag (normalerweise zwei Kapseln) wäre ein vernünftigerer Ansatz und könnte ausreichen, um eine Entzündung im Rahmen einer entzündungshemmenden Ernährung deutlich zu reduzieren.[31]

Zu den Bedenken bei einer Nahrungsergänzung mit GLA gehört, dass sie die Arachidonsäure-Konzentration im Blut erhöhen kann.[32] Dies könnte die Entzündung langfristig theoretisch verschlimmern und das Risiko der Entstehung von Blutklümpchen erhöhen. In einer Studie wurde angegeben, der Zunahme an Arachidonsäure nach der Einnahme einer Nahrungsergänzung mit GLA könne vorgebeugt werden, indem zusätzlich eine Nahrungsergänzung mit Omega-3 eingenommen wird.[33] Wenn Sie eine Nahrungsergänzung mit Borretsch- oder Nachtkerzenöl verwenden, ist es daher besonders wichtig, dass Sie pro Tag mindestens zwei Gramm Fischöl zu sich nehmen. Diese Kombination scheint eine Entzündung besser zu reduzieren als Fischöl allein.[34]

Vitamin E

Vitamin E ist weithin als wirkungsvolles Antioxidans bekannt. Es umfasst eigentlich eine Gruppe von acht ähnlichen Stoffen (vier Tocopherole und vier Trienole), die üblicherweise als Mischung in verschiedenen Pflanzenölen, Nüssen und Samen vorhanden sind. Auch wenn die Stoffe in Vitamin E normalerweise für ihre antioxidativen Eigenschaften bekannt sind, haben einige Formen darüber hinaus noch ganz andere, nämlich entzündungshemmende Wirkungen, da sie direkt die Enzyme unterdrücken, die Entzündungsmediatoren bilden.[35]

In mehreren klinischen Studien wurde festgestellt, dass eine Nahrungsergänzung mit Vitamin E bei rheumatoider Arthritis sinnvoll ist, da sie die Schmerzen ebenso gut lindert wie das NSAR Diclofenac.[36] In einer doppelblinden, placebokontrollierten klinischen Studie wurde zudem festgestellt, dass eine Kombination aus Vitamin E, Selen und CoQ10 die Schwere von Psoriasis und Gelenkschmerzen signifikant verringert.[37]

Die mediterrane Ernährung ist von Natur aus reich an Vitamin E, daher ist eine Nahrungsergänzung im Rahmen der Ernährung, die ich empfehle, wahrscheinlich unnötig. In einer klinischen Studie mit Patienten mit rheumatoider Arthritis, die eine mediterrane Ernährung befolgten, lag die Vitamin-E-Aufnahme bei allen Patienten über der empfohlenen Mindestmenge.[38] Eine Zufuhr von Vitamin E über die Nahrung (zum Beispiel durch Avocado und Olivenöl) ist auch vorzuziehen, weil die Nahrung eine Mischung aus verschiedenen Tocopherolen und Trienolen enthält, während in Nahrungsergänzungsmitteln häufig nur Alpha-Tocopherol zu finden ist. Studien deuten darauf hin, dass eine Mischung verschiedener Formen von Vitamin E stärker entzündungshemmend wirkt als Alpha-Tocopherol allein.[39]

Kurkuma/Kurkumin

Kurkuma ist ein Gewürz aus der Familie der Ingwergewächse, das in der indischen Küche und der traditionellen indischen Medizin seit Jahrtausenden verwendet wird. Kurkumin ist einer der vielen Stoffe in Kurkuma, dem verbreitet und auf der Grundlage Tausender Laborstudien wirksame entzündungshemmende Eigenschaften zugeschrieben werden.

Die Fähigkeit von Kurkumin, Entzündungen zu lindern, wird jedoch durch seine geringe Resorption und geringe Stabilität begrenzt.[40] Daher sind unter realen Bedingungen die Wirkungen von Kurkumin weniger eindrucksvoll, als Laborstudien dies nahelegen. Viele klinische Studien von Standardnahrungsergänzungsmitteln mit Kurkumin beim Menschen haben enttäuschende Ergebnisse erbracht, insbesondere in Bezug auf Autoimmunkrankheiten.[41]

Es gibt jedoch einige neue Zusammensetzungen von Kurkuma, die besser resorbiert werden und viel wirksamer sind.[42] Unter diesen neuen Zusammensetzungen wird Meriva von den meisten klinischen Forschungen gestützt, insbesondere im Hinblick auf Gelenkschmerzen und Psoriasis.

Meriva enthält alle drei Kurkuminoide, die in Kurkuma enthalten sind, nicht nur das Kurkumin. Diese Kurkuminoide werden mit Phosphatidylcholin kombiniert (einem Bestandteil unserer Zellmembran), um die Kurkuminoide löslicher und stabiler zu machen. Meriva wird von verschiedenen qualitativ hochwertigen Nahrungsergänzungsmarken angeboten, zum Beispiel Doctor's Best, Thorne, Jarrow und Pure Encapsulations.

Es gibt überzeugende Beweise dafür, dass Meriva Entzündungen und Schmerzen in den Gelenken bessern kann, zumindest bei einer nicht autoimmunbedingten Arthritis. In einer placebokontrollierten klinischen Studie bei Osteoarthritis kam es bei Patienten, die Meriva einnahmen, zu einem signifikanten Rückgang der Schmerzen, Schwellungen und Gelenksteife, und die Werte bei allen Entzündungsmarkern gingen zurück.[43] Die Patienten, die Meriva einnahmen, konnten auch die Einnahme von NSAR um 63 Prozent reduzieren und hatten als Folge davon weniger Magen-Darm-Beschwerden.

Auch wenn diese Studie in Bezug auf Osteoarthritis und nicht bei autoimmunbedingter Arthritis durchgeführt wurde, unterstützt sie die Ansicht, dass Kurkumin in Form von Meriva Gelenkschmerzen und Gelenkentzündungen reduzieren kann. Hingegen kam es bei ähnlichen Studien, die andere Zusammensetzungen von Kurkumin wie BCM-95 (in CuraMed) verwendeten, nur zu einer sehr geringen Besserung der Gelenkschmerzen und zu keiner Verbesserung der Entzündungsmarkerwerte.[44]

Meriva reduziert nicht nur einige Aspekte der Entzündung, sondern lindert kurzfristig auch Schmerzen, ähnlich wie Acetaminophen (Acetaminophen ist der Wirkstoff in Paracetamol). Es wurde festgestellt, dass eine Dosis von zwei Gramm Meriva, die einer vollen Dosis Acetaminophen entspricht, kurzfristig zu einer Schmerzverringerung führt.[45] In dieser Studie begann die schmerzlindernde Wirkung etwa zwei Stunden nach der Einnahme und hielten ungefähr vier Stunden an. Es ist zu beachten, dass die Schmerzlinderung in einer niedrigeren Dosis kaum bemerkbar war. Erforderlich ist eine relativ hohe Dosis von zwei Gramm, das entspricht normalerweise vier Kapseln.

Zwar liegt der Hauptnutzen von Meriva wahrscheinlich in der Schmerzlinderung, es erweist sich jedoch auch bei der direkten Bekämpfung einiger Autoimmunerkrankungen als vielversprechend. In einer Studie wurde beispielsweise festgestellt, dass Meriva bei chronischer vorderer Uveitis die Rückfallrate verringern kann.[46] Dabei handelt es sich um ein autoimmunes Augenleiden, das eng mit Psoriasis-Arthritis und ankylosierender Spondylitis zusammenhängt. In einer anderen klinischen Studie wurde festgestellt, dass Meriva hilfreich für den Fortbestand einer Remission bei Colitis ulcerosa ist.[47] Schließlich reduzierte Meriva die Symptome von Psoriasis nach zwölf Wochen signifikant und senkte auch den Wert eines der wichtigsten Entzündungsmediatoren, die eine Psoriasis steuern (IL-22).[48] Das steht in völligem Gegensatz zu den enttäuschenden Ergebnissen anderer Kurkumin-Versionen, die bei Psoriasis keinen Nutzen brachten.[49]

Meriva ist möglicherweise deshalb als Standardnahrungsergänzungsmittel mit Kurkumin so viel wirksamer, weil diese spezielle Zusammensetzung nicht nur die Resorption von Kurkumin, sondern auch die anderer Stoffe verbessert, die in Kurkuma enthalten sind. Bei dem Kurkuminoid, das nach der Einnahme von Meriva hauptsächlich im Plasma festgestellt wird, handelt es sich tatsächlich nicht um Kurkumin, sondern um Demethoxycurcumin, eine verwandte Verbindung, deren entzündungshemmende Wirksamkeit sogar noch größer sein könnte.[50]

Ein Forschungsbereich, den man in Bezug auf Kurkumin im Blick haben sollte, ist die Wirkung auf das Mikrobiom. Erste Studien, die 2017 und 2018 veröffentlicht wurden, deuten an, dass Kurkumin sich vorteilhaft auf das Mikrobiom auswirken könne, indem es zum Beispiel die Menge nützlicher, butyratproduzierender Mikroorganismen erhöht und dadurch die regulatorischen T-Zellen ankurbelt.[51]

Neue Studien weisen auch auf eine mögliche Rolle von Kurkumin bei der Verbesserung der Darmbarriere hin.[52] Dies steht im Widerspruch zu der früheren Ansicht, dass die Darmbarriere ein Hindernis ist, das überwunden werden muss, damit Kurkumin wirken kann.

Ältere Rezepturen von Kurkumin verwendeten tatsächlich den Inhaltsstoff Piperin, um durch eine Erhöhung der Darmdurchlässigkeit die Resorption von Kurkumin zu verbessern.[53] Das ist jedoch kontraproduktiv, weil damit auch anderen Molekülen geholfen wird, die Darmbarriere zu überwinden, darunter auch bakteriellen Toxinen, die zu einer verstärkten Immunaktivierung führen können.

Wenn Sie sich dafür entscheiden, Kurkumin als Nahrungsergänzungsmittel einzunehmen, ist die beste Option eine der vielen erhältlichen Meriva-Nahrungsergänzungen wie Thorne Meriva 500-SF, Jarrow Curcumin Phytosome oder Pure Encapsulations Curcumasorb. Klinische Studien, die eine günstige Wirkung bei Autoimmunerkrankungen und Gelenkschmerzen zeigen, verwenden ein oder zwei Gramm pro Tag, das sind normalerweise zwei bis vier Kapseln.

Nahrungsergänzungsmittel mit Bedacht wählen

Abgesehen von den gründlich erforschten Nahrungsergänzungsmitteln, die weiter oben besprochen wurden, empfiehlt es sich, anderen »entzündungshemmenden« Nahrungsergänzungsmitteln mit großer Skepsis zu begegnen, denn hier fehlt es oft an gesetzlichen Regulierungen und Kontrollen. Die Hersteller von Nahrungsergänzungsmitteln müssen keine Tests im Hinblick auf Sicherheit oder Wirksamkeit vorlegen. Folglich wurden die meisten Nahrungsergänzungsmittel nicht in klinischen Versuchen untersucht, was es schwierig macht, ihren Einfluss auf Entzündungen zu bewerten. Die Verunreinigung von Nahrungsergänzungsmitteln durch Blei und andere Toxine ist ebenfalls ein potenzielles Problem. »Die beworbenen Inhaltsstoffe einiger Nahrungsergänzungsmittel sind nicht nur potenziell gefährlich«, sagt Dr. Pieter Cohen, Assistenzprofessor für Medizin an der Harvard Medical School, »sondern man hat aufgrund der geltenden Bestimmungen oft auch keine Ahnung, was man da eigentlich zu sich nimmt.«[54]

Nahrungsergänzungsmittel können auch die Ergebnisse von Ernährungsumstellungen verschleiern, wie Dr. Suskind vom Seattle Children's Hospital erklärt: »Man sollte beim Einsatz von zusätzlichen pflanzlichen Nahrungsergänzungsmitteln oder anderen alternativen Therapien Vorsicht walten lassen … Ich hatte mit Familien zu tun, bei denen die Spezielle-Kohlenhydrat-Diät (SCD) nicht wirksam zu sein schien, aber sobald andere Zusatztherapien abgesetzt wurden, funktionierte die SCD«.[55] Aus diesem Grund ist es sinnvoll, andere Nahrungsergänzungsmittel auf ein absolutes Minimum zu beschränken, wenn mit einer Ernährungsumstellung experimentiert wird.

ÜBERBLICK ÜBER DIE ENTZÜNDUNGSHEMMENDEN NAHRUNGSERGÄNZUNGSMITTEL, DIE DURCH KLINISCHE STUDIEN UNTERSTÜTZT WERDEN

Nahrungsergänzung	**Priorität**	**Produktbeispiele**	**Typische Dosis**
Probiotikum	**Hoch**	• Culturelle • Jarrow Allergen Free • Bio-K+ • Florastor	10 Milliarden CFU pro Tag (schwankt stark, je nach Stamm)
Fischöl	**Hoch**	• Nordic Naturals Ultimate Omega 2x • Garden of Life Omega 3 Minami Platinum	2000–4000 mg (2–4 g) pro Tag EPA + DHA
Vitamin D	**Hoch**	• Doctor's Best Vitamin D3 Softgels	2000 IE pro Tag
Glucosamin	**Mittel**	• Jarrow Glucosamine HCL Mega • NOW Glucosamine 1000	1000–1500 mg pro Tag
Meriva	**Mittel**	• Pure Encapsulations CurcumaSorb • Jarrow Curcumin Phytosome • Thorne Meriva 500-SF	1000–2000 mg pro Tag
Borretschöl	**Niedrig**	• Nature's Way EFA Gold Borage • Jarrow Formulas Borage GLA	500 mg GLA pro Tag (~ 2500 mg Borretschöl)

KAPITEL 9

WISSENSCHAFTLICHE DATEN ZU NIEDRIG DOSIERTEM NALTREXON

Naltrexon ist ein Arzneistoff, der seit Jahrzehnten zur Behandlung der Opioidabhängigkeit verwendet wird, sich in neuerer Zeit jedoch auch vielversprechend als Medikament bei verschiedenen entzündlichen Erkrankungen gezeigt hat. In sehr niedrigen Dosen kann Naltrexon das Immunsystem regulieren und Schmerzen verringern.[1]

In einer der frühesten Studien über niedrig dosiertes Naltrexon (LDN) stellten Forscher fest, dass es Muskelkrämpfe in Zusammenhang mit Multipler Sklerose (MS) reduzieren konnte.[2] 2010 wurde in einer placebokontrollierten Studie an der University of California, San Francisco, ebenfalls festgestellt, dass LDN bei MS-Patienten die Schmerzen signifikant reduzierte und die Lebensqualität verbesserte.[3]

Niedrig dosiertes Naltrexon hat auch bei einigen Menschen mit Fibromyalgie die Schmerzen signifikant reduziert.[4] Die Behandlung wirkt nicht bei allen, aber in einer kleinen Doppelblindstudie an der Stanford University wurde berichtet, dass die Mehrheit der Fibromyalgie-Patienten, die LDN einnahmen, einen Schmerzrückgang um mindestens 30 Prozent erlebten.[5]

Neben dieser schmerzlindernden Wirkung könnte LDN sogar in der Lage sein, die zugrunde liegende Entzündung zu reduzieren, insbesondere im Darm. Hierfür gibt es aus doppelblinden, placebokontrollierten Versuchen bei Morbus Crohn gute Hinweise.[6] In einer solchen Studie zeigte sich bei 78 Prozent der Patienten, bei denen eine Endoskopie durchgeführt wurde, nachdem sie drei Monate lang Naltrexon eingenommen hatten, eine signifikante Darmheilung. Bei Patienten, die ein Placebo erhalten hatten, betrug dieser Prozentsatz nur 28 Prozent.[7] Noch erstaunlicher war, dass ein Drittel der Patienten, die Naltrexon einnahmen, einen völligen Rückgang zeigten, gegenüber nur acht Prozent der Patienten, die Placebos erhalten hatten. Diese außergewöhnlichen Wirkungen lassen vermuten, dass Naltrexon den Entzündungsprozess im Darm tatsächlich unterbrechen kann.

Auch wenn die meisten kontrollierten Studien bei Morbus Crohn bisher aus einem einzigen Forschungsinstitut stammen, haben auch andere Gastroenterologen über Erfolge bei einigen Patienten berichtet.[8] Ein Fallbericht aus der Cleveland Clinic beschreibt beispielsweise ein 14-jähriges Mädchen, das seit drei Jahren unter Bauchschmerzen litt und eine Darmschädigung aufwies, die zum Morbus Crohn passte. Nach vier Wochen Behandlung mit LDC waren ihre Symptome deutlich zurückgegangen und nach drei Monaten zeigte eine Endoskopie eine vollständige Heilung der beschädigten Darmauskleidung.[9] In einer Studie von 2018 wurde festgestellt, dass LDN bei drei Viertel der Patienten mit chronisch-entzündlicher Darmerkrankung zu einer klinischen Besserung führte und bei einem Viertel der Patienten sogar zu einer Remission.[10] Ärzte in Australien berichteten auch, dass LDN bei der Behandlung von fünf von 14 Morbus-Crohn-Patienten erfolgreich war und dass sich bei vier dieser Patienten bei der Endoskopie zudem eine Heilung des Darms zeigte.[11]

Anfangs wurde vermutet, die starke entzündungshemmende Wirkung von Naltrexon beruhe auf seiner Ankurbelung natürlicher Endorphine und diese Endorphine würden das Immunsystem regulieren.[12] In neuerer Zeit stieß man jedoch auf einen anderen Mechanismus, der besonders bei Psoriasis und verschiedenen Formen einer entzündlichen Arthritis relevant ist. Dieser neu entdeckte Mechanismus hat mit dem Opioid-Endorphin-System gar nichts zu tun. Er gründet stattdessen auf der Tatsache, dass Naltrexon direkt die Aktivierung der Immunzellen durch bakterielle Toxine wie Lipopolysaccharid stören kann.[13]

Hierzu bindet sich Naltrexon an einen TLR4 genannten Rezeptor und blockiert ihn.[14] Dieser Rezeptor sorgt normalerweise dafür, dass »First-Responder«-Immunzellen (wie Mastzellen) die Anwesenheit von Lipopolysaccharid und anderen bakteriellen Nebenprodukten aufspüren können. Wenn sich Lipopolysaccharid auf der Zelloberfläche an TLR4 bindet, löst dies die Freisetzung von Entzündungsmediatoren aus. TLR4-Rezeptoren sind die »Augen«, die es vielen verschiedenen Immunzellen ermöglichen, bakterielle Nebenprodukte im Dünn- und Dickdarm und im Blut zu sehen. Naltrexon verbindet diesen Zellen sozusagen die Augen und verhindert damit deren Überreaktion auf die Anwesenheit von Bakterien.

Der TLR4-Mechanismus deutet darauf hin, dass die außerordentlichen Wirkungen, die bei Morbus Crohn beobachtet werden, auch auf mehrere andere Autoimmunkrankheiten zutreffen könnten. Dies gilt insbesondere für Erkrankungen, bei denen TLR4 eindeutig eine Rolle spielt, wie Psoriasis, Psoriasis-Arthritis, rheumatoide Arthritis und ankylosierende Spondylitis. Bei daran Erkrankten sind Mutationen bei der TLR4-Genese häufiger als bei der übrigen Bevölkerung[15] und auf den Immunzellen wird eine erhöhte Konzentration an TLR4-Rezeptoren festgestellt.[16] Wenn sich bakterielle Nebenprodukte an TLR4-Rezeptoren binden, löst dies auch die Produktion genau der Entzündungsmediatoren aus, die typisch für Psoriasis und entzündliche Arthritis sind.[17] Naltrexon könnte diesen Prozess unterbrechen und dadurch das Immunsystem beruhigen.

Interessanterweise hatten in der klinischen Studie zu Fibromyalgie diejenigen Patienten den bedeutendsten Schmerzrückgang bei LDN-Behandlung, die anfangs bei der Blutsenkungsreaktion (BSR) die höchsten Entzündungswerte zeigten. Den Wissenschaftlern zufolge, die diese Studie durchführten, legt dies nahe, »dass die klinische Wirkung von LDN physiologisch mit dem Rückgang der Entzündung zusammenhängen könnte«.[18] Die Forscher merkten weiterhin an, dass »die beobachtete Beziehung zwischen BSR und der Reaktion auf LDN die interessante Möglichkeit unterstützt, dass auch andere chronische Erkrankungen mit hoher BSR von einer LDN-Behandlung profitieren könnten«. Psoriasis und entzündliche Arthritis sind unzweifelhaft Erkrankungen, die durch hohe BSR-Werte gekennzeichnet werden, und die BSR wird auch tatsächlich von Rheumatologen zur Überwachung der Schwere der Erkrankung herangezogen. Die schmerzreduzierenden und entzündungshemmenden Wirkungen von niedrig dosiertem Naltrexon sind daher für Patienten mit diesen Erkrankungen vielversprechend.

In vielen Ländern ist Naltrexon bereits zur Suchtbehandlung zugelassen, daher dürfen die Ärzte es »off-label« (zulassungsüberschreitend) für andere Zwecke verordnen. Bei der Behandlung entzündlicher Krankheiten ist die

Dosis deutlich niedriger als bei der Suchtbehandlung (1,5–4,5 Milligramm gegenüber 50–100 Milligramm). Folglich muss das Rezept in einer Apotheke zubereitet werden, die auf Rezepturarzneimittel spezialisiert ist und Kapseln mit niedriger Dosis herstellen kann. Man arbeitet häufig mit einer Dosistitration, das heißt, dass man mit einer Dosis von eineinhalb oder zwei Milligramm beginnt und diese nach mehreren Wochen auf drei Milligramm erhöht. Weiter erhöht wird die Dosis anschließend nur bei Bedarf.

Nebenwirkungen von LDN, über die bisher in klinischen Studien berichtet wurde, sind Kopfschmerzen, Schlafstörungen und lebhafte Träume. Es wurde jedoch auch berichtet, dass diese Nebenwirkungen minimal gehalten werden, wenn die Dosis bei höchstens drei Milligramm pro Tag liegt.[19] LDN kann in Verbindung mit Opioiden nicht verwendet werden, weil es Entzugssymptome verursacht. Rheumatologen haben LDN jedoch in Kombination mit Methotrexat und Biologika verordnet. Momentan läuft eine klinische Phase-II-Studie mit dem Ziel, die FDA-Zulassung für die Kombination von Naltrexon und NSAR (wie in Celebrex) zur Behandlung chronischer Schmerzen zu erlangen.

Bisher ist LDN noch keine von der FDA zugelassene Behandlungsoption für Autoimmunkrankheiten, Forscher der Stanford University erklärten jedoch: »Unsere wiederholte Beobachtung, dass niedrig dosiertes Naltrexon die Schmerzstärke beeinflusst, macht das Präparat zusammen mit den niedrigen Kosten und der guten Verträglichkeit von niedrig dosiertem Naltrexon zu einem vielversprechenden Objekt für weitere Untersuchungen.«[20]

KAPITEL 10

DAS PUZZLE WIRD ZUSAMMENGESETZT

Die Grundstufe

Wenn Sie an irgendeiner Form von Autoimmunerkrankung leiden, gibt es eine kleine Reihe grundlegender Ernährungsumstellungen und Nahrungsergänzungsmittel, die eine große Wirkung haben können, wenn es darum geht, Entzündungen zu lindern. Diese grundlegenden Schritte sind entscheidend dafür, die Balance der verschiedenen Arten im Mikrobiom zu verbessern, die Darmbarriere zu heilen und dem Immunsystem die gesunden Fette zu liefern, die es braucht, um wieder sein Gleichgewicht zu finden.

Ernährung

- Konzentrieren Sie sich für den Anfang auf die Dinge, von denen Sie mehr essen sollten: ballaststoffreiches und an Antoxidantien reiches Gemüse, Fisch, Geflügel, mageres Fleisch und Olivenöl. Diese Nahrungsmittel sollten die Grundlage der meisten Mahlzeiten bilden.
- Übernehmen Sie die Stufe 1 der stärkearmen Diät, indem Sie glutenhaltiges Getreide, Mais, Soja, Erdnüsse, Quinoa und Kartoffeln weglassen. Begrenzen Sie andere Stärken auf eine Portion pro Tag (vorzugsweise Reis, Hülsenfrüchte oder stärkehaltiges Gemüse).
- Schränken Sie Zuckerzusätze ein.
- Versuchen Sie, zwischen den Mahlzeiten vier Stunden ohne Snacks vergehen zu lassen, um dem Verdauungssystem Zeit zu geben, seinen wichtigen Reinigungszyklus durchzuführen.

Nahrungsergänzungsmittel

- Nehmen Sie jeden Tag zum Frühstück ein Probiotikum der Stufe 1 ein, um die Konzentration von anderen entzündungshemmenden Mikroben im Darm zu unterstützen, schädliche Bakterien zu unterdrücken und den Darm zu heilen. Suchen Sie nach einem Produkt, das *L. rhamnosus GG* enthält (zum Beispiel Culturelle) oder *B. infantis, B. breve* oder *B. longum* (zum Beispiel Jarro-dophilus Allergen Free, Klaire Therbiotic Metabolic Formula).
- Überlegen Sie, zusätzlich eine Nahrungsergänzung mit Vitamin D einzunehmen, die mindestens 2000 IE Vitamin D3 (Cholecalciferol) in Form öliger Tropfen oder einer Softgel-Kapsel enthält. Wenn Sie einen Vitamin-D-Mangel haben, brauchen Sie möglicherweise kurzfristig eine höhere Dosis, beispielsweise 5000 IE pro Tag.
- Nehmen Sie an Tagen, an denen Sie keinen fetten Fisch wie Lachs, Sardinen oder Makrelen essen, eine Nahrungsergänzung mit Fischöl ein, die mindestens zwei Gramm DHA und EPA enthält.

Über die Grundstufe hinaus

Um spezifischere Grundursachen der Autoimmunität anzugehen, ist es hilfreich, das Vorgehen auf Ihre besondere Autoimmunkrankheit abzustimmen. Hierzu werden weiter unten Pläne für die Zwischenstufe und die fortgeschrittene Stufe der Diät und der Nahrungsergänzungsmittel für Psoriasis, Psoriasis-Arthritis, rheumatoide Arthritis und ankylosierende Spondylitis angegeben.

Wenn Ihr Budget es zulässt, kann es auch sinnvoll sein, Labortests durchführen zu lassen, um die nächsten Schritte in Ihrem individuellen Programm zu steuern. Hilfreichste Tests sind (in der Reihenfolge der Priorität):

- Stuhltest, um eine Überbesiedlung mit spezifischen Krankheitserregern zu erkennen
- Atemtest, um SIBO zu erkennen
- Bluttest auf IgE-assoziierte Nahrungsmittelallergien und IgG-assoziierte Nahrungsmittelempfindlichkeiten

Je nachdem, wo Sie leben, können Sie diese Tests selbst in Auftrag geben oder brauchen die Hilfe eines Arztes für Funktionelle Medizin.

Labortests sind jedoch nicht immer zuverlässig und sicherlich nicht unbedingt notwendig. Um unseren Angriffsplan zu steuern, können wir uns stattdessen die Faktoren ansehen, die bei einer bestimmten Autoimmunkrankheit am wahrscheinlichsten eine Rolle spielen. Dabei stützen wir uns auf die wissenschaftlichen Forschungsarbeiten insgesamt, um uns den wahrscheinlichen Grundursachen zuzuwenden.

Psoriasis und PSA – Pläne der Zwischenstufe und der fortgeschrittenen Stufe

Wenn Sie Psoriasis oder Psoriasis-Arthritis (PSA) haben, wird die oben beschriebene Grundstufe die wichtigste Grundlage zur Heilung liefern, Sie können jedoch zusätzliche Schritte unternehmen, die sich auf die Probleme und Faktoren fokussieren, die wahrscheinlich bei Psoriasis eher eine Rolle spielen als bei anderen Autoimmunerkrankungen. Dazu gehören die Dünndarm-Fehlbesiedlung (SIBO), *Candida*-Hefe und das Bakterium *Streptococcus,* entweder im Magen-Darm-Trakt oder in Form einer leichten chronischen Racheninfektion.

Beachten Sie, dass Personen mit Psoriasis-Arthritis, von der Wirbelsäule und Iliosakralgelenke betroffen sind, am meisten von einer Reduzierung oder Eliminierung von Stärke profitieren können, weil diese Form eng mit ankylosierender Spondylitis zusammenhängt und eine deutlichere Verbindung zu den schädlichen Bakterien hat, die durch Stärke gedeihen.

Psoriasis/PSA: Diät – Zwischenstufe

- Grundlage Ihrer Ernährung sollten ballaststoffreiches Gemüse, Fisch, Geflügel, mageres Fleisch und Olivenöl sein.
- Um SIBO und eine Überbesiedlung mit Streptokokken zu bekämpfen, übernehmen Sie die Stufe 2 der stärkearmen Diät, die Getreide, Hülsenfrüchte und sehr stärkehaltiges Gemüse ausschließt. Beschränken Sie fruktosereiches Obst, Zuckerzusätze, Milchprodukte und sehr stärkehaltige Nüsse und Samen auf ein Minimum.

Psoriasis/PSA: Diät – fortgeschrittene Stufe

- Experimentieren Sie mindestens drei Monate lang mit der Stufe 3 der stärkearmen Diät und versuchen Sie anschließend, schrittweise zur Zwischenstufe der stärkearmen Diät zurückzukehren, um festzustellen, wie gut Sie Stärke vertragen. Wenn die Psoriasis-Arthritis sich auf Ihre Wirbelsäule und die Iliosakralgelenke auswirkt, könnte es sich für Sie lohnen, den Stärkeverzehr sogar über einen längeren Zeitraum sehr niedrig zu halten.
- Eliminieren Sie für mindestens einen Monat Nachtschattengewächse, Nüsse, Eier und Milchprodukte sowie alle anderen Nahrungsmittel, bei denen ein positives Testergebnis für eine Allergie oder eine IgG-assoziierte Unverträglichkeit vorliegt. Führen Sie diese Nahrungsmittel anschließend nacheinander systematisch wieder ein, um herauszufinden, wie Sie von Ihnen beeinflusst werden.
- Für eine weitere Problemsuche ist Obst ein weiterer möglicher Übeltäter, den Sie testen sollten. Einige Menschen fühlen sich möglicherweise besser, wenn sie Obst völlig meiden und eine sehr kohlenhydratarme Ernährung befolgen. Diese Ernährung kann ketogen sein, muss es jedoch nicht, wenn die Eiweißaufnahme erhöht wird, um den Energiebedarf zu decken.

Psoriasis/PSA: Nahrungsergänzungsmittel – Zwischenstufe

Zusätzlich zu Vitamin D und Fischöl, wie in der Grundstufe empfohlen, sollten Sie in Erwägung ziehen, noch folgende Nahrungsergänzungsmittel einzunehmen:

- Ein Probiotikum der Stufe 2, zum Beispiel eine hochwirksame Bifidobakterien-Kombination, die mehrere Stämme und *B. bifidum* enthält (zum Beispiel Jarrow Bifidus Balance, GutPro, Renew Life 50 Plus).
- Wenn Sie anfällig für Racheninfektionen oder Mandelentzündungen sind, nehmen Sie zusätzlich probiotische Lutschtabletten, die *S. salivarius K12* enthalten, ein, zum Beispiel HyperBiotics ProDental.
- Wenn Sie vermuten, SIBO zu haben, überlegen Sie, weitere Nahrungsergänzungsmittel einzunehmen, um die Verdauung und den Reinigungszyklus zu unterstützen. Dazu könnten ein Präparat mit Gallen-

säuren und eine Kombination aus Betain HCL, Pepsin und Pancreatin zu größeren Mahlzeiten und Iberogast zwischen den Mahlzeiten gehören.

Psoriasis/PSA: Nahrungsergänzungsmittel – fortgeschrittene Stufe

- Um ein Übermaß an *Candida, Streptococcus* und anderen schädlichen Bakterien im Dünndarm zu reduzieren, befolgen Sie einen Monat lang einen kurzfristigen Plan zum Kampf gegen Pathogene. Dazu gehört ein Probiotikum aus Stufe 3 (Bio-K+, Mutaflor, *S. boulardii*), das täglich zum Frühstück oder vor dem Zubettgehen eingenommen wird, außerdem Lactoferrin und Allicin, eine halbe Stunde vor dem Mittag- und Abendessen.
- Um SIBO zu bekämpfen, überlegen Sie, zusätzliche Nahrungsergänzungsmittel einzunehmen, um die Verdauung und den Reinigungszyklus zu unterstützen. Dazu könnte ein Präparat mit Gallensäuren und eine Kombination aus Betain HCL, Pepsin und Pancreatin zu größeren Mahlzeiten und Iberogast zwischen den Mahlzeiten gehören
- Damit der entzündungshemmende Langzeiteffekt anhält, überlegen Sie, eine Nahrungsergänzung mit Borretschöl oder Kurkumin in Form von Meriva einzunehmen.

Rheumatoide Arthritis – Pläne der Zwischenstufe und fortgeschrittenen Stufe

Wenn Sie rheumatoide Arthritis (RA) haben, ist es besonders hilfreich, die Kerngrundsätze der mediterranen Ernährung zu übernehmen. Klinische Studien zeigen, dass die RA häufig recht gut auf Ernährungsumstellungen wie den Verzehr von Fisch, Olivenöl und Gemüse, das reich an Antioxidantien ist, reagiert. Davon ausgehend können Sie zu erkunden beginnen, ob Ihre Entzündung möglicherweise durch eine Nahrungsmittelallergie, eine Überbesiedlung durch Bakterien wie *Proteus mirabilis* oder eine Kombination mehrerer Faktoren beeinflusst wird.

Rheumatoide Arthritis: Diät – Zwischenstufe

- Konzentrieren Sie sich für den Anfang auf die Dinge, von denen Sie mehr essen sollten: ballaststoffreiches Gemüse, das reich an Antioxidantien ist, Fisch, Geflügel, mageres Fleisch und Olivenöl. Diese Nahrungsmittel sollten die Grundlage der meisten Mahlzeiten sein.
- Übernehmen Sie die Stufe 1 der stärkearmen Diät, indem Sie glutenhaltiges Getreide, Mais, Soja, Erdnüsse, Quinoa und Kartoffeln weglassen. Beschränken Sie andere Stärken auf eine Portion pro Tag (vorzugsweise Reis, Hülsenfrüchte oder stärkehaltiges Gemüse).
- Meiden Sie Zucker.
- Versuchen Sie, zwischen den Mahlzeiten vier Stunden ohne Snacks einzuhalten, um Ihrem Verdauungssystem Zeit zu geben, seinen wichtigen Reinigungszyklus durchzuführen.

Rheumatoide Arthritis: Diät – fortgeschrittene Stufe

- Eliminieren Sie mindestens einen Monat lang Nachtschattengewächse, Nüsse, Eier, Milchprodukte und alle anderen Nahrungsmittel, bei denen es positive Testergebnisse auf eine IgG-assoziierte Allergie oder IgG-assoziierte Empfindlichkeit gibt. Führen Sie diese Nahrungsmittel anschließend nacheinander systematisch wieder ein, um herauszufinden, wie Sie davon beeinflusst werden.
- Experimentieren Sie drei Monate lang mit der Stufe 2 der stärkearmen Diät, um herauszufinden, ob Sie möglicherweise auf Stärke und andere Kohlenhydrate empfindlich reagieren.

Rheumatoide Arthritis: Nahrungsergänzungsmittel – Zwischenstufe

Zusätzlich zu Vitamin D und Fischöl, die weiter oben in der Grundstufe empfohlen werden, können Sie folgende Nahrungsergänzungsmittel einnehmen:

- Probiotikum der Stufe 2, beispielsweise eine stärker wirksame Kombination von Bifidobakterien, die mehrere Stämme und *B. bifidum* enthält (zum Beispiel Jarrow Bifidus Balance, GutPro, Renew Life 50 Plus).
- Wenn Sie bei sich SIBO vermuten, können weitere Nahrungsergänzungsmittel hilfreich sein, um die Verdauung und den Reinigungszyklus zu unterstützen. Dazu könnten ein Präparat mit Gallensäure und

eine Kombination aus Betain HCL, Pepsin und Pancreatin zu größeren Mahlzeiten und Iberogast zwischen den Mahlzeiten gehören.

Rheumatoide Arthritis: Nahrungsergänzungsmittel – fortgeschrittene Stufe

- Ziehen Sie in Erwägung, gegen Krankheitserreger wie *Proteus mirabilis*, die bei RA eine Rolle spielen, einen Monat lang einen kurzfristigen Plan zum Kampf gegen Pathogene zu befolgen. Dazu gehört ein Probiotikum aus Stufe 3 (Bio-K+, Mutaflor, *S. boulardii*), das täglich zum Frühstück oder vor dem Zubettgehen eingenommen wird, außerdem Lactoferrin und Allicin eine halbe Stunde vor dem Mittag- und Abendessen.
- Falls eine zusätzliche Schmerzlinderung erforderlich ist, ziehen Sie zusätzlich eine Nahrungsergänzung mit Kurkuma in Form von Meriva in Erwägung.
- Eine Nahrungsergänzung mit Glucosamin kann dazu beitragen, langfristig eine weitere Zersetzung des Knorpelgewebes zu verhindern.

Ankylosierende Spondylitis – Pläne der Zwischenstufe und der fortgeschrittenen Stufe

Wenn Sie eine ankylosierende Spondylitis (AS) haben, bringt Ihnen ein streng kontrollierter Verzehr von Stärke und Zucker den größten Nutzen. Man behandelt AS-Patienten schon seit Langem erfolgreich mit einer stärkearmen Diät und es gibt gewichtige Beweise dafür, dass diese Erkrankung durch die Immunreaktion auf stärkeliebende Bakterien wie *Klebsiella* und adhärent-invasive *E. coli* gesteuert wird. Da eine Fehlbesiedlung mit diesen Bakterien häufig in Form von SIBO auftritt, könnten Sie auch von Strategien profitieren, die die bakterielle Gesamtpopulation im Dünndarm reduzieren.

AS: Diät – Zwischenstufe

- Die Grundlage Ihrer Ernährung sollte ballaststoffreiches Gemüse mit einem hohen Gehalt an Antioxidantien, Fisch, Geflügel, mageres Fleisch und Olivenöl sein.

- Beginnen Sie für mehrere Monate mit der Stufe 3 der stärkearmen Diät, um herauszufinden, wie sich Stärke auf Ihre Symptome auswirkt. Wenn Sie einen signifikanten Rückgang der Entzündung beobachten, können Sie schrittweise zusätzliches Obst und Gemüse aus der Zwischenstufe in die Ernährung aufnehmen, um festzustellen, wie Sie dieses vertragen.
- Wenn Sie selbst bei der fortgeschrittenen stärkearmen Diät weiterhin eine aktive Entzündung haben, könnte es sein, dass einfach mehr Zeit erforderlich ist, um einen Nutzen zu sehen. Dr. Ebringer berichtet aus seiner 30-jährigen Erfahrung bei der Behandlung von AS mit stärkearmer Ernährung, dass es »normalerweise etwa sechs bis acht Monate dauert, bis die Ernährung Wirkung zeigt«.[1]

AS: Diät – fortgeschrittene Stufe

- Eine anhaltende Entzündung in der fortgeschrittenen Stufe der stärkearmen Diät kann auch durch eine Nahrungsmittelunverträglichkeit bedingt sein. Lassen Sie mindestens einen Monat lang Nachtschattengewächse, Nüsse, Eier und Milchprodukte weg und führen Sie jedes Lebensmittel anschließend einzeln wieder ein, um Ihre Reaktion darauf beurteilen zu können.
- Auch Obst ist ein möglicher Übeltäter, den es sich zu untersuchen lohnt. Einige Menschen mit AS fühlen sich besser, wenn sie ganz auf Obst verzichten und eine sehr kohlenhydratarme Ernährung befolgen. Diese Ernährung kann ketogen sein, muss es aber nicht, wenn die Eiweißaufnahme gesteigert wird, um den Energiebedarf zu decken.

AS: Nahrungsergänzungsmittel – Zwischenstufe

- Ziehen Sie in Betracht, ein Probiotikum der Stufe 2 einzunehmen, zum Beispiel eine stärker wirksame Kombination von Bifidobakterien, die mehrere Stämme und *B. bifidum* enthält (zum Beispiel Jarrow Bifidus Balance, GutPro, Renew Life 50 Plus).
- Da eine Überbesiedlung mit *Klebsiella* und *E. coli* die Form von SIBO annehmen kann, sollten Sie auch überlegen, weitere Nahrungsergänzungsmittel einzunehmen, um die Verdauung und den Reinigungszyklus zu unterstützen. Dazu könnten ein Präparat mit Gallensäure und

eine Kombination aus Betain HCL, Pepsin und Pancreatin zu größeren Mahlzeiten und Iberogast zwischen den Mahlzeiten gehören.

AS: Nahrungsergänzungsmittel – fortgeschrittene Stufe

- Um *E. coli* und *Klebsiella* zu bekämpfen, befolgen Sie ein oder zwei Monate lang einen kurzfristigen Plan zum Kampf gegen Krankheitserreger. Dieser besteht aus einem Probiotikum der Stufe 3 (Mutaflor ist für AS die bevorzugte Option), das täglich zum Frühstück und vor dem Zubettgehen eingenommen wird, sowie Lactoferrin und Allicin, die eine halbe Stunde vor dem Mittag- und Abendessen eingenommen werden. Mutaflor kann bei Bedarf auch noch länger eingenommen werden.
- Für eine zusätzliche Aufrechterhaltung der entzündungshemmenden Wirkung oder Schmerzlinderung können Sie überlegen, auch ein Nahrungsergänzungsmittel mit Curcumin in Form von Meriva einzunehmen.

4

IN DER KÜCHE

KAPITEL 11

VORAUSPLANUNG UND WEITERE KÜCHENTIPPS

Es ist schon herausfordernd genug, sich an eine neue Ernährung zu gewöhnen, aber wenn Sie auch noch mit Gelenkschmerzen oder einer chronischen Krankheit zu kämpfen haben, ist es besonders wichtig, den Aufwand bei der Zubereitung gesunder Mahlzeiten auf ein Minimum zu reduzieren. Wir empfehlen, einfache Rezepte zu wählen, vorauszuplanen und jede mögliche Patentlösung zu nutzen. Zu diesem Zweck erhalten Sie in diesem Kapitel einige grundlegende Tipps, wie Sie die Zubereitung stärkearmer und allergenfreier Mahlzeiten schneller und einfacher gestalten können.

ALLGEMEINE TIPPS

Einfache Rezepte: Anstatt zu versuchen, beliebte Rezepte mit »sicheren« Zutaten abzuwandeln, starten Sie besser von null und konzentrieren sich auf einfache Mahlzeiten rund um Gemüse und Eiweiß.

Doppelte Mengen: Wenn Sie etwas kochen, was sich gut aufbewahren lässt, verdoppeln oder verdreifachen Sie doch einfach die Rezeptmengen, heben eine Portion für das Frühstück oder Mittagessen des nächsten Tages auf und frieren den Rest ein. Mit dieser Strategie können Sie die Zeit, die Sie mit der Essenszubereitung verbringen, deutlich verkürzen.

Vorräte anlegen: Nehmen Sie sich alle zwei bis vier Wochen ein paar Stunden Zeit, bestimmte Speisen in großen Mengen zu kochen, die Sie anschließend in der Kühltruhe vorrätig halten. Besonders gut zum Einfrieren eignen sich Hühnersuppe, Eintöpfe und Frikadellen (Rezepte finden Sie in Kapitel 12).

Zutaten online bestellen: Es ist praktisch, Artikel wie Kollagenpeptide und Dosenlachs in guter Qualität immer vorrätig zu haben, und oft billiger, sie online zu bestellen.

Richtige Mahlzeiten statt Snacks: Das Essen von Snacks unterbricht den natürlichen Prozess, der den Dünndarm zwischen den Mahlzeiten von Nahrungsresten und Krankheitserregern reinigt. Für die Behandlung und Verhinderung einer bakteriellen Überbesiedlung und um dem Verdauungssystem Zeit zu geben, in den Reinigungs- und Reparaturmodus zu schalten, ist es daher sinnvoll, zwischen den Mahlzeiten vier Stunden verstreichen zu lassen. Um Snacks zu vermeiden, sollten Sie Mahlzeiten einnehmen, die so sättigend sind, dass sie bis zur nächsten Mahlzeit vorhalten. Dabei sollte jede Mahlzeit eine adäquate Menge Eiweiß und Ballaststoffe enthalten. Wenn Sie wirklich eine Zwischenmahlzeit brauchen, sind die besten Optionen Obst, Aufschnitt ohne Zusätze und Rohkost mit Guacamole.

Arbeitsschritte erleichtern: Wenn Ihnen Gelenkschmerzen das Gemüseschneiden erschweren, kochen Sie es im Ganzen, verwenden Sie eine Küchenmaschine, geben Sie es kurz in die Mikrowelle, um es vor dem Schneiden etwas weicher zu machen oder kaufen Sie vorgeschnittenes Gemüse. Es lohnt sich auch, in ein sehr scharfes Messer und einen guten Gemüseschäler zu investieren.

Kräuter einfrieren: Frische Kräuter wie Basilikum, Petersilie oder Koriandergrün lassen sich problemlos aufheben, indem man sie mit Olivenöl mischt und in Eiswürfelschalen einfriert. Die gefrorenen Würfel können dann bis zum Gebrauch in einem verschließbaren Gefrierbeutel im Tiefkühlfach aufbewahrt werden. Auch frischer Ingwer lässt sich gut einfrieren. Wenn Sie reichlich Thymian oder Rosmarin haben, lassen Sie die Blätter beziehungsweise Nadeln in der Sonne oder im Backofen bei 90 °C gründlich trocknen und bewahren Sie sie anschließend, vermischt mit Meersalz, in einem kleinen Schraubdeckelglas auf.

Proteinvorräte einfrieren: Frieren Sie rohe Frikadellen, Hühnchenteile und Fischfilets ein, sodass Sie immer Zutaten für ein einfaches Abendessen zur Hand haben. Die beste Abtaumethode ist ein Warmwasserbad. Dafür die Speisen in einen verschließbaren Gefrierbeutel packen und in einen Topf oder eine große Schüssel mit warmem Wasser legen (den Beutel vor dem Verschließen bereits teilweise ins Wasser tauchen, um die Luft zu entfernen). Einzelportionen brauchen normalerweise zehn bis 30 Minuten, um aufzutauen. Um das Auftauen zu beschleunigen, ersetzen Sie das Wasser nach zehn Minuten durch mehr warmes Wasser. Größere Teile wie ein ganzes Huhn brauchen über eine Stunde, um aufzutauen, daher muss der Behälter während des Auftauens in den Kühlschrank gestellt werden.

Ergänzungen für Familienmitglieder: Anstatt für die Kinder oder andere Familienmitglieder, die keine so restriktive Diät befolgen, völlig andere Mahlzeiten zu kochen, ist es einfacher, ein Eiweißelement und ein oder zwei Gemüsesorten zuzubereiten und diese für die anderen Familienmitglieder mit einem schnell zubereiteten Kohlenhydratelement wie Reis oder glutenfreien Nudeln zu ergänzen.

Strategien für das Frühstück

Das Frühstück ist normalerweise die Mahlzeit, die sich am stärksten verändert, wenn man eine entzündungshemmende Eliminationsdiät beginnt, weil das typische westliche Frühstück den Schwerpunkt auf Stärke, Milchprodukte und Eier legt. Ein proteinreiches Frühstück ohne diese problematischen Zutaten muss jedoch weder kompliziert noch zeitaufwendig sein. Wenn Sie Ihre Kühltruhe im Voraus gut bestücken, kann ein Frühstück ganz einfach sein: Sie erhitzen ein oder zwei Hähnchenfrikadellen und geben dann noch frische Beeren oder Melone dazu. Sie können auch einen schnellen Wrap aus Truthahn- oder Schinkenaufschnitt, Avocado und Kopfsalat zubereiten. Eine weitere gute Option ist ein Smoothie mit TK-Beeren und hydrolisiertem Kollagenproteinpulver.

Kollagenpulver enthält als zusätzlichen Nutzen auch spezifische Aminosäuren, die zur Wiederherstellung von Haut und Gelenken benötigt werden. Die optimale Kollagenform für diesen Zweck ist marines Kollagen, aber auch hydrolysiertes Rinderkollagen ist für die meisten Menschen eine gute Wahl.

(Der Hauptvorteil von marinem Kollagen besteht darin, dass es sehr viel weniger Glutamat enthält, das bei einigen Menschen Schlaflosigkeit oder Stimmungsstörungen hervorruft.) Beachten Sie, dass die meisten Kollagen-Nahrungsergänzungsmittel eine Kombination aus Kollagen Typ 1 und Typ 3 sind. Diese liefern die Aminosäuren, die benötigt werden, um das Kollagen im gesamten Körper zu regenerieren. Es gibt auch spezialisiertes Kollagenpulver Typ 2, um Knorpelgewebe wiederaufzubauen. Dieses wird jedoch normalerweise in kleinen Dosen als Nahrungsergänzungsmittel eingenommen, nicht als Eiweißquelle in der Ernährung.

Strategien für das Mittagessen

Salate sind die beste Option für ein schnelles und einfaches Mittagessen. Um den Aufwand für das Mittagessen wochentags möglichst gering zu halten, empfehlen wir, Salatgemüse für mehrere Tage zu waschen und zu schnippeln und anschließend jede Gemüsesorte in einem separaten Behälter im Kühlschrank aufzubewahren. So können Sie an einem hektischen Wochentag morgens innerhalb weniger Minuten einen Salat zusammenstellen. Zu den Gemüsesorten, die sich geputzt gut halten, gehören in Scheiben geschnittene Radieschen, geraspelte Karotten, gehobelter Kohl, in Scheiben geschnittene Pilze und rohe oder nur leicht gedünstete Brokkoliröschen, grüne Bohnen und Zuckerschoten. Diese Gemüsesorten bleiben normalerweise mindestens drei Tage lang frisch. Sie können auch eine große Portion Gemüse im Voraus anbraten und zum Salat dazugeben. Dafür eignen sich Karotten, Zucchini, Rosenkohl und Fenchel.

Für eine komplette Mahlzeit einfach den Salat mit einem Grunddressing mischen und anschließend im Voraus zubereitetes Eiweiß wie Aufschnitt in guter Qualität, Dosenlachs oder Reste vom Braten oder gegrillten Hähnchen zugeben. (Das folgende Kapitel enthält ein einfaches Rezept, wie Hähnchen in Salzlake eingelegt werden kann, damit es sich gegart gut einfrieren lässt, ohne auszutrocknen.)

Eine weitere einfache Strategie für das Mittagessen ist die Zubereitung einer großen Menge Hühnersuppe, die in Einzelportionen eingefroren wird. Sie können die Suppe dann entweder am Arbeitsplatz in der Mikrowelle aufwärmen oder zu Hause erhitzen und in einem Thermosbehälter mitnehmen.

Strategien für das Abendessen

Für die Zubereitung schneller und einfacher Abendessen gelten drei Grundansätze:

1. **Im Backofen rösten:** Rösten Sie ein oder zwei Gemüsesorten zusammen mit einem Eiweißelement auf einem Backblech. Das dauert normalerweise 20 bis 30 Minuten und erledigt sich fast von selbst (siehe besondere Tipps weiter unten).
2. **Braten und dünsten:** Wenn Sie Fisch, Hühnchen oder Steak in der Pfanne braten, während Sie eine Gemüsemischung dünsten oder anbraten, haben Sie in zehn Minuten ein Essen auf dem Tisch stehen.
3. **Eintöpfe aus dem Schnellkochtopf:** Mit der Investition in einen Schnellkochtopf können Sie preiswerte Fleischstücke (wie mageres Rinderschmorfleisch oder Hähnchenschenkel mit Knochen) mit Kräutern und Gemüse vermengen und 20 bis 40 Minuten kochen. So bekommen Sie eine große Portion gabelzartes Fleisch, das sich gut einfrieren lässt.

Tipps für Abendessen aus dem Ofen

Abendessen vom Backblech gehen schnell und hinterlassen wenig Abwasch. Die besten Ergebnisse erzielen Sie mit einem Metallbackblech mit Rand. Achten Sie aber darauf, nicht zu viel auf das Blech zu legen. Wenn die Hähnchen- oder anderen Fleischstücke nicht genug Platz haben, dass der Bratensaft verdunsten kann, werden sie eher gedämpft und können zäh werden (falls nötig, zwei Backbleche verwenden).

Für ein Abendessen vom Backblech gibt es unendlich viele Kombinationsmöglichkeiten. Die Zubereitung wird noch einfacher, wenn Sie Eiweiß- und Gemüsesorten kombinieren, die ungefähr dieselbe Garzeit haben. Beispiele sind:

- Hähnchenkeulen mit Rosenkohl und Karotten (35–40 Minuten)
- Hähnchenbrüste mit Pilzen und Zucchini (20 Minuten)
- Lachs mit grünen Bohnen (15 Minuten)

Sie können aber auch jede andere Kombination verwenden, die Sie gerade zur Hand haben, und die einzelnen Zutaten nach ihrer Garzeit gestaffelt nach und nach auf das Blech geben. Vor dem Braten alles leicht mit Olivenöl einpinseln und Aromen wie getrocknete Kräuter zugeben. Gut eignen sich beispielsweise Thymian, Rosmarin, Salbei und Oregano. Sie können zum Schluss auch frische Kräuter über das Gericht geben, zum Beispiel Basilikum, Petersilie, Koriandergrün oder Schnittlauch.
Die genauen Garzeiten hängen von der Größe der Zutaten, den Abständen auf dem Backblech und geschmacklichen Präferenzen ab. Unten finden Sie grobe Richtwerte (für einen auf 200 °C vorgeheizten Backofen).

Zutat	**Garzeit**
Babykarotten	25 Minuten
Blumenkohl	25 Minuten
Brokkoli	20 Minuten
Garnelen	8 Minuten
Grüne Bohnen	15 Minuten
Fenchel	35 Minuten
Fleischbällchen	15 Minuten
Hähnchenbrüste	20 Minuten
Hähnchenkeulen	40 Minuten
Hähnchenschenkel mit Knochen	35 Minuten
Hähnchenschenkel ohne Knochen	25 Minuten
Karotten	35 Minuten
Lachs	15 Minuten
Lammkotelett	17 Minuten
Pilze, in Scheiben	20 Minuten
Rosenkohl, halbiert	35 Minuten
Sommerkürbis	15 Minuten
Zucchini	20 Minuten

Perfekt gedünstetes Gemüse

Für ein Maximum an Antioxidantien (und Geschmack) ist es wichtig, Gemüse nur kurz zu dünsten, bis es zart, aber noch knackig ist. Die genaue Garzeit hängt von Ihrer Ausrüstung ab und von der Menge, die Sie auf einmal garen. Hier einige Richtwerte für Dünstzeiten für Gemüse:

- Blumenkohl: 4–5 Minuten
- Brokkoli: 2–3 Minuten
- Grüne Bohnen: 3–5 Minuten
- Karotten: 5–7 Minuten
- Kohl: 2–3 Minuten
- Sommerkürbis: 3–4 Minuten
- Spargel: 3–5 Minuten
- Zucchini: 3–4 Minuten
- Zuckerschoten: 2–3 Minuten

Grundmethode Dünsten

Stellen Sie einen großen Dämpfeinsatz aus Metall in einen Topf mit zweieinhalb Zentimeter kochendem Wasser. Das Gemüse gart gleichmäßiger, wenn der Topf so groß ist, dass der Dämpfeinsatz ganz geöffnet bleiben kann. Das Gemüse in grobe Stücke (2,5–5 Zentimeter) schneiden. Die Gemüsestücke gleichmäßig im Dämpfeinsatz verteilen, im Idealfall in einer einzigen Lage. Den Topf zudecken und den Küchenwecker auf zwei oder drei Minuten einstellen. Nach dieser Zeit prüfen, ob das Gemüse etwas weich geworden ist, und falls nötig noch ein paar Minuten länger dünsten. Sofort auf einen Servierteller umfüllen. Bei Verwendung verschiedener Gemüsesorten die Sorten mit der längeren Garzeit, wie Karotten oder Blumenkohl, zuerst in den Topf geben und ein paar Minuten später dann die Sorten mit kürzerer Garzeit, wie Brokkoli und Zucchini.

Reste von gedünstetem Gemüse halten sich mehrere Tage im Kühlschrank. Sie können dann zu Salaten gegeben oder in Guacamole gedippt werden. Für Letzteres ist es besonders wichtig, das Gemüse vom Herd zu nehmen, solange es noch etwas knackig ist.

Geschmack zugeben

Nach dem Dünsten können Sie das Gemüse mit Olivenöl und geschmacksgebenden Zutaten beträufeln wie zum Beispiele:

- 2 EL Olivenöl und Saft von ½ Zitrone mit ½ TL Salz
- 2 EL Olivenöl und 1 TL Reissirup (passt am besten zu Karotten)
- 2 EL Olivenöl und 5–10 frische Basilikumblätter, in Streifen geschnitten

KAPITEL 12

REZEPTE

Alle Rezepte in diesem Kapitel eignen sich für die Grund-, Zwischen- und fortgeschrittene Stufe der stärkearmen Diät, auch wenn für die fortgeschrittene Stufe ab und zu geringfügige Abweichungen zu beachten sind. Die Rezepte eignen sich auch für Sie, wenn Sie Nachtschattengewächse, Milchprodukte, Nüsse und Eier aus ihrem Speiseplan streichen wollen.

Um die Fruktane in Knoblauch und Zwiebeln zu meiden, werden bei den Rezepten mit Knoblauch aromatisiertes Öl und anstelle roter oder weißer Zwiebeln die grünen Teile von Frühlingszwiebeln verwendet. Wenn Sie keinen Nutzen durch die Einschränkung von Fruktanen feststellen, können Sie die Rezepte abändern und zerdrückten Knoblauch und rote oder weiße Zwiebeln verwenden, falls Sie dies bevorzugen.

Für die Rezepte, die Mayonnaise enthalten, ist für alle, die Eier vertragen, eine Mayonnaise auf Olivenöl- oder Avocadoöl-Basis die beste Wahl. Falls Sie Eier weglassen wollen, gibt es auch Marken ohne Ei, diese sollten jedoch sparsam verwendet werden, da sie normalerweise eine kleine Menge Mais- oder Kartoffelstärke und unerwünschte Öle enthalten.

Bei den meisten Rezepten wird etwas Salz zugegeben, dieses kann jedoch reduziert oder ganz weggelassen werden. Es gibt einige Hinweise darauf, dass eine salzreiche Ernährung entzündungsfördernd wirkt,[1] jedoch stammen mehr als 75 Prozent des von US-Amerikanern verzehrten Salzes aus abgepackten oder verarbeiteten Nahrungsmitteln oder aus Restaurantspeisen. Wenn Sie solche Nahrungsquellen meiden, können Sie Ihre Mahlzeiten salzen und dennoch eine relativ natriumarme Ernährung einhalten. Eine sehr kohlenhydratarme Ernährung erfordert zusätzliches Natrium, damit das Elektrolytgleichgewicht erhalten bleibt.

Grüner Smoothie

1 kleines Bund Grünkohl oder Blattkohl (oder ½ großes Bund)
4 Stangensellerie
100 g gewürfelte Honigmelone
½ Gurke, geschält
30 g Petersilie (optional)
5–10 Minz- oder Basilikumblätter (optional)
Saft von ½ Zitrone

1. Alle Zutaten außer der Zitrone in einem elektrischen Entsafter oder Blender zu Saft verarbeiten.
2. Den Zitronensaft in ein Glas pressen, Eis und Smoothie zugeben und umrühren.

Blaubeer-Smoothie

80 g TK-Blaubeeren
½ Banane (in der fortgeschrittenen stärkearmen Stufe weglassen)
60–90 g Kollagenpeptidpulver
120 ml Wasser
½ Tasse zerstoßenes Eis
1 EL Oliven- oder Avocadoöl

1. Kollagenpulver und Wasser in einem Glas mischen.
2. Mit den übrigen Zutaten in den Mixer geben und zu einer glatten Konsistenz mixen.

Ketogener grüner Smoothie

- 60–90 g Kollagenpeptidpulver
- 3–5 Grünkohlblätter oder eine Handvoll Spinat
- ½ Avocado
- 120 ml Wasser
- ½ Tasse zerstoßenes Eis
- ½ Limette, ausgepresst
- 1 Handvoll Petersilie, Basilikum, Minze oder eine Mischung daraus

1. Kollagenpulver und Wasser in einem Glas mischen.
2. Mit den übrigen Zutaten in den Mixer geben und zu einer glatten Konsistenz mixen.

Apfel-Salbei-Hähnchenfrikadellen

6 PORTIONEN

- 1 kg Hähnchenhackfleisch (vorzugsweise eine Mischung aus gehäuteten Schenkeln und Brust)
- 2 geschälte Äpfel, fein gewürfelt (optional)
- 5 frische Salbeiblätter, fein gehackt, oder 1 TL getrockneter Salbei
- 1 TL Meersalz
- 2 EL Olivenöl
- 1–2 TL Honig oder brauner Reissirup (optional)

1. Den Backofen auf 220 °C vorheizen. In einer großen Schüssel alle Zutaten mischen und zu kleinen Frikadellen von etwa fünf Zentimeter Durchmesser formen.
2. Auf einem mit Alufolie ausgelegten Backblech 12 bis 15 Minuten backen. Alternativ die Frikadellen in Olivenöl braten – das gibt mehr Geschmack, ist aber auch etwas mehr Aufwand.
3. Zum Einfrieren die Frikadellen erkalten lassen, in kleine wiederverschließbare Gefrierbeutel packen oder in Frischhaltefolie wickeln und in TK-Behältern einfrieren.

Frühstücksfrikadellen

6 PORTIONEN

1 kg mageres Rinderhackfleisch
1 EL Olivenöl
1 Frühlingszwiebel, grüne Teile, gehackt
1 TL Meersalz
1 TL getrockneter Salbei
¼ TL getrockneter Majoran
1 EL brauner Reissirup (nach Belieben)

1. Den Backofen auf 220 °C vorheizen. In einer großen Schüssel alle Zutaten mischen. Zu kleinen Frikadellen (etwa fünf Zentimeter Durchmesser) formen.
2. Auf einem mit Alufolie ausgelegten Backblech 12 bis 15 Minuten backen.

TIPP

Zum Einfrieren erkalten lassen, in kleine wiederverschließbare Gefrierbeutel packen oder in Frischhaltefolie wickeln und in TK-Behältern einfrieren.

Chia-Protein-Pudding

1 PORTION

60 g Kollagenpeptidpulver
120 ml Wasser
2 EL Chiasamen
1 EL Nussmus oder Sonnenblumenmus (optional)
Frische, tiefgefrorene oder getrocknete Beeren (optional)
½ EL Avocadoöl (optional)
2 EL ungesüßte Kokosraspel (optional)

1. Das Kollagenpulver in eine kleine Schüssel oder Tasse geben, Wasser zugießen (oder eine beliebige Form von Milch) und verrühren.
2. Die Chiasamen unterrühren, dann über Nacht in den Kühlschrank stellen.
3. Direkt vor dem Verzehr wahlweise mit Nussmus, Sonnenblumenmus, Avocadoöl, den Beeren oder Kokosrapseln garnieren.

Leinsamen-Porridge

1 PORTION

2 EL frisch gemahlene Leinsamen
120 ml kochendes Wasser
2 EL Hanfherzen
2 EL ungesüßte Kokosraspel
60 g Kollagenpeptidpulver
¼ TL Zimt
1 TL brauner Reissirup (optional)
½ EL Avocadoöl (optional)
Frische, tiefgefrorene oder getrocknete Beeren (optional)
Gehackte Nüsse (optional)

1. In einer Schüssel das kochende Wasser mit den Leinsamen mischen. Die restlichen Zutaten zugeben und alles gründlich miteinander verrühren. Bei Bedarf zusätzliches Wasser oder eine Milch Ihrer Wahl zugeben.
2. Die gewünschte Garnierung wie Beeren oder gehackte Nüsse zugeben.

TIPP

Die Hanfherzen können Sie auch durch Chiasamen ersetzen, die im Wasser oder einer Milch Ihrer Wahl eingeweicht wurden.

Hähnchen-Grünkohl-Hack

1 PORTION

Rest gegarte Hähnchenbrust
3 große Grünkohlblätter
2 EL Avocadoöl
¼ TL Salz
30 g Petersilie
1 Prise Geflügelgewürz
80 ml Wasser

1. Die Mittelrippen der Grünkohlblätter entfernen, die Blätter hacken.
2. Das Hähnchenfleisch würfeln und in Avocadoöl anbraten, bis es leicht gebräunt ist. Dann das Fleisch aus der Pfanne nehmen und beiseite stellen.
3. Den Grünkohl mit Salz, Geflügelgewürz und Wasser in die Pfanne geben. An dieser Stelle können auch gekochte Gemüsereste zugegeben werden. Zugedeckt drei Minuten garen.
4. Hähnchenfleisch und Petersilie in die Pfanne geben und schwenken, um alles zu vermischen.

Gebratene Hähnchenbrust, in Salzlake eingelegt

6 PORTIONEN

3 große Hähnchenbrüste
2 EL Salz
1 EL frischer Rosmarin
1 TL getrockneter Thymian
620 ml Wasser

1. Für die Salzlake Salz und Kräuter in 120 Milliliter kochendem Wasser auflösen.
2. In einer großen Glasschüssel oder einem wiederverschließbaren Beutel die Salzlösung mit 500 Milliliter Eiswasser mischen. Die Hähnchenbrüste zugeben, dann die Schüssel abdecken oder den Beutel verschließen und 2 bis 12 Stunden in den Kühlschrank stellen. (Wenn Sie das Fleisch länger als drei oder vier Stunden einlegen, nur 1½ EL Salz verwenden).
3. Direkt vor der Zubereitung den Backofen auf 220 °C vorheizen.
4. Das Hähnchen abspülen und mit Küchenpapier abtupfen. Das Fleisch leicht mit Olivenöl einpinseln und 15 bis 20 Minuten rösten, bis es durch ist (alternativ das Fleisch grillen oder braten, bis es durch ist).

VORRATSTIPP

Wenn man Hähnchenfleisch in Salzlake einlegt, bleiben Geschmack und Saftigkeit bei der Aufbewahrung im Kühlschrank oder in der Kühltruhe erhalten. Das Fleisch hält sich im Kühlschrank zwei bis drei Tage oder in der Kühltruhe einen Monat. Falls Sie es einfrieren, lassen Sie es zuerst völlig erkalten, wickeln die einzelnen Portionen fest in Frischhaltefolie und geben die Portionen zusammen in einen wiederverschließbaren, beschrifteten Gefrierbeutel. Vor Gebrauch in der Mikrowelle kurz auftauen, dann zu Salaten oder anderen Gerichten geben.

Dieses Vorgehen eignet sich auch gut für ein ganzes Huhn. Einfach die Mengen für die Salzlake verdoppeln und das Huhn anschließend bei 220 °C 75 Minuten braten oder bis der Fleischsaft klar ist.

Kalifornischer Hähnchensalat

2 PORTIONEN

2 gebratene Hähnchenbrüste, gewürfelt
80 g dunkle Weintrauben, halbiert
2 Stangensellerie, in Scheiben geschnitten
2–3 EL Mayonnaise
1 EL Olivenöl
1 EL Zitronensaft
5 Basilikumblätter, in Streifen geschnitten
½ Avocado, gewürfelt (optional)

1. In einer großen Schüssel Mayonnaise, Öl und Zitronensaft gründlich verquirlen.
2. Hähnchenfleisch, Trauben und Sellerie zugeben und mischen. Basilikum und Avocado vorsichtig unterheben.

Farmer-Chicken-Wrap

2 PORTIONEN

2 gebratene Hähnchenbrüste, gewürfelt
2–3 EL Mayonnaise
1 EL Olivenöl
1 EL Zitronensaft
½ Avocado, zerdrückt
Je 1 EL frisch gehackte Kräuter: Dill, Petersilie, Basilikum, Schnittlauch (oder eine Mischung dieser Kräuter)
1 Frühlingszwiebel, gehackt
1 Stangensellerie, fein gehackt
½ TL Zwiebelpulver (optional)
½ TL Senf (optional)
Kopfsalat, Blattkohl oder Grünkohl zum Servieren

1. Mayonnaise, Öl, Zitronensaft und Kräuter verquirlen.
2. Avocado, Frühlingszwiebel und Sellerie zugeben, dann das Hähnchenfleisch untermischen.
3. In Schälchen aus Salatblättern servieren oder in ein Blattkohl- oder Grünkohlblatt wickeln, nachdem die feste Mittelrippe entfernt wurde.

Rucola-Hähnchen-Salat

2 PORTIONEN

1 Packung Rucola (oder Babyspinat)
Saft von 1 Zitrone (3 EL)
1 TL brauner Reissirup
2 EL natives Olivenöl extra
½ TL Salz
1 gebratene Hähnchenbrust, zerkleinert

1. In einer kleinen Schüssel Zitronensaft, braunen Reissirup, Olivenöl und Salz verquirlen.
2. Das Dressing über den Rucola gießen, Hähnchenfleisch zugeben und mischen.

Lachs-Salat-Wrap

1 PORTION

1 Dose Lachs, abgetropft
¼ oder ½ Avocado, zerdrückt
1 EL Mayonnaise
½ Frühlingszwiebel, weiße und grüne Teile
1 Spritzer Zitronensaft
1 TL Olivenöl
½ Stangensellerie, gehackt

1. In einer kleinen Schüssel Avocado, Mayonnaise, Frühlingszwiebel, Zitronensaft und Olivenöl mischen.
2. Den Lachs leicht zerdrücken und mit dem gehackten Sellerie zu dem Dressing geben. Alles gut mischen.
3. Direkt servieren oder in ein kräftiges Blatt wickeln (Blattkohl, Grünkohl oder Kopfsalat) oder als Dip für Gurkenscheiben oder Stangensellerie verwenden.

TIPP

Wenn die Mischung als Dip verwendet wird, den Sellerie bei der Lachsmischung weglassen. Wenn Sie den Salat im Voraus zubereiten, um ihn zur Arbeit mitzunehmen, die Avocado weglassen.

Grünkohlsalat

2–4 PORTIONEN

1 Bund Grünkohl, gewaschen
Saft von 1 Zitrone
1 Knoblauchzehe, zerdrückt oder gehackt
½ TL Salz
2 EL Olivenöl

1. Den Knoblauch mit dem Olivenöl in eine kleine Pfanne geben. Fünf Minuten vorsichtig erwärmen. Das mit Knoblauch aromatisierte Öl in eine Salatschüssel gießen, die Knoblauchstücke herausnehmen und entfernen.
2. Jedes Grünkohlblatt der Länge nach durchschneiden, um die feste Mittelrippe zu entfernen, anschließend die Blätter übereinanderstapeln und in schmale Streifen schneiden.
3. Den Kohl in eine große Schüssel geben, Zitronensaft und Salz zugeben. Den Kohl portionsweise immer wieder zusammendrücken, um den Saft in die Blätter zu massieren, damit diese weicher werden.
4. Mit dem Olivenöl beträufeln und alles gut vermischen. Vor dem Servieren mindestens 15 Minuten durchziehen lassen.

Einfacher knuspriger Lachs

4 PORTIONEN

4 frische Lachsfilets (je ca. 170 g)
1 EL Olivenöl
Salz nach Geschmack

1. **Für eine knusprige Fleischseite:** Den Backofen auf 200 °C vorheizen. Eine ofenfeste Pfanne bei mittlerer Hitze erwärmen. Inzwischen den Lachs mit Küchenpapier gründlich trocken tupfen, leicht mit Olivenöl einpinseln und leicht salzen. Den Lachs mit der Fleischseite nach unten in die Pfanne legen und fünf Minuten anbraten, bis er sich leicht vom Boden lösen lässt. Den Lachs wenden, sodass die Hautseite unten ist, und die Pfanne sofort in den Backofen stellen. Fünf bis zehn Minuten backen, bis er gar ist.
2. **Für eine knusprige Haut:** Eine ofenfeste Pfanne bei mittlerer Hitze erwärmen. Inzwischen den Lachs mit Küchenpapier gründlich trocken tupfen, leicht mit Olivenöl einpinseln und leicht salzen. Die Wärmezufuhr reduzieren. Den Lachs mit der Hautseite nach unten in die Pfanne legen und mit einem Pfannenheber mehrere Minuten lang auf die Filets drücken, damit die Haut Kontakt mit der Pfanne behält (bei mehreren Filets können Sie dafür einen Topfdeckel aus Metall verwenden, der kleiner als die Pfanne ist). Nach den ersten paar Minuten die Filets nur noch gelegentlich nach unten drücken, bis die Haut nach etwa sechs Minuten gebräunt und knusprig ist. Den Lachs wenden (Fleischseite nach unten) und noch ein bis zwei Minuten weiterbraten.

Kubanischer Lachs

4 PORTIONEN

4 Lachsfilets
Abgeriebene Schale von 1 Bio-Limette
1 TL abgeriebene Schale von 1 Bio-Orange
15 g Koriandergrün, fein gehackt
1 EL frischer Rosmarin, gehackt
2 EL Olivenöl
½ TL Kurkuma
½ TL Salz
1 TL brauner Reissirup (optional)
Saft von ½ Zitrone

1. Den Lachs enthäuten.
2. Für die Marinade Zitrusschalen, Rosmarin, Öl, Kurkuma, Salz und braunen Reissirup mischen. Den Lachs darin zwei bis sechs Stunden im Kühlschrank marinieren.
3. 30 Minuten vor dem Garen aus dem Kühlschrank nehmen und den Zitronensaft zugeben.
4. Direkt vor dem Garen den Lachs leicht trocken tupfen und grillen oder braten, bis er durch ist.

Fisch Pariser Art

4 PORTIONEN

4 Fischfilets (beliebiger weißer Fisch mit blättrigem Fleisch)
3 Schalotten
2 TL Kapern, abgetropft
3 EL Mayonnaise
1 EL Dijon-Senf
1 EL Olivenöl
1 EL Zitronensaft
Pfeffer
1 TL abgeriebene Schale von 1 Bio-Zitrone
Schnittlauch oder Petersilie (optional)

1. Den Backofen auf 220 °C vorheizen.
2. Die Schalotten fein hacken. Mit Kapern, Mayonnaise, Senf, Olivenöl, Zitronensaft, Zitronenschale und Pfeffer mischen.
3. Die Fischfilets mit der Haut nach unten in eine flache Backform legen.
4. Die Sauce über jedem Filet verteilen, dann den Fisch 10 bis 15 Minuten backen, bis er sich mit einer Gabel leicht zerteilen lässt. Nach Belieben mit fein gehacktem Schnittlauch oder fein gehackter Petersilie garnieren.

Fischpäckchen mit Ingwer und Limette

4 PORTIONEN

4 Fischportionen (Lachs oder weißer Fisch mit blättrigem Fleisch)
5 cm großes Stück frischer Ingwer, in dünne Scheiben geschnitten
Abgeriebene Schale und Saft von 1–2 Bio-Limetten
3 Frühlingszwiebeln, in Scheiben geschnitten
1 EL Olivenöl
½ TL Salz

1. Den Backofen auf 200 °C vorheizen.
2. Jedes Fischstück auf ein großes Quadrat Backpapier legen. Den Fisch leicht mit Öl einpinseln, dann mit Limettenschale, Ingwer, Frühlingszwiebel und einer Prise Salz belegen.
3. Die Ränder des Backpapiers zusammenbringen und mehrmals falten, um das Päckchen zu verschließen. 12 bis 16 Minuten backen, je nach Dicke der Fischstücke.
4. Wenn der Fisch gar ist, diesen aus dem Päckchen nehmen, die Ingwerstücke entfernen und den Fisch mit Zitronensaft beträufeln.

Peruanisches Ceviche

2–4 PORTIONEN

500 g sehr frischer weißer Fisch (z. B. Heilbutt), ohne Haut
120 ml frisch gepresster Limettensaft
2 Frühlingszwiebeln (nur grüne Teile)
1 EL gehacktes Koriandergrün oder Petersilie
1 TL Salz

1. Den Fisch mit einem großen, sehr scharfen Messer in drei bis vier Zentimeter große Würfel schneiden. Die Würfel in eine Schüssel mit kaltem Wasser legen.
2. Die Frühlingszwiebeln in dünne Scheiben schneiden.
3. Den Fisch abtropfen lassen und mit Limettensaft, Koriandergrün, Frühlingszwiebeln und Salz mischen.
4. Zudecken und vor dem Servieren 30 Minuten in den Kühlschrank stellen.

Gebratener Fisch mit Kräuterpesto

2 PORTIONEN

2–4 Filets eines beliebigen weißen Fisches mit blättrigem Fleisch
4 EL Olivenöl
2–3 EL Zitronensaft
15 g frisch gehackter Oregano
15 g frisch gehackte Petersilie
1 Knoblauchzehe
½ TL Salz

1. Den Fisch vor dem Braten 20 Minuten bei Zimmertemperatur zwischen mehreren Lagen Küchenpapier ruhen lassen, damit er nicht festklebt.
2. Für die Sauce den Knoblauch in Scheiben schneiden und zu dem Olivenöl in eine kleine Pfanne geben. Fünf Minuten vorsichtig erwärmen.
3. Den Knoblauch entfernen und das mit Knoblauch aromatisierte Öl mit den Kräutern, Zitronensaft und Salz im Mixer oder mit einem Pürierstab zu Pesto pürieren.
4. Das Olivenöl in einer großen Pfanne bei mittelstarker Hitze erhitzen, den Fisch mit der Hautseite nach unten in die Pfanne legen. Braten, bis die Haut knusprig ist, und für drei bis vier Minuten aus der Pfanne nehmen. Den Fisch anschließend mit der Fleischseite nach unten noch ein bis zwei Minuten braten.
5. Mit dem Kräuterpesto servieren.

Sardinensalat

1 PORTION

1 Dose Sardinen
1 Frühlingszwiebel, fein gehackt
2 EL Zitronensaft
1 EL Olivenöl
2 EL frisch gehackte Petersilie und/oder Schnittlauch
1 TL Kapern
Kopfsalat (nur die zarten Blätter)

1. Die Sardinen abtropfen lassen und leicht zerdrücken.
2. Mit den übrigen Zutaten mischen und in einer Schale aus Salatblättern anrichten.

Hühner-Gemüse-Suppe

8 PORTIONEN

- 1,5–2 kg Hähnchenteile mit Knochen oder ganzes Huhn, in Stücke geschnitten
- 4 große Karotten (in der fortgeschrittenen Stufe der stärkearmen Diät weglassen)
- 4 Stangensellerie
- 2 TL getrockneter Thymian (oder 2 frische Thymianzweige)
- 1 TL getrockneter Salbei (oder 5 frische Salbeiblätter)
- 2 Lorbeerblätter
- 2 TL Salz
- 2 grüne oder gelbe Zucchini
- 90 g Brokkoliröschen
- 2 EL frisch gehackte Petersilie
- 2 EL frisch gehackter Dill

1. Die Hähnchenteile häuten, in einen großen Topf legen und mit Wasser bedecken.
2. Salz, getrocknete Kräuter, Lorbeerblätter, die Hälfte des Selleries und der Karotten zugeben.
3. Ungefähr eineinhalb Stunden köcheln lassen, dabei gelegentlich den Schaum abschöpfen, der sich auf der Oberfläche bildet.
4. Die Fleischstücke herausnehmen und zum Abkühlen auf einen Teller legen.
5. Die Brühe in einen anderen Topf abseihen und die festen Bestandteile entfernen.
6. Das restliche Gemüse würfeln, in die Brühe geben und fünf Minuten köcheln lassen.
7. Inzwischen das Hähnchenfleisch entbeinen und kleinschneiden. Zusammen mit den frischen Kräutern in den Topf geben.

TIPP

Wenn Sie Hähnenbrust bevorzugen, können Sie auch zwei Hähnchenbrüste ohne Haut in die Brühe geben, nachdem diese eine Stunde geköchelt hat, und anschließend das bisher mitgekochte dunkle Fleisch mit Knochen entfernen.

Backhuhn mit Kräuter-Zitronen-Kruste

4 PORTIONEN

1 ganzes Huhn (2–2,5 kg)
1 Bio-Zitrone, Schale abgerieben, dann geviertelt
2 EL Olivenöl
1 TL Meersalz
1–2 EL frischer Thymian (oder 2 TL getrockneter)
1 TL getrockneter Salbei oder getrocknete Kräutermischung
6 Knoblauchzehen

1. Den Backofen auf 220 °C vorheizen.
2. Für die Kräuterschicht die Zitronenschale in einer kleinen Schüssel mit Kräutern, Salz und Olivenöl mischen (für zusätzlichen Geschmack das Öl durch mit Knoblauch aromatisiertes Öl ersetzen).
3. Alle Innereien entfernen und das Huhn außen mit Küchenpapier trocken tupfen. Von den Hühnerbrüsten vorsichtig die Haut lösen und die Kräutermischung löffelweise zwischen Haut und Fleisch geben. Wieder mit der Haut abdecken und gleichmäßig über die Außenseite streichen, um die Kräutermischung zu verteilen. Das Huhn außen mit den Resten der Kräutermischung (oder einer Mischung aus Olivenöl und Salz) einreiben.
4. Das Huhn mit den Zitronenvierteln und den ganzen Knoblauchzehen füllen.
5. Bei 220 °C 75 Minuten garen, bis klare Flüssigkeit entweicht, wenn Sie mit einem Messer in die Schenkel stechen.

MIT OFENGEMÜSE SERVIEREN

Wenn Sie zu dem Backhuhn Ofengemüse servieren wollen, geben Sie Karotten und Rosenkohl auf einem gesonderten Backblech nach den ersten 45 Minuten mit in den Backofen.

Hähnchen-Souvlaki

4 PORTIONEN

3 große Hähnchenbrüste
2 EL Olivenöl
Abgeriebene Schale und Saft von ½ Bio-Zitrone (etwa 2–3 EL)
2 Knoblauchzehen, in Scheiben geschnitten
1 TL Meersalz
15 g frisch gehackter Oregano (oder 2 EL getrockneter)
1 TL getrockneter Majoran, Rosmarin oder Kräutermischung

FÜR DIE TSATSIKI-SAUCE:
1 Avocado
1 Salatgurke, geraspelt
1 EL Knoblauchöl
Saft von ½ Zitrone
½ TL Salz
1 EL frisch gehackter Dill

1. Knoblauch und Kräuter bei schwacher bis mittlerer Hitze fünf Minuten in Olivenöl erwärmen. Abkühlen lassen, dann den Knoblauch entfernen.
2. Das aromatisierte Öl in eine Schüssel oder einen wiederverschließbaren Beutel gießen, einen Esslöffel für die Sauce zurückbehalten. Zitronenschale, Zitronensaft, Salz und geviertelte Hähnchenbrüste dazugeben. 30 Minuten bei Zimmertemperatur marinieren.
3. Das Hähnchenfleisch auf ein mit Alufolie ausgelegtes Backblech legen und bei starker Hitze in fünf bis zehn Minuten durchbraten (oder grillen).
4. Für die Tsatsiki-Sauce Avocado, Gurke, Knoblauchöl, Zitronensaft, Salz und Dill vermischen.
5. Das fertig gegarte Hähnchenfleisch kleinschneiden und mit der Sauce servieren.

Italienisches Zitronenhuhn

2 PORTIONEN

2 Hähnchenbrüste
3 EL Olivenöl
1 TL abgeriebene Schale von einer Bio-Zitrone
2 EL Zitronensaft
2 Knoblauchzehen, in Scheiben geschnitten
1 EL fein gehackter Rosmarin

1. Die Hähnchenbrüste in einen Plastikbeutel geben und gleichmäßig dick klopfen. Dann in eine Glasschüssel oder Backform geben, die übrigen Zutaten zugeben und das Fleisch 30 Minuten bei Zimmertemperatur oder mehrere Stunden im Kühlschrank marinieren lassen.
2. Die Knoblauchscheiben herausnehmen. Das Hähnchenfleisch von jeder Seite drei bis fünf Minuten grillen oder braten, bis es durch ist.

Hähnchenpfanne mit Ingwer und Knoblauch

4 PORTIONEN

8 Hähnchenschenkel ohne Knochen
3 EL Olivenöl
3 Knoblauchzehen
100–200 g gehobelter Rotkohl
1 Zucchini, in Scheiben geschnitten
2 Frühlingszwiebeln (grüne Teile), in Streifen geschnitten
90 g Champignons, in Scheiben
2 EL geriebener Ingwer
1 TL Salz
½ TL weißer Pfeffer

1. Die Hähnchenschenkel bei starker Hitze von jeder Seite drei bis fünf Minuten in Olivenöl anbraten.
2. Inzwischen in einer zweiten großen Pfanne Olivenöl bei mittlerer Hitze erhitzen.
3. Knoblauch zugeben und zwei Minuten anbraten. Den Knoblauch herausnehmen.
4. Ingwer, Frühlingszwiebeln, Pilze, Zucchini, Kohl, Salz und Pfeffer zugeben. 60 Milliliter Wasser zugießen. Die Pfanne zudecken und das Gemüse zwei Minuten dünsten.
5. Zum Schluss die Hähnchenschenkel aufschneiden und in die Gemüsepfanne geben.

Florentiner Hähnchen

2 PORTIONEN

200 g Pilze (z. B. Pfifferlinge oder Champignons)
1 Packung Babyspinat (ca. 200 g)
1 Schalotte
2 Knoblauchzehen
2 Hähnchenbrüste ohne Haut und ohne Knochen
4 EL Olivenöl
½ TL Salz
1 TL getrockneter Thymian (oder italienische Kräutermischung)

1. Die Pilze vierteln, Schalotte und Knoblauch in dünne Scheiben schneiden.
2. Jede Hähnchenbrust zwischen zwei Lagen Frischhaltefolie legen und leicht klopfen, damit sie gleichmäßig dick werden. Das Hähnchenfleisch mit Salz und Thymian bestreuen.
3. In einer gusseisernen Pfanne zwei Esslöffel Olivenöl bei mittlerer Hitze erhitzen. Das Hähnchenfleisch zugeben und von jeder Seite etwa fünf Minuten leicht anbräunen.
4. Inzwischen in einer anderen Pfanne zwei weitere Esslöffel Olivenöl bei mittlerer Hitze erhitzen.
5. Pilze, Knoblauch und Schalotten zugeben und fünf Minuten anbraten.
6. Den Knoblauch herausnehmen, dann den Spinat zugeben. Die Pfanne zudecken und weiterbraten, bis der Spinat zusammenfällt. Gut umrühren und nach Geschmack salzen.
7. Zum Servieren die Hähnchenbrüste mit der Spinat-Pilz-Mischung belegen.

Hähnchen mit Pilzen und Salbei (im Instant Pot)

4 PORTIONEN

8 Hähnchenschenkel ohne Knochen und Haut
2 EL Olivenöl
180 g Champignons, halbiert
4 Knoblauchzehen, in Scheiben geschnitten
8 frische Salbeiblätter, gehackt
½ TL getrockneter Thymian
120 ml Wasser
½ TL Meersalz
2 EL frisch gehackter Basilikum

1. Den Instant Pot auf Sautieren einstellen.
2. Olivenöl und Knoblauch in den Topf geben und die Hähnchenschenkel darin leicht anbräunen. Den Knoblauch herausnehmen.
3. Pilze, Salbei, Wasser und Salz zugeben. Den Deckel schließen und 15 Minuten bei starkem Druck (bei einem tiefgefrorenen Huhn 25 Minuten) garen. Den Druck schnell ablassen.
4. Mit frischem Basilikum bestreut servieren.

ALTERNATIVE GARMETHODE

Das Hähnchen in einer ofenfesten gusseisernen Pfanne anbräunen. Die restlichen Zutaten (außer dem Zitronensaft) zugeben und bei 160 °C 30 bis 40 Minuten im Backofen braten. Direkt vor dem Servieren den Zitronensaft zugeben.

Puten-Burger

2–4 PORTIONEN

500 g Putenhackfleisch
1 mittelgroße Zucchini
1 Karotte (in der fortgeschrittenen Stufe der stärkearmen Diät weglassen)
3 Frühlingszwiebeln (grüne Teile), fein gehackt
1 TL Salz
2 EL Olivenöl oder Avocadoöl

1. Zucchini reiben, in ein sauberes Küchentuch wickeln und die Feuchtigkeit herausdrücken.
2. Die Karotte reiben und mit Zucchini und den übrigen Zutaten vermengen. Zu Frikadellen formen und mindestens zwei Stunden oder über Nacht in den Kühlschrank stellen. Die Frikadellen bei Bedarf mit Frischhaltefolie oder Backpapier voneinander trennen, damit sie nicht zusammenkleben.
3. Bei mittlerer Hitze von jeder Seite etwa vier Minuten grillen oder braten, bis sie durch sind.

Suppe mit Putenbällchen

750 ml natriumarme Hühnerbrühe
3 Karotten (in der fortgeschrittenen Stufe der stärkearmen Diät weglassen)
3 Stangensellerie
500 g mageres Putenhackfleisch
1 TL Salz
1 EL Olivenöl oder Avocadoöl
100–200 g Spinat, Grünkohl oder anderes Blattgemüse

1. Karotten, Sellerie und Brühe in einem Topf fünf Minuten köcheln lassen.
2. Während das Gemüse kocht, die Fleischbällchen zubereiten. Putenhack, Öl und Salz in einer Schüssel vermengen und zu zweieinhalb Zentimeter großen Fleischbällchen formen.
3. Die Fleischbällchen in die Brühe geben und bei schwacher Hitze 10 bis 15 Minuten köcheln lassen, bis sie gar sind.
4. In den letzten fünf Minuten den gehackten Grünkohl oder Spinat oder ein anderes Blattgemüse dazugeben.

Steak mit argentinischer Chimichurri-Sauce

2 PORTIONEN

2 Steaks
1 Bund glatte Petersilie
6 EL natives Olivenöl extra
2 Knoblauchzehen, in Scheiben geschnitten
Abgeriebene Schale und Saft von 1 Bio-Zitrone
1 EL gewürfelte Zwiebel
½ TL Salz

1. Die Steaks 30 Minuten vor dem Zubereiten aus dem Kühlschrank nehmen und leicht mit Salz bestreuen.
2. Das Olivenöl fünf Minuten mit dem Knoblauch erwärmen. Das Öl abkühlen lassen, dann den Knoblauch entfernen.
3. Für die Chimichurri-Sauce das Knoblauchöl mit den restlichen Zutaten im Mixer pürieren.
4. Für das Fleisch den Backofen auf 160 °C vorheizen.
5. Die Steaks sorgfältig mit Küchenpapier trocken tupfen, dann mit Olivenöl einpinseln. In einer ofenfesten gusseisernen Pfanne bei mittlerer Hitze von einer Seite zwei bis drei Minuten scharf anbraten.
6. Dann die Steaks wenden und die Pfanne in den Backofen stellen, um sie fertig zu garen: etwa fünf Minuten für blutiges, zehn Minuten für durchgebratenes Fleisch. (Vorsicht beim Herausnehmen der Pfanne aus dem Backofen: Der Griff wird sehr heiß sein.)
7. Vor dem Servieren mit Chimichurri fünf Minuten ruhen lassen.

Burger-Salat

4 PORTIONEN

1 kg mageres Rinderhackfleisch
1 EL Olivenöl
1 Kopfsalat
2 Radieschen
2 kleine Salatgurken
1 Frühlingszwiebel (grüne Teile)
1 Avocado
100 g grüne Bohnen, halbiert
100 g Champignons

FÜR DAS DRESSING:
2 EL Olivenöl
2 EL Dijon-Senf
½ TL brauner Reissirup (optional)
Saft von ½ Zitrone

1. Das Rinderhack zu vier großen Frikadellen formen. Die Frikadellen leicht salzen und mit etwas Olivenöl einpinseln. In einer Grillpfanne von jeder Seite drei bis fünf Minuten bei mittlerer Hitze anbraten, bis sie durch sind.
2. Die grünen Bohnen in eine hitzebeständige Schüssel geben und mit kochendem Wasser bedecken. Ein bis zwei Minuten stehen lassen, dann abgießen.
3. Die Zutaten für das Dressing verquirlen.
4. Pilze, Radieschen, Gurken und Frühlingszwiebeln in Scheiben schneiden und mit dem Kopfsalat und den grünen Bohnen in einer großen Schüssel vermengen.
5. Den Salat mit dem Dressing anmachen und gut mischen. Auf einzelnen Tellern anrichten und jeweils mit einer Frikadelle und Avocadoscheiben belegen.

Rinder-Kohl-Pfanne

4 PORTIONEN

1 kg Rinderhackfleisch
2 EL Olivenöl
½ Rotkohl
3 kleine Köpfe Baby-Pak-Choi
2 Knoblauchzehen
½ TL Ingwerpulver oder 1 TL frisch geriebener Ingwer
1 TL Salz
2 Frühlingszwiebeln (grüne Teile), gehackt
1 EL Zitronen- oder Limettensaft

1. Das Rinderhack in Olivenöl anbraten, bis es durchgebraten ist.
2. In eine Schüssel umfüllen, dann in derselben Pfanne den Kohl mit Knoblauch, Ingwer und Salz etwa fünf Minuten braten, bis der Kohl weich ist. Den Knoblauch herausnehmen.
3. Frühlingszwiebeln, Pak Choi, Rinderhack und Zitronensaft zugeben. Noch ein bis zwei Minuten braten, dann servieren.

Türkisches Rinderkebab

4 PORTIONEN

1 kg mageres Rinderhackfleisch
1 Frühlingszwiebel (grüne Teile), fein gehackt
2 TL gehackter frischer Rosmarin
30 g frische Petersilie
1 TL getrockneter Oregano
1 TL Salz
1 Prise Safran (optional)

1. Die Kräuter und Frühlingszwiebeln feinhacken.
2. In einer großen Schüssel Kräuter, Frühlingszwiebeln, Salz, Safran und Rinderhack mischen. Zu Würsten formen, auf Grillspieße stecken und drei bis fünf Minuten von jeder Seite grillen oder auf ein mit Alufolie ausgelegtes Backblech legen und im Ofen backen (bei 220 °C 10 bis 15 Minuten).

Schweinelende

2–4 PORTIONEN

1 Schweinelende am Knochen
1 Knoblauchzehe, in Scheiben geschnitten
1 EL frisch gehackter Rosmarin
1 EL frisch gehackter Thymian
2 EL Olivenöl
1 TL Salz

1. Die Knoblauchscheiben und Kräuter bei schwacher bis mittlerer Hitze fünf Minuten in Olivenöl erwärmen. Abkühlen lassen, dann den Knoblauch entfernen.
2. Die Schweinelende mit dem Kräuteröl einreiben, salzen, anschließend mindestens zwei Stunden oder über Nacht in den Kühlschrank stellen. 30 Minuten vor dem Braten aus dem Kühlschrank nehmen.
3. Den Backofen auf 220 °C vorheizen. Das Fleisch etwa 20 Minuten braten, bis das Thermometer eine Innentemperatur von 62 °C anzeigt (wenn die Schweinelende mehr als 500 Gramm wiegt, dauert es eventuell länger).

TIPP

Dieses Rezept kann auch mit Schweinelende ohne Knochen zubereitet werden, in diesem Fall die Menge an Kräutern, Knoblauch und Öl verdoppeln und das Fleisch bei 180 °C für eine bis eineinhalb Stunden braten.

Gebratene Lammkeule

8–10 PORTIONEN

1 Lammkeule ohne Knochen, mit einem Fleischnetz zusammengehalten (ca. 2,5 kg)
2 EL Olivenöl
10 Knoblauchzehen, halbiert oder geviertelt
30 g frische Rosmarinblätter
½ EL Salz

1. Das Knoblauchöl durch Erwärmen der Knoblauchstücke in Olivenöl zubereiten. Abkühlen lassen, dann den Knoblauch entfernen.
2. Knoblauchöl, Rosmarin und Salz vermengen und die Lammkeule damit einreiben (dafür das Netz entfernen, das Fleisch aufrollen und innen mit Knoblauchöl einreiben, dann wieder zusammenrollen und wieder mit dem Netz überziehen).
3. Den Backofen auf 220 °C vorheizen.
4. Das Lammfleisch in eine Bratform legen und in den Ofen stellen. Nach 15 Minuten die Temperatur auf 160 °C herunterschalten und ein bis zwei Stunden weiterbraten (für eine größere oder kleinere Keule pro 500 Gramm 20 Minuten Bratzeit zugeben oder abziehen), bis das Fleischthermometer 50 °C für blutig, 55 °C für medium oder 60 °C für durch anzeigt. Mit Alufolie dicht abdecken und vor dem Aufschneiden 20 Minuten ruhen lassen.

VORRATSTIPP

Reste in dicke Steaks schneiden, fest in Frischhaltefolie wickeln und die Steaks zusammen in einen beschrifteten, wiederverschließbaren Gefrierbeutel packen. Vor Gebrauch leicht auftauen (zum Beispiel in der Mikrowelle), dann dünn aufschneiden und in Olivenöl braten.

Lamm-Shawarma-Salat

2 PORTIONEN

350 g Lammbratenrest
1 TL getrockneter Oregano
2 TL frisch gehackter Rosmarin (oder ½ TL getrockneter)
½ TL Salz
½ Kopfsalat
2 EL Olivenöl

FÜR DAS TSATSIKI-DRESSING:
1 Gurke, gerieben
1 Avocado, zerdrückt
1 EL Olivenöl
2 EL Zitronensaft
2 TL frisch gehackter Dill
1–2 EL Wasser (bei Bedarf)

1. Die Zutaten für das Tsatsiki-Dressing mischen und beiseite stellen.
2. Das Lammfleisch in dünne Scheiben schneiden (das geht leichter, wenn das Fleisch noch leicht gefroren ist). Dann mit Rosmarin, Oregano und Salz in Olivenöl braten, bis es gut durchgewärmt und leicht gebräunt ist.
3. Mit Tsatsiki-Dressing garniert auf Kopfsalat servieren.

Marokkanischer Lammeintopf (im Instant Pot)

4 PORTIONEN

1 kg Lamm-Schmorfleisch
3 Karotten, kleingeschnitten
5 cm frischer Ingwer
1 TL getrockneter Rosmarin
Abgeriebene Schale und Saft von 1 Bio-Orange
1 EL brauner Reissirup
1 TL Salz
240 ml Wasser
2 EL frisch gehackte Petersilie oder Koriandergrün
2 Zucchini, kleingeschnitten

1. Den Instant Pot auf Sautieren einstellen und das Lammfleisch darin in Olivenöl leicht anbräunen.
2. Karotten, Ingwer, Rosmarin, Orangensaft und -schale, Reissirup und Wasser zugeben. Den Deckel schließen und 35 Minuten bei hohem Druck kochen.
3. Den Druck manuell ablassen, dann Zucchini und Koriandergrün zugeben und in der Einstellung Sautieren fünf Minuten garen, bis die Zucchini weich sind und die Sauce eindickt.

TIPP

Alternativ das Lammfleisch in einem großen Schmortopf leicht anbräunen. Übrige Zutaten zugeben und bei schwacher Hitze eineinhalb Stunden köcheln lassen. In den letzten fünf Minuten die Zucchini zugeben.

Grünkohl-Kraut-Salat

4 PORTIONEN

4 große Grünkohlblätter
½ Kopf Rotkohl
3 Karotten, gerieben (in der fortgeschrittenen Stufe der stärkearmen Diät weglassen)

FÜR DAS DRESSING:
2 EL Olivenöl
2 EL Zitronensaft
2 EL fein gehackte Petersilie
1 EL frisch gehackter Basilikum
1 Frühlingszwiebel, fein gehackt
1 TL brauner Reissirup
½ TL Salz

1. Den Kohl in der Küchenmaschine hobeln oder in sehr dünne Scheiben schneiden.
2. Die Mittelrippe von den Grünkohlblättern entfernen, die Blätter fein hacken.
3. Die übrigen Zutaten als Dressing mischen, über das Gemüse gießen und gründlich mischen.

Fenchel-Kraut-Salat

4 PORTIONEN

1 Fenchelknolle
½ Kohlkopf, gehobelt
2 Frühlingszwiebeln, fein gehackt

FÜR DAS DRESSING:
2 EL Mayonnaise ohne Ei
1 EL Olivenöl
Saft von ½ Zitrone
1 TL Honig
1 TL Meersalz
1 EL gehackte frische Petersilie
2 EL grob gehacktes Fenchelgrün

1. Die Fenchelknolle vierteln, den harten Kern entfernen, dann den Fenchel in dünne Scheiben schneiden. Vom Fenchelgrün etwas für das Dressing zurückbehalten.
2. Die Fenchelscheiben mit dem gehobelten Kraut und den Frühlingszwiebeln vermengen.
3. Die übrigen Zutaten in einer kleinen Schüssel verquirlen.
4. Das Dressing über das Gemüse gießen und gründlich mischen.

Gartensalat mit Zitrusdressing

2–4 PORTIONEN

½ Kopfsalat
200 g Babyspinat oder anderer Blattsalat
3 Radieschen
50 g Champignons
1 gelbe Zucchini

FÜR DAS DRESSING:
2 EL Orangensaft
2 TL Limettensaft
2 TL Zitronensaft
6 EL Olivenöl
½ TL Salz

1. Die gelbe Zucchini mit einem Gemüseschäler in dünne Streifen schneiden.
2. Übriges Gemüse hacken. Die Zutaten für das Dressing mischen.
3. Das Dressing über den Salat gießen und gut durchmischen.

Grünkohl-Chips

2–4 PORTIONEN

1 Bund Grünkohl
1 EL Olivenöl
½ TL Meersalz

1. Den Backofen auf 150 °C vorheizen.
2. Den Grünkohl waschen und mit Küchenpapier gründlich trocken tupfen (oder längere Zeit zuvor waschen und trocknen lassen). Die Mittelrippe entfernen und die Grünkohlblätter in große Stücke schneiden oder zupfen.
3. Die Blätter auf ein großes Backblech schichten, mit Olivenöl beträufeln und salzen. Mit den Händen mischen, dann gleichmäßig auf dem Blech verteilen. Wenn die Blätter übereinander liegen, eventuell in zwei Tranchen backen oder zwei Bleche verwenden. In etwa 20 Minuten knusprig backen.

Sellerie-Fenchel-Salat

4 PORTIONEN

1 große Fenchelknolle
4 Stangensellerie
2 EL Zitronensaft
3 EL Olivenöl
15 g frische Basilikumblätter
¼ TL Salz

1. Stiel und Kern von der Fenchelknolle entfernen. Den Fenchel so dünn wie möglich aufschneiden (oder einen Gemüsehobel verwenden).
2. Den Stangensellerie diagonal in dünne Scheiben schneiden.
3. Fenchel und Sellerie mit Olivenöl, Zitronensaft und Salz mischen.
4. Die Basilikumblätter übereinanderstapeln, aufrollen und in dünne Streifen schneiden. Basilikum über den Salat streuen und sofort servieren.

Gedünsteter Grünkohl

2–4 PORTIONEN

1 Bund Grünkohl
2 Knoblauchzehen, in Scheiben geschnitten
2 EL Olivenöl
½ TL Meersalz
Saft von ½ Zitrone

1. Den Grünkohl waschen, mittlere Blattrippen entfernen und den Kohl in große Stücke hacken.
2. Den Knoblauch in einem Topf bei mittlerer Hitze zwei bis fünf Minuten in Olivenöl anbraten. Den Knoblauch entfernen, dann den Grünkohl und 60 Milliliter Wasser in den Topf geben. Zugedeckt drei Minuten kochen. Den Deckel abnehmen und noch ein paar Minuten weitergaren.
3. Den Zitronensaft über den Grünkohl träufeln und servieren.

Marinierte Champignons

4 PORTIONEN

500 g kleine Champignons
2 EL Zitronensaft
½ TL Salz
½ TL getrockneter Thymian
15 g frisch gehackt Petersilie

1. Einen Topf mit Wasser zum Kochen bringen.
2. Die Pilze entstielen und ins kochende Wasser geben. Nach fünf Minuten das Wasser abgießen und die Pilze in eine Schüssel mit Zitronensaft, Salz, Thymian und Petersilie geben.
3. Über Nacht marinieren. Bei Zimmertemperatur servieren.

Gebratener Kohl mit Schinken

4 PORTIONEN

1 Kohlkopf, gehackt
3 Scheiben Schinken (oder magerer Frühstücksspeck)
3 EL Olivenöl
½ TL Salz

1. Den Schinken würfeln und in Olivenöl anbraten, bis er leicht gebräunt ist.
2. Den Kohl, Salz und 60 Milliliter Wasser zugeben. Zugedeckt bei mittlerer Hitze drei bis fünf Minuten köcheln lassen.
3. Den Deckel abnehmen und weiterköcheln lassen, bis der Kohl weich ist.

Blaubeer-Minze-Gelee

4 PORTIONEN

2 EL Gelatinepulver
150 g TK-Blaubeeren
240 ml kochendes Wasser
120 ml Granatapfelsaft
6 Minzblätter, grob gehackt

1. Die Gelatine mit dem Saft mischen.
2. Die Blaubeeren antauen lassen, bis sie etwas Saft abgeben.
3. Das kochende Wasser über die Gelatine gießen und gut rühren, bis sie sich aufgelöst hat.
4. Blaubeeren und Minze unterrühren.
5. In ein Muffin-Backblech oder eine große Backform gießen und in den Kühlschrank stellen, bis das Gelee fest geworden ist.

Beerenkompott

2–4 PORTIONEN

150 g TK-Blaubeeren
150 g TK-Brombeeren
½ TL Vanilleextrakt
1 EL Zitronensaft
1 reife Birne, gerieben oder fein gehackt

1. Birne, Vanille und die Hälfte der Beeren in eine mikrowellengeeignete Schüssel geben. Fünf Minuten in die Mikrowelle stellen.
2. Die restlichen Beeren und den Zitronensaft unterrühren und eine weitere Minute in die Mikrowelle stellen. Das Kompott dickt beim Abkühlen leicht ein. Für eine dickere Konsistenz einen Esslöffel Gelatinepulver gemischt mit 60 Milliliter Wasser zu den Beeren geben, bevor sie in die Mikrowelle gestellt werden.

Granatapfelgelee

8 PORTIONEN

350 ml Granatapfelsaft
2 EL Gelatinepulver
240 ml kochendes Wasser

1. Die Gelatine in 120 Milliliter Saft auflösen. Das kochende Wasser zugießen und gründlich verrühren. Wenn sich die Gelatine völlig aufgelöst hat, den restlichen Granatapfelsaft unterrühren.
2. In eine rechteckige Backform, Silikonförmchen oder ein Muffin-Backblech gießen. In den Kühlschrank stellen, bis das Gelee fest geworden ist (ein bis zwei Stunden).

Melone-Minze-Salat

2–4 PORTIONEN

400 g gewürfelte Honigmelone
1–2 EL Limettensaft
1 TL abgeriebene Schale einer Bio-Limette
1 EL Olivenöl
2 EL frisch gehackte Minze

1. Den Limettensaft und das Olivenöl über die Melonenstücke gießen.
2. Minze und Limettenschale dazugeben und gut durchmischen.

Sauce tartare

4 EL Mayonnaise
Saft von ½ Zitrone
2 Frühlingszwiebeln, fein gehackt
2 TL frischer Schnittlauch, fein gehackt
2 TL frischer Dill, fein gehackt
2 TL frische Petersilie, fein gehackt
1 TL Kapern, fein gehackt
¼ TL Dijon-Senf

1. Die fein gehackten Kräuter, Frühlingszwiebeln und Kapern mit der Mayonnaise, dem Senf und dem Zitronensaft mischen.
2. Vor dem Servieren vorzugsweise mindestens eine Stunde ziehen lassen, damit sich die Aromen verbinden. Die Sauce hält sich im Kühlschrank bis zu zwei Tage.

DAS ERNÄHRUNGSPROGRAMM AUF EINEN BLICK

ALLGEMEINE PRINZIPIEN

- Unterstützen Sie Ihr Mikrobiom und Ihre antioxidative Abwehr, indem Sie mehr ballaststoffreiches Obst und Gemüse in kräftigen Farben essen.
- Essen Sie mehr Fisch, insbesondere Lachs, Sardinen und Makrelen.
- Ziehen Sie in Erwägung, täglich zwei bis vier Gramm Fischöl als Nahrungsergänzungsmittel einzunehmen.
- Verwenden Sie Olivenöl und Avocadoöl als primäre Fettzusätze.
- Wählen Sie magere Proteine wie Geflügel, Fisch und mageres Schweinefleisch.
- Schneiden Sie vor dem Kochen sichtbares Fett vom Fleisch ab.

STUFE 1: GRUNDSTUFE DER STÄRKEARMEN DIÄT

- Eliminieren Sie glutenhaltiges Getreide.
- Meiden Sie darmschädigendes Getreide und Hülsenfrüchte (Soja, Mais, Kartoffeln, Erdnüsse).
- Begrenzen Sie den Verzehr anderer stärkehaltiger Nahrungsmittel auf eine Portion pro Tag, vorzugsweise in Form stärkehaltigen Wurzelgemüses wie Pastinaken und Süßkartoffeln.
- Reduzieren Sie Ihren Zuckerverzehr.

STUFE 2: ZWISCHENSTUFE DER STÄRKEARMEN DIÄT

- Eliminieren Sie Getreide, Hülsenfrüchte und sehr stärkehaltiges Gemüse.
- Halten Sie Zuckerzusätze so gering wie möglich.
- Begrenzen Sie den Obstverzehr auf zwei oder drei kleine Portionen pro Tag.
- Meiden Sie Milchprodukte mit Ausnahme von hausgemachtem Joghurt, wenn Sie diesen vertragen.
- Meiden Sie die stärkehaltigsten Nüsse und Samen, zum Beispiel Cashewkerne.

STUFE 3: FORTGESCHRITTENE STUFE DER STÄRKEARMEN DIÄT

Zusätzlich zu den Schritten in Stufe 2:

- Wählen Sie Gemüse mit dem niedrigsten Stärkegehalt.
- Begrenzen Sie den Obstverzehr auf ein oder zwei kleine Portionen pro Tag.
- Verwenden Sie nur die stärkeärmsten Nüsse und Samen, zum Beispiel Leinsamen und Macadamianüsse.
- Versuchen Sie, Maltodextrin und weitere stärkehaltige Füllstoffe in Nahrungsergänzungsmitteln zu meiden.
- Erhöhen Sie die Fett- und Eiweißaufnahme als Ausgleich für die Reduzierung der Kohlenhydrate. Wenn Sie den Schwerpunkt auf Fett legen, wird die Diät ketogen. Einigen Menschen wird es auf längere Sicht besser gehen, wenn sie stattdessen Eiweiß bevorzugen, um Hormonstörungen zu vermeiden.
- Sie werden möglicherweise die Salzzufuhr erhöhen müssen, damit durch die sehr kohlenhydratarme Ernährung der Elektrolythaushalt nicht aus dem Gleichgewicht gerät.

PROBLEMSUCHE UND INDIVIDUELLE ANPASSUNG

Verzichten Sie mindestens 30 Tage lang auf folgende Nahrungsmittel, um herauszufinden, ob eine Unverträglichkeit besteht:

- Häufige Allergene: Nüsse, Eier, Milchprodukte, Soja, Mais, Krustentiere
- Nachtschattengewächse: Tomaten, Kartoffeln, Paprikas, Chiligewürze, Auberginen

Wenn Sie Symptome einer Intoleranz gegenüber Chemikalien in Nahrungsmitteln aufweisen und auf viele Nahrungsmittel reagieren, die eine hohe Konzentration an Histaminen oder Salicylaten aufweisen, können Sie diese Überempfindlichkeit möglicherweise reduzieren, indem Sie SIBO und eine Überbesiedlung mit Pathogenen in Angriff nehmen. Zu weiteren alternativen Strategien gehören Tests auf Schilddrüsen- und Nebennierenhormone und die Einnahme einer hoch dosierten Vitamin-C-Nahrungsergänzung, um den Histaminspiegel zu senken.

REZEPTVERZEICHNIS

FRÜHSTÜCK

SALATE

HAUPTGERICHTE

BEILAGEN

QUELLEN

Wissenschaftliche Publikationen sind in der Datenbank der National Institutes of Health erhältlich unter www.ncbi.nlm.nih.gov/pubmed.

Einleitung

1 Cypers, H., Varkas, G., Beeckman, S., Debusschere, K., Vogl, T., Roth, J. & De Vos, M. (2015). Elevated calprotectin levels reveal bowel inflammation in spondyloarthritis. *Annals of the Rheumatic Diseases*, 23.12.2015

Stebbings, S., Jenks, K., Treharne, G. J., García, J. A., Schultz, M., Highton, J. & Dudley-Brown, S. (2011). Validation of the Dudley Inflammatory Bowel Symptom Questionnaire for the assessment of bowel symptoms in axial SpA: prevalence of clinically relevant bowel symptoms and association with disease activity. *Rheumatology*, ker359

Stoll, M. L., Punaro, M. & Patel, A. S. (2011). Fecal calprotectin in children with the enthesitis-related arthritis subtype of juvenile idiopathic arthritis. *The Journal of Rheumatology*, 38 (10), 2274–2275

Bjarnason, I., Helgason, K. O., Geirsson, Á. J., Sigthorsson, G., Reynisdottir, I., Gudbjartsson, D. & Thjodleifsson, B. (2003). Subclinical intestinal inflammation and sacroiliac changes in relatives of patients with ankylosing spondylitis. *Gastroenterology*, 125 (6), 1598–1605

Klingberg, E., Strid, H., Ståhl, A., Deminger, A., Carlsten, H., Öhman, L. & Forsblad-d'Elia, H. (2017). A longitudinal study of fecal calprotectin and the development of inflammatory bowel disease in ankylosing spondylitis. *Arthritis Research & Therapy*, 19 (1), 21

Tayel, M., Megid, M. A., Nouh, H. H. & Rofaeil, B. (2014). AB0340 Fecal Calprotectin in Rheumatoid Disease, and Its Relation to Disease State. *Annals of the Rheumatic Diseases*, 73 (2), 917–917

2 Van Praet, L., Van den Bosch, F. E., Jacques, P., Carron, P., Jans, L., Colman, R. & Cuvelier, C. (2013). Microscopic gut inflammation in axial spondyloarthritis: a multiparametric predictive model. *Annals of the Rheumatic Diseases*, 72 (3), 414–417

Van Praet, L., Jans, L., Carron, P., Jacques, P., Glorieus, E., Colman, R. & Van den Bosch, F. (2014). Degree of bone marrow oedema in sacroiliac joints of patients with axial spondyloarthritis is linked to gut inflammation and male sex: results from the GIANT cohort. *Annals of the Rheumatic Diseases*, 73 (6), 1186–1189

Duran, A., Kobak, S., Sen, N., Aktakka, S., Atabay, T. & Orman, M. (2016). Fecal calprotectin is associated with disease activity in patients with ankylosing spondylitis. *Bosnian Journal of Basic Medical Sciences*, 16 (1), 71

Tayel, M., Megid, M. A., Nouh, H. H. & Rofaeil, B. (2014). AB0340 Fecal Calprotectin in Rheumatoid Disease, and Its Relation to Disease State. *Annals of the Rheumatic Diseases*, 73 (2), 917

Stebbings, S., Jenks, K., Treharne, G. J., García, J. A., Schultz, M., Highton, J. & Dudley-Brown, S. (2011). Validation of the Dudley Inflammatory Bowel Symptom Questionnaire for the assessment of bowel symptoms in axial SpA: prevalence of clinically relevant bowel symptoms and association with disease activity. *Rheumatology*, ker359

3 Viladomiu, M., Kivolowitz, C., Abdulhamid, A., Dogan, B., Victorio, D., Castellanos, J. G. & Chai, C. (2017). IgA-coated E. coli enriched in Crohn's disease spondyloarthritis promote TH17-dependent inflammation. *Science Translational Medicine*, 9 (376), eaaf9655

Eppinga, H., Weiland, C. J. S., Thio, H. B., van der Woude, C. J., Nijsten, T. E., Peppelenbosch, M. P. & Konstantinov, S. R. (2016). Similar depletion of protective Faecalibacterium prausnitzii in psoriasis and inflammatory bowel disease, but not in Hidradenitis suppurativa. *Journal of Crohn's and Colitis*, 10 (9), 1067–1075

Scher, J. U., Sczesnak, A., Longman, R. S., Segata, N., Ubeda, C., Bielski, C. & Littman, D. R. (2013). Expansion of intestinal Prevotella copri correlates with enhanced susceptibility to arthritis. *eLife*, 2, e01202

Maeda, Y., Kurakawa, T., Umemoto, E., Motooka, D., Ito, Y., Gotoh, K. & Sakaguchi, N. (2016). Dysbiosis contributes to arthritis development via activation of autoreactive T cells in the intestine. *Arthritis & Rheumatology*, 68 (11), 2646–2661

Chen, J., Wright, K., Davis, J. M., Jeraldo, P., Marietta, E. V., Murray, J. & Taneja, V. (2016). An expansion of rare lineage intestinal microbes characterizes rheumatoid arthritis. *Genome Medicine*, 8 (1), 43

Scher, J. U., Ubeda, C., Artacho, A., Attur, M., Isaac, S., Reddy, S. M. & Manasson, J. (2015). Decreased bacterial diversity characterizes the altered gut microbiota in patients with psoriatic arthritis, resembling dysbiosis in inflammatory bowel disease. *Arthritis & Rheumatology*, 67 (1), 128–139

4 Mathew, J. L., Singh, S. & Sankar, J. (2015). Is antibiotic exposure associated with newly diagnosed juvenile idiopathic arthritis? *Indian Pediatrics*, 52 (10), 883–888

5 Kohn, D. (12.1.2015). Joint Pain, from the Gut. *The Atlantic*

6 Ghouri, Y. A., Richards, D. M., Rahimi, E. F., Krill, J. T., Jelinek, K. A. & DuPont, A. W. (2014). Systematic review of randomized controlled trials of probiotics, prebiotics, and synbiotics in inflammatory bowel disease. *Clinical and Experimental Gastroenterology*, 7, 473

7 Skoldstam, L., Hagfors, L. & Johansson, G. (2003). An experimental study of a Mediterranean diet intervention for patients with rheumatoid arthritis. *Annals of the Rheumatic Diseases*, 62(3), 208–214
Abendroth, A., Michalsen, A., Luedtke, R., Rueffer, A., Musial, F., Dobos, G. J. & Langhorst, J. (2010). Changes of intestinal microflora in patients with rheumatoid arthritis during fasting or a Mediterranean diet. *Forschende Komplementärmedizin/Research in Complementary Medicine* 17 (6), 307–313

McKellar, G., Morrison, E., McEntegart, A., Hampson, R., Tierney, A., Mackle, G. & Capell, H. A. (2007). A pilot study of a Mediterranean-type diet intervention in female patients with rheumatoid arthritis living in areas of social deprivation in Glasgow. *Annals of the Rheumatic Diseases*, 66 (9), 1239–1243

Preedy, V. R. & Watson, R. R. (Hrsg.). (2014). The Mediterranean Diet: An Evidence-Based Approach. *Academic press*

Barrea, L., Balato, N., Di Somma, C., Macchia, P. E., Napolitano, M., Savanelli, M. C. & Savastano, S. (2015). Nutrition and psoriasis: is there any association between the severity of the disease and adherence to the Mediterranean diet? *Journal of Translational Medicine*, 13 (1), 18

Di Giuseppe, D., Crippa, A., Orsini, N. & Wolk, A. (2014). Fish consumption and risk of rheumatoid arthritis: a dose-response meta-analysis. *Arthritis Research & Therapy*, 16 (5), 1

8 Dumas, J. A., Bunn, J. Y., Nickerson, J., Crain, K. I., Ebenstein, D. B., Tarleton, E. K. & Kien, C. L. (2016). Dietary saturated fat and monounsaturated fat have reversible effects on brain function and the secretion of pro-inflammatory cytokines in young women. *Metabolism*, 65 (10), 1582–1588

Kien, C. L., Bunn, J. Y., Fukagawa, N. K., Anathy, V., Matthews, D. E., Crain, K. I. & Poynter, M. E. (2015). Lipidomic evidence that lowering the typical dietary palmitate to oleate ratio in humans decreases the leukocyte production of proinflammatory cytokines and muscle expression of redox-sensitive genes. *The Journal of Nutritional Biochemistry*, 26 (12), 1599–1606

9 Rocha, D. M., Caldas, A. P., Oliveira, L. L., Bressan, J. & Hermsdorff, H. H. (2016). Saturated fatty acids trigger TLR4-mediated inflammatory response. *Atherosclerosis*, 244, 211–215

Reynolds, C. M., McGillicuddy, F. C., Harford, K. A., Finucane, O. M., Mills, K. H. & Roche, H. M. (2012). Dietary saturated fatty acids prime the NLRP3 inflammasome via TLR4 in dendritic cells—implications for diet-induced insulin resistance. *Molecular Nutrition & Food Research*, 56 (8), 1212–1222

Snodgrass, R. G., Huang, S., Choi, I. W., Rutledge, J. C. & Hwang, D. H. (2013). Inflammasome-mediated secretion of IL-1β in human monocytes through TLR2 activation; modulation by dietary fatty acids. *The Journal of Immunology*, 191(8), 4337–4347

10 Morris, Z. S., Wooding, S. & Grant, J. (2011). The answer is 17 years, what is the question: understanding time lags in translational research. *Journal of the Royal Society of Medicine*, 104 (12), 510–520

11 Proudman, S. M., James, M. J., Spargo, L. D., Metcalf, R. G., Sullivan, T. R., Rischmueller, M. & Cleland, L. G. (2013). Fish oil in recent onset rheumatoid arthritis: a randomised, double-blind controlled trial within algorithm-based drug use. *Annals of the Rheumatic Diseases*, annrheumdis, 2013

Kapitel 1: Die Hauptursachen der Autoimmunität verstehen

1 Meadows, S. (1.2.2013). The Boy with the Thorn in his Joints. *The New York Times, Magazine*

2 Mielants, H., De Vos, M., Goemaere, S., Schelstraete, K., Cuvelier, C., Goethals, K. & Veys, E. M. (1991). Intestinal mucosal permeability in inflammatory rheumatic diseases. II. Role of disease. *The Journal of Rheumatology*, 18(3), 394–400

Martínez-González, O., Cantero-Hinojosa, J., Paule-Sastre, P., Gómez-Magán, J.C. & Salvatierra-Ríos D. (Juli 1994). Intestinal permeability in patients with ankylosing spondylitis and their healthy relatives. *British Journal of Rheumatology*, 33(7), 644–647

Picco, P., Gattorno, M., Marchese, N., Vignola, S., Sormani, M. P., Barabino, A. & Buoncompagni, A. (2000). Increased gut permeability in juvenile chronic arthritides. A multivariate analysis of the diagnostic parameters. *Clinical and Experimental Rheumatology*, 18 (6), 773–778

Humbert P., Bidet, A., Treffel, P., Drobacheff, C. & Agache P. (1991). Intestinal permeability in patients with psoriasis. *Journal of Dermatological Science*, 2, 324–326

3 Merga, Y., Campbell, B. J. & Rhodes, J. M. (2014). Mucosal barrier, bacteria and inflammatory bowel disease: possibilities for therapy. *Digestive Diseases*, 32(4), 475–483

4 Ciccia, F., Guggino, G., Rizzo, A., Saieva, L., Peralta, S., Giardina, A. & Triolo, G. (2015). Type 3 innate lymphoid cells producing IL-17 and IL-22 are expanded in the gut, in the peripheral blood, synovial fluid and bone marrow of patients with ankylosing spondylitis. *Annals of the Rheumatic Diseases*

May, E., Märker–Hermann, E., Wittig, B. M., Zeitz, M., Zum Büschenfelde, K. H. M. & Duchmann, R. (2000). Identical T-cell expansions in the colon mucosa and the synovium of a patient with enterogenic spondyloarthropathy. *Gastroenterology*, 119(6), 1745–1755

Fantini, M. C., Pallone, F. & Monteleone, G. (2009). Common immunologic mechanisms in inflammatory bowel disease and spondylarthropathies. *World Journal of Gastroenterology*, 15 (20), 2472–2478

Suurmond, J., Rivellese, F., Dorjee, A. L., Bakker, A. M., Rombouts, Y. J. P. C., Rispens, T. & Toes, R. E. M. (2015). Toll-like receptor triggering augments activation of human mast cells by anti-citrullinated protein antibodies. *Annals of the Rheumatic Diseases*, 74 (10), 1915–1923

5 Cypers, H., Varkas, G., Beeckman, S., Debusschere, K., Vogl, T., Roth, J. & De Vos, M. (23.12.2015). Elevated calprotectin levels reveal bowel inflammation in spondyloarthritis. *Annals of the Rheumatic Diseases*

Stebbings, S., Jenks, K., Treharne, G. J., García, J. A., Schultz, M., Highton, J. & Dudley-Brown, S. (2011). Validation of the Dudley Inflammatory Bowel Symptom Questionnaire for the assessment of bowel symptoms in axial SpA: prevalence of clinically relevant bowel symptoms and association with disease activity. *Rheumatology*, ker359

Stoll, M. L., Punaro, M. & Patel, A. S. (2011). Fecal calprotectin in children with the enthesitis-related arthritis subtype of juvenile idiopathic arthritis. *The Journal of Rheumatology*, 38 (10), 2274–2275

Bjarnason, I., Helgason, K. O., Geirsson, Á. J., Sigthorsson, G., Reynisdottir, I., Gudbjartsson, D. & Thjodleifsson, B. (2003). Subclinical intestinal inflammation and sacroiliac changes in relatives of patients with ankylosing spondylitis. *Gastroenterology*, 125 (6), 1598–1605

Klingberg, E., Strid, H., Ståhl, A., Deminger, A., Carlsten, H., Öhman, L. & Forsblad-d'Elia, H. (2017). A longitudinal study of fecal calprotectin and the development of inflammatory bowel disease in ankylosing spondylitis. *Arthritis Research & Therapy*, 19 (1), 21

Tayel, M., Megid, M. A., Nouh, H. H. & Rofaeil, B. (2014). AB0340 Fecal Calprotectin in Rheumatoid Disease, and Its Relation to Disease State. *Annals of the Rheumatic Diseases*, 73 (2), 917–917

6 Mielants, H., Veys, E. M., Cuvelier, C. & De Vos, M. (1988). Ileocolonoscopic findings in seronegative spondylarthropathies. *Rheumatology*, 27(2), 95–105

7 Van Praet, L., Van den Bosch, F. E., Jacques, P., Carron, P., Jans, L., Colman, R. & Cuvelier, C. (2013). Microscopic gut inflammation in axial spondyloarthritis: a multiparametric predictive model. *Annals of the Rheumatic Diseases*, 72(3), 414–417

Cypers, H., Varkas, G., Beeckman, S., Debusschere, K., Vogl, T., Roth, J. & De Vos, M. (2015). Elevated calprotectin levels reveal bowel inflammation in spondyloarthritis. *Annals of the Rheumatic Diseases*, 23.12.2005

Leirisalo-Repo, M., Turunen, U., Stenman, S., Helenius, P. & Seppälä, K. (1994). High frequency of silent inflammatory bowel disease in spondylarthropathy. *Arthritis & Rheumatology*, 37(1), 23–31

Scarpa, R., Manguso, F., D'Arienzo, A., D'Armiento, F.P., Astarita, C., Mazzacca, G. et al. (2000). Microscopic inflammatory changes in colon of patients with both active psoriasis and psoriatic arthritis without bowel symptoms. *Journal of Rheumatology*, 27, 1241–1246

8 Li, W. Q., Han, J. L., Chan, A. T. & Qureshi, A. A. (2012). Psoriasis, psoriatic arthritis and increased risk of incident Crohn's disease in US women. *Annals of the Rheumatic Diseases*

9 De Vos, Mielants, Cuvelier, C., Elewaut, A. & Veys, E. R. I. C. (1996). Long-term evolution of gut inflammation in patients with spondyloarthropathy. *Gastroenterology*, 110(6), 1696–1703

10 Lucaciu, L., Ilies, M., Iuga, C. & Seicean, A. (2018). P136 Serum IL-17 and IL-23 levels can distinguish between severe and non-severe inflammatory bowel disease. *Journal of Crohn's and Colitis, 12* (1), S163

Kuwabara, T., Ishikawa, F., Kondo, M. & Kakiuchi, T. (2017). The role of IL-17 and related cytokines in inflammatory autoimmune diseases. *Mediators of Inflammation*

Krueger, J. G. & Brunner, P. M. (2018). Interleukin-17 alters the biology of many cell types involved in the genesis of psoriasis, systemic inflammation and associated comorbidities. *Experimental Dermatology, 27* (2), 115–123

Sakkas, L. I. & Bogdanos, D. P. (2017). Are psoriasis and psoriatic arthritis the same disease? The IL-23/IL-17 axis data. *Autoimmunity Reviews, 16* (1), 10–15

Poddubnyy, D. & Sieper, J. (2017). What is the best treatment target in axial spondyloarthritis: tumour necrosis factor α, interleukin 17, or both? *Rheumatology*

Suurmond, J., Rivellese, F., Dorjee, A. L., Bakker, A. M., Rombouts, Y. J. P. C., Rispens, T. & Toes, R. E. M. (2015). Toll-like receptor triggering augments activation of human mast cells by anti-citrullinated protein antibodies. *Annals of the Rheumatic Diseases*, 74 (10), 1915–1923

Baricza, E., Marton, N., Királyhidi, P., Kovács, O. T., Kovácsné Székely, I., Lajkó, E. & Nagy, G. (2018). Distinct In Vitro T-helper 17 Differentiation capacity of Peripheral naive T cells in rheumatoid and Psoriatic arthritis. *Frontiers in Immunology, 9*, 606

Bazzazi, H., Aghaei, M., Memarian, A., Asgarian-Omran, H., Behnampour, N. & Yazdani, Y. (2018). Th1-Th17 Ratio as a New Insight in Rheumatoid Arthritis Disease. *Iranian Journal of Allergy, Asthma and Immunology*, 17(1), 68–77

11 Park, J. H., Jeong, S. Y., Choi, A. J. & Kim, S. J. (2015). Lipopolysaccharide directly stimulates Th17 differentiation in vitro modulating phosphorylation of RelB and NF-κB1. *Immunology Letters*, 165(1), 10–19

McAleer, J. P., Liu, B., Li, Z., Ngoi, S. M., Dai, J., Oft, M. & Vella, A. T. (2010). Potent intestinal Th17 priming through peripheral lipopolysaccharide-based immunization. *Journal of Leukocyte Biology*, 88(1), 21–31

Dekita, M., Wu, Z., Ni, J., Zhang, X., Liu, Y., Yan, X. & Takahashi, I. (2017). Cathepsin S Is Involved in Th17 Differentiation Through the Upregulation of IL-6 by Activating PAR-2 after Systemic Exposure to Lipopolysaccharide from Porphyromonas gingivalis. *Frontiers in Pharmacology*, 8, 470

Chovanova, L., Vlcek, M., Krskova, K., Penesova, A., Radikova, Z., Rovensky, J. & Imrich, R. (2013). Increased production of IL-6 and IL-17 in lipopolysaccharide-stimulated peripheral mononuclears from patients with rheumatoid arthritis. *General Physiology and Biophyics*, 32 (3), 395–404

Supajatura, V., Ushio, H., Nakao, A., Okumura, K., Ra, C. & Ogawa, H. (2001). Protective roles of mast cells against enterobacterial infection are mediated by Toll-like receptor 4. *The Journal of Immunology*, 167 (4), 2250–2256

Abraham, S. N. & John, A. L. S. (2010). Mast cell-orchestrated immunity to pathogens. *Nature Reviews Immunology*, 10 (6), 440–452

Suurmond, J., Rivellese, F., Dorjee, A. L., Bakker, A. M., Rombouts, Y. J. P. C., Rispens, T. & Toes, R. E. M. (2015). Toll-like receptor triggering augments activation of human mast cells by anti-citrullinated protein antibodies. *Annals of the Rheumatic Diseases*, 74 (10), 1915–1923

12 Lee, G. R. (2018). The Balance of Th17 versus Treg Cells in Autoimmunity. *International journal of molecular sciences*, 19 (3), 730

Lucaciu, L., Ilies, M., Iuga, C. & Seicean, A. (2018). P136 Serum IL-17 and IL-23 levels can distinguish between severe and non-severe inflammatory bowel disease. *Journal of Crohn's and Colitis, 12* (1), S163

Kuwabara, T., Ishikawa, F., Kondo, M. & Kakiuchi, T. (2017). The role of IL-17 and related cytokines in inflammatory autoimmune diseases. *Mediators of Inflammation*

Krueger, J. G. & Brunner, P. M. (2018). Interleukin-17 alters the biology of many cell types involved in the genesis of psoriasis, systemic inflammation and associated comorbidities. *Experimental Dermatology, 27* (2), 115–123

Sakkas, L. I. & Bogdanos, D. P. (2017). Are psoriasis and psoriatic arthritis the same disease? The IL-23/IL-17 axis data. *Autoimmunity Reviews, 16* (1), 10–15

Poddubnyy, D. & Sieper, J. (2017). What is the best treatment target in axial spondyloarthritis: tumour necrosis factor α, interleukin 17, or both? *Rheumatology*

Suurmond, J., Rivellese, F., Dorjee, A. L., Bakker, A. M., Rombouts, Y. J. P. C., Rispens, T. & Toes, R. E. M. (2015). Toll-like receptor triggering augments activation of human mast cells by anti-citrullinated protein antibodies. *Annals of the Rheumatic Diseases*, 74(10), 1915–1923

Baricza, E., Marton, N., Királyhidi, P., Kovács, O. T., Kovácsné Székely, I., Lajkó, E. & Nagy, G. (2018). Distinct In Vitro T-helper 17 Differentiation capacity of Peripheral naive T cells in rheumatoid and Psoriatic arthritis. *Frontiers in Immunology*, 9, 606

Bazzazi, H., Aghaei, M., Memarian, A., Asgarian-Omran, H., Behnampour, N. & Yazdani, Y. (2018). Th1-Th17 Ratio as a New Insight in Rheumatoid Arthritis Disease. *Iranian Journal of Allergy, Asthma and Immunology*, 17 (1), 68–77

Suurmond, J., Rivellese, F., Dorjee, A. L., Bakker, A. M., Rombouts, Y. J. P. C., Rispens, T. & Toes, R. E. M. (2015). Toll-like receptor triggering augments activation of human mast cells by anti-citrullinated protein antibodies. *Annals of the Rheumatic Diseases*, 74 (10), 1915–1923

Fotis, L., Shaikh, N., Baszis, K. W., Samson, C. M., Lev-Tzion, R., French, A. R. & Tarr, P. I. (2017). Serologic evidence of gut-driven systemic inflammation in juvenile idiopathic arthritis. *The Journal of Rheumatology*, 44 (11), 1624–1631

13 Atarashi, K., Tanoue, T., Shima, T., Imaoka, A., Kuwahara, T., Momose, Y. & Taniguchi, T. (2011). Induction of colonic regulatory T cells by indigenous Clostridium species. *Science*, 331 (6015), 337–341

Frank, D. N., Amand, A. L. S., Feldman, R. A., Boedeker, E. C., Harpaz, N. & Pace, N. R. (2007). Molecular-phylogenetic characterization of microbial community imbalances in human Inflammatory Bowel Diseases. *Proceedings of the National Academy of Sciences*, 104 (34), 13780–13785

Gevers, D., Kugathasan, S., Denson, L. A., Vázquez-Baeza, Y., Van Treuren, W., Ren, B. & Morgan, X. C. (2014). The treatment-naive microbiome in new-onset Crohn's disease. *Cell Host & Microbe*, 15 (3), 382–392

Kang, S., Denman, S. E., Morrison, M., Yu, Z., Dore, J., Leclerc, M. & McSweeney, C. S. (2010). Dysbiosis of fecal microbiota in Crohn's disease patients as revealed by a custom phylogenetic microarray. *Inflammatory Bowel Diseases*, 16 (12), 2034–2042

14 Kolho, K. L., Korpela, K., Jaakkola, T., Pichai, M. V., Zoetendal, E. G., Salonen, A. & De Vos, W. M. (2015). Fecal microbiota in pediatric inflammatory bowel disease and its relation to inflammation. *The American Journal of Gastroenterology*, 110 (6), 921–930

15 Geirnaert, A., Calatayud, M., Grootaert, C., Laukens, D., Devriese, S., Smagghe, G. & Van de Wiele, T. (2017). Butyrate-producing bacteria supplemented in vitro to Crohn's disease patient microbiota increased butyrate production and enhanced intestinal epithelial barrier integrity. *Scientific Reports*, 7 (1), 11450

16 Scher, J. U., Ubeda, C., Artacho, A., Attur, M., Isaac, S., Reddy, S. M. & Manasson, J. (2015). Decreased bacterial diversity characterizes the altered gut microbiota in patients with psoriatic arthritis, resembling dysbiosis in inflammatory bowel disease. *Arthritis & Rheumatology*, 67 (1), 128–139

Casellas, F., Borruel, N., Manichanh, C., Varela, E., Antolín, M., Torrejón, A. & MetaHIT Consortium. (2014). OP022 Low microbial gene diversity and depletion of Akkermansia muciniphila is associated with a relapsing course of ulcerative colitis. *Journal of Crohn's and Colitis*, 8 (1), S12–S13

17 Vaahtovuo, J., Munukka, E., Korkeamäki, M., Luukkainen, R. & Toivanen, P. (2008). Fecal microbiota in early rheumatoid arthritis. *The Journal of Rheumatology*, 35 (8), 1500–1505

Di Paola, M., Cavalieri, D., Albanese, D., Sordo, M., Pindo, M., Donati, C. & Lionetti, P. (2016). Alteration of Fecal Microbiota Profiles in Juvenile Idiopathic Arthritis. Associations with HLA-B27 Allele and Disease Status. *Frontiers in Microbiology*, 7

Eppinga, H., Weiland, C. J. S., Thio, H. B., van der Woude, C. J., Nijsten, T. E., Peppelenbosch, M. P. & Konstantinov, S. R. (2016). Similar depletion of protective Faecalibacterium prausnitzii in psoriasis and inflammatory bowel disease, but not in Hidradenitis suppurativa. *Journal of Crohn's and Colitis*, 10 (9), 1067–1075

Stoll, M. L., Kumar, R., Morrow, C. D., Lefkowitz, E. J., Cui, X., Genin, A. & Elson, C. O. (2014). Altered microbiota associated with abnormal humoral immune responses to commensal organisms in enthesitis-related arthritis. *Arthritis Research & Therapy*, 16 (6), 486

18 Gevers, D., Kugathasan, S., Denson, L. A., Vázquez-Baeza, Y., Van Treuren, W., Ren, B. & Morgan, X. C. (2014). The treatment-naive microbiome in new-onset Crohn's disease. *Cell Host & Microbe*, 15 (3), 382–392

Scher, J. U., Ubeda, C., Artacho, A., Attur, M., Isaac, S., Reddy, S. M. & Manasson, J. (2015). Decreased bacterial diversity characterizes the altered gut microbiota in patients with psoriatic arthritis, resembling dysbiosis in inflammatory bowel disease. *Arthritis & Rheumatology*, 67 (1), 128–139

19 Stoll, M. L., Kumar, R., Morrow, C. D., Lefkowitz, E. J., Cui, X., Genin, A. & Elson, C. O. (2014). Altered microbiota associated with abnormal humoral immune responses to commensal organisms in enthesitis-related arthritis. *Arthritis Research & Therapy*, 16 (6), 486

20 Di Paola, M., Cavalieri, D., Albanese, D., Sordo, M., Pindo, M., Donati, C. & Lionetti, P. (2016). Alteration of Fecal Microbiota Profiles in Juvenile Idiopathic Arthritis. Associations with HLA-B27 Allele and Disease Status. *Frontiers in Microbiology*, 7

21 Vaahtovuo, J., Munukka, E., Korkeamäki, M., Luukkainen, R. & Toivanen, P. (2008). Fecal microbiota in early rheumatoid arthritis. *The Journal of Rheumatology*, 35 (8), 1500–1505

22 Reunanen, J. (5.5.2015). Akkermansia muciniphila Adheres to Enterocytes and Strengthens the Integrity of the Epithelial Cell Layer. *American Society for Microbiology Journals*

Atarashi, K., Tanoue, T., Shima, T., Imaoka, A., Kuwahara, T., Momose, Y. & Taniguchi, T. (2011). Induction of colonic regulatory T cells by indigenous Clostridium species. *Science*, 331 (6015), 337–341

23 Atarashi, K., Tanoue, T., Shima, T., Imaoka, A., Kuwahara, T., Momose, Y. & Taniguchi, T. (2011). Induction of colonic regulatory T cells by indigenous Clostridium species. *Science*, 331 (6015), 337–341

24 Gri, G., Piconese, S., Frossi, B., Manfroi, V., Merluzzi, S., Tripodo, C. & Pucillo, C. E. (2008). CD4+ CD25+ regulatory T cells suppress mast cell degranulation and allergic responses through OX40-OX40L interaction. *Immunity*, 29 (5), 771–781

Frossi, B., D'Incà, F., Crivellato, E., Sibilano, R., Gri, G., Mongillo, M. & Pucillo, C. E. (2011). Single-cell dynamics of mast cell–CD4+ CD25+ regulatory T cell interactions. *European Journal of Immunology*, 41 (7), 1872–1882

25 Smith, P. M., Howitt, M. R., Panikov, N., Michaud, M., Gallini, C. A., Bohlooly-y, M. & Garrett, W. S. (2013). The microbial metabolites, short-chain fatty acids, regulate colonic Treg cell homeostasis. *Science*, 341 (6145), 569–573

26 Keijsers, R. R. M. C., van der Velden, H. M. J., van Erp, P. E. J., de Boer-van Huizen, R. T., Joosten, I., Koenen, H. J. P. M. & van de Kerkhof, P. C. M. (2013). Balance of Treg vs. T-helper cells in the transition from symptomless to lesional psoriatic skin. *British Journal of Dermatology*, 168 (6), 1294–1302

27 Furusawa, Y., Obata, Y., Fukuda, S., Endo, T. A., Nakato, G., Takahashi, D. & Takahashi, M. (2013). Commensal microbe-derived butyrate induces the differentiation of colonic regulatory T cells. *Nature*, 504 (7480), 446–450

Arpaia, N., Campbell, C., Fan, X., Dikiy, S., van der Veeken, J., Liu, H. & Rudensky, A. Y. (2013). Metabolites produced by commensal bacteria promote peripheral regulatory T-cell generation. *Nature*, 504 (7480), 451–455

Smith, P. M., Howitt, M. R., Panikov, N., Michaud, M., Gallini, C. A., Bohlooly-y, M. & Garrett, W. S. (2013). The microbial metabolites, short-chain fatty acids, regulate colonic Treg cell homeostasis. *Science*, 341 (6145), 569–573

28 Sarrabayrouse, G., Bossard, C., Chauvin, J. M., Jarry, A., Meurette, G., Quévrain, E. & Altare, F. (2014). CD4CD8αα lymphocytes, a novel human regulatory T cell subset induced by colonic bacteria and deficient in patients with inflammatory bowel disease. *PLoS Biol*, 12 (4), e1001833

Omenetti, S. & Pizarro, T. T. (2015). The Treg/Th17 axis: a dynamic balance regulated by the gut microbiome. *Frontiers in Immunology*, 6, 639

29 Viladomiu, M., Kivolowitz, C., Abdulhamid, A., Dogan, B., Victorio, D., Castellanos, J. G. & Chai, C. (2017). IgA-coated E. coli enriched in Crohn's disease spondyloarthritis promote TH17-dependent inflammation. *Science Translational Medicine*, 9 (376), eaaf9655

Eppinga, H., Weiland, C. J. S., Thio, H. B., van der Woude, C. J., Nijsten, T. E., Peppelenbosch, M. P. & Konstantinov, S. R. (2016). Similar depletion of protective Faecalibacterium prausnitzii in psoriasis and inflammatory bowel disease, but not in Hidradenitis suppurativa. *Journal of Crohn's and Colitis*, 10 (9), 1067–1075

Scher, J. U., Sczesnak, A., Longman, R. S., Segata, N., Ubeda, C., Bielski, C., Littman, D. R. (2013). Expansion of intestinal Prevotella copri correlates with enhanced susceptibility to arthritis. *eLife*, 2, e01202

Maeda, Y., Kurakawa, T., Umemoto, E., Motooka, D., Ito, Y., Gotoh, K. & Sakaguchi, N. (2016). Dysbiosis contributes to arthritis development via activation of autoreactive T cells in the intestine. *Arthritis & Rheumatology*, 68 (11), 2646–2661

Chen, J., Wright, K., Davis, J. M., Jeraldo, P., Marietta, E. V., Murray, J. & Taneja, V. (2016). An expansion of rare lineage intestinal microbes characterizes rheumatoid arthritis. *Genome Medicine*, 8 (1), 43

Blankenberg-Sprenkels, S. H., Fielder, M., Feltkamp, T. E., Tiwana, H., Wilson, C. & Ebringer, A. (1998). Antibodies to Klebsiella pneumoniae in Dutch patients with ankylosing spondylitis and acute anterior uveitis and to Proteus mirabilis in rheumatoid arthritis. *The Journal of Rheumatology*, 25 (4), 743–747

Ramírez-Boscá, A., Navarro-López, V., Martínez-Andrés, A., Such, J., Francés, R., de la Parte, J. H. & Asín-Llorca, M. (2015). Identification of bacterial DNA in the peripheral blood of patients with active psoriasis. *JAMA Dermatology*, 151 (6), 670–671

30 Maeda, Y., Kurakawa, T., Umemoto, E., Motooka, D., Ito, Y., Gotoh, K. & Sakaguchi, N. (2016). Dysbiosis contributes to arthritis development via activation of autoreactive T cells in the intestine. *Arthritis & Rheumatology*, 68 (11), 2646–2661

Viladomiu, M., Kivolowitz, C., Abdulhamid, A., Dogan, B., Victorio, D., Castellanos, J. G. & Chai, C. (2017). IgA-coated E. coli enriched in Crohn's disease spondyloarthritis promote TH17-dependent inflammation. *Science Translational Medicine*, 9 (376), eaaf9655

Shawki, A. & McCole, D. F. (2017). Mechanisms of Intestinal Epithelial Barrier Dysfunction by Adherent-Invasive Escherichia coli. *CMGH Cellular and Molecular Gastroenterology and Hepatology*, 3 (1), 41–50

Kivolowitz, C., Abdulhamid, A., Victorio, D., Castellanos, J., Simpson, K., Scherl, E. & Longman, R. (2016). O-006 Expansion of Immunologically-Relevant E. Coli in the Intestinal Microbiota of Patients with IBD-Associated Spondyloarthritis Promotes Mucosal RORgt-Dependent Immunity. *Inflammatory Bowel Diseases*, 22, S3.

Cosorich, I., Dalla-Costa, G., Sorini, C., Ferrarese, R., Messina, M. J., Dolpady, J. & Comi, G. (2017). High frequency of intestinal TH17 cells correlates with microbiota alterations and disease activity in multiple sclerosis. *Science Advances*, 3 (7), e1700492

31 Agus, A., Massier, S., Darfeuille-Michaud, A., Billard, E. & Barnich, N. (2014). Understanding host-adherent-invasive Escherichia coli interaction in Crohn's disease: opening up new therapeutic strategies. *BioMed Research International*

32 Martinez-Medina, M., Aldeguer, X., Lopez-Siles, M., González-Huix, F., López-Oliu, C., Dahbi, G. & Darfeuille-Michaud, A. (2009). Molecular diversity of Escherichia coli in the human gut: new ecological evidence supporting the role of adherent-invasive E. coli (AIEC) in Crohn's disease. *Inflammatory Bowel Diseases*, 15 (6), 872–882

Baumgart, M., Dogan, B., Rishniw, M., Weitzman, G., Bosworth, B., Yantiss, R. & Berg, D. (2007). Culture independent analysis of ileal mucosa reveals a selective increase in invasive Escherichia coli of novel phylogeny relative to depletion of Clostridiales in Crohn's disease involving the ileum. *The ISME Journal*, 1 (5), 403–418

Eaves-Pyles, T., Allen, C. A., Taormina, J., Swidsinski, A., Tutt, C. B., Jezek, G. E. & Torres, A. G. (2008). Escherichia coli isolated from a Crohn's disease patient adheres, invades, and induces inflammatory responses in polarized intestinal epithelial cells. *International Journal of Medical Microbiology*, 298 (5), 397–409

Kotlowski, R., Bernstein, C. N., Sepehri, S. & Krause, D. O. (2007). High prevalence of Escherichia coli belonging to the B2+ D phylogenetic group in inflammatory bowel disease. *Gut*, 56 (5), 669–675

Conte, M. P., Schippa, S., Zamboni, I., Penta, M., Chiarini, F., Seganti, L. & Cucchiara, S. (2006). Gut-associated bacterial microbiota in paediatric patients with inflammatory bowel disease. *Gut*, 55 (12), 1760–1767

33 Viladomiu, M., Kivolowitz, C., Abdulhamid, A., Dogan, B., Victorio, D., Castellanos, J. G. & Chai, C. (2017). IgA-coated E. coli enriched in Crohn's disease spondyloarthritis promote TH17-dependent inflammation. *Science Translational Medicine*, 9 (376), eaaf9655

Kivolowitz, C., Abdulhamid, A., Victorio, D., Castellanos, J., Simpson, K., Scherl, E. & Longman, R. (2016). O-006 Expansion of Immunologically-Relevant E. Coli in the Intestinal Microbiota of Patients with IBD-Associated Spondyloarthritis Promotes Mucosal RORgt-Dependent Immunity. *Inflammatory Bowel Diseases*, 22, S3

34 Viladomiu, M., Kivolowitz, C., Abdulhamid, A., Dogan, B., Victorio, D., Castellanos, J. G. & Chai, C. (2017). IgA-coated E. coli enriched in Crohn's disease spondyloarthritis promote TH17-dependent inflammation. *Science Translational Medicine*, 9 (376), eaaf9655

Kivolowitz, C., Abdulhamid, A., Victorio, D., Castellanos, J., Simpson, K., Scherl, E. & Longman, R. (2016). O-006 Expansion of Immunologically-Relevant E. Coli in the Intestinal Microbiota of Patients with IBD-Associated Spondyloarthritis Promotes Mucosal RORgt-Dependent Immunity. *Inflammatory Bowel Diseases*, 22, S3

35 Rashid, T. & Ebringer, A. (2007). Ankylosing spondylitis is linked to Klebsiella—the evidence. *Clinical Rheumatology*, 26 (6), 858–864

36 Tani, Y., Tiwana, H., Hukuda, S., Nishioka, J., Fielder, M., Wilson, C. & Ebringer, A. (1997). Antibodies to Klebsiella, Proteus, and HLA-B27 peptides in Japanese patients with ankylosing spondylitis and rheumatoid arthritis. *The Journal of Rheumatology*, 24 (1), 109–114

37 Blankenberg-Sprenkels, S. H., Fielder, M., Feltkamp, T. E., Tiwana, H., Wilson, C. & Ebringer, A. (1998). Antibodies to Klebsiella pneumoniae in Dutch patients with ankylosing spondylitis and acute anterior uveitis and to Proteus mirabilis in rheumatoid arthritis. *The Journal of Rheumatology*, 25 (4), 743–747

38 Tiwana, H., Wilson, C., Walmsley, R. S., Wakefield, A. J., Smith, M. S. N., Cox, N. L. & Ebringer, A. (1997). Antibody responses to gut bacteria in ankylosing spondylitis, rheumatoid arthritis, Crohn's disease and ulcerative colitis. *Rheumatology International*, 17 (1), 11–16

39 Puccetti, A., Dolcino, M., Tinazzi, E., Moretta, F., D'Angelo, S., Olivieri, I. & Lunardi, C. (2017). Antibodies Directed against a Peptide Epitope of a Klebsiella pneumoniae-Derived Protein Are Present in Ankylosing Spondylitis. *PLoS One*, 12 (1), e0171073

40 Puccetti, A., Dolcino, M., Tinazzi, E., Moretta, F., D'Angelo, S., Olivieri, I. & Lunardi, C. (2017). Antibodies Directed against a Peptide Epitope of a Klebsiella pneumoniae-Derived Protein Are Present in Ankylosing Spondylitis. *PLoS One*, 12 (1), e0171073

41 Christopoulos, G., Christopoulou, V., Routsias, J. G., Babionitakis, A., Antoniadis, C. & Vaiopoulos, G. (2017). Greek rheumatoid arthritis patients have elevated levels of antibodies against antigens from Proteus mirabilis. *Clinical Rheumatology*, 36 (3), 527–535

Rashid, T., Jayakumar, K. S., Binder, A., Ellis, S., Cunningham, P. & Ebringer, A. (2007). Rheumatoid arthritis patients have elevated antibodies to cross-reactive and non cross-reactive antigens from Proteus microbes. *Clinical and Experimental Rheumatology*, 25 (2), 259

Tani, Y., Tiwana, H., Hukuda, S., Nishioka, J., Fielder, M., Wilson, C. & Ebringer, A. (1997). Antibodies to Klebsiella, Proteus, and HLA-B27 peptides in Japanese patients with ankylosing spondylitis and rheumatoid arthritis. *The Journal of Rheumatology*, 24 (1), 109–114

Newkirk, M. M., Goldbach-Mansky, R., Senior, B. W., Klippel, J., Schumacher Jr, H. R. & El-Gabalawy, H. S. (2005). Elevated levels of IgM and IgA antibodies to Proteus mirabilis and IgM antibodies to Escherichia coli are associated with early rheumatoid factor (RF)-positive rheumatoid arthritis. *Rheumatology*, 44 (11), 1433–1441

42 Pyleris, E., Giamarellos-Bourboulis, E. J., Tzivras, D., Koussoulas, V., Barbatzas, C. & Pimentel, M. (2012). The prevalence of overgrowth by aerobic bacteria in the small intestine by small bowel culture: relationship with irritable bowel syndrome. *Digestive Diseases and Sciences*, 57 (5), 1321–1329

Dukowicz, A. C., Lacy, B. E. & Levine, G. M. (2007). Small intestinal bacterial overgrowth: a comprehensive review. *Gastroenterology & hepatology*, 3 (2), 112

43 Ely, P. H. (1980). The bowel bypass syndrome: A response to bacterial peptidoglycanss. *Journal of the American Academy of Dermatology*, 2 (6), 473–487

Zhao, H., Zhao, L., Shi, W., Luo, H., Duan, L., You, Y. & Zuo, X. (2016). Is it bowel-associated dermatosis-arthritis syndrome induced by small intestinal bacteria overgrowth? *SpringerPlus*, 5 (1), 1551

Bhangle, S. D., Kramer, N. & Rosenstein, E. D. (2009). Spondyloarthropathy after ampullary carcinoma resection: »post-Whipple« disease. *JCR: Journal of Clinical Rheumatology*, 15 (5), 241–243

44 Fisch, C., Schiller, P., Harr, T. & Maclachlan, D. (2001). First presentation of intestinal bypass syndrome 18 yr after initial surgery. *Rheumatology*, 40 (3), 351–353

45 Fisch, C., Schiller, P., Harr, T. & Maclachlan, D. (2001). First presentation of intestinal bypass syndrome 18 yr after initial surgery. *Rheumatology*, 40 (3), 351–353

Slater, G. H., Kerlin, P., Georghiou, P. R. & Fielding, G. A. (2004). Bowel-associated dermatosis-arthritis syndrome after biliopancreatic diversion. *Obesity surgery*, 14 (1), 133–135

Zhao, H., Zhao, L., Shi, W., Luo, H., Duan, L., You, Y. & Zuo, X. (2016). Is it bowel-associated dermatosis-arthritis syndrome induced by small intestinal bacteria overgrowth? *SpringerPlus*, 5 (1), 1551

46 Ojetti, V., De Simone, C., Aguilar Sanchez, J., Capizzi, R., Migneco, A., Guerriero, C. & Gasbarrini, A. (2006). Malabsorption in psoriatic patients: cause or consequence? *Scandinavian Journal of Gastroenterology*, 41 (11), 1267–1271

Peslyak, M., Gumayunova, N., Nesterov, A. & Potaturkina-Nesterova, N. (2012). Small intestine microflora at psoriasis. Its possible role in pathogenesis. In: *3rd World Psoriasis & Psoriatic Arthritis Conference*

Drago, F., Ciccarese, G., Indemini, E., Savarino, V. & Parodi, A. (2017). Psoriasis and small intestine bacterial overgrowth. *International Journal of Dermatology*

47 Henriksson, A. E., Blomquist, L., Nord, C. E., Midtvedt, T. & Uribe, A. (1993). Small intestinal bacterial overgrowth in patients with rheumatoid arthritis. *Annals of the Rheumatic Diseases*, 52 (7), 503

48 Orchard, T. R. & Jewell, D. P. (1999). The importance of ileocaecal integrity in the arthritic complications of Crohn's disease. *Inflammatory Bowel Diseases*, 5 (2), 92–97

49 Pimentel, M., Wallace, D., Hallegua, D., Chow, E., Kong, Y., Park, S. & Lin, H. C. (2004). A link between irritable bowel syndrome and fibromyalgia may be related to findings on lactulose breath testing. *Annals of the Rheumatic Diseases*, 63 (4), 450–452

50 Peslyak, M., Gumayunova, N., Nesterov, A. & Potaturkina-Nesterova, N. (2012). Small intestine microflora at psoriasis. Its possible role in pathogenesis. In: *3rd World Psoriasis & Psoriatic Arthritis Conference*

51 Ramírez-Boscá, A., Navarro-López, V., Martínez-Andrés, A., Such, J., Francés, R., de la Parte, J. H. & Asín-Llorca, M. (2015). Identification of bacterial DNA in the peripheral blood of patients with active psoriasis. *JAMA Dermatology*, 151 (6), 670–671

52 Ramírez-Boscá, A., Navarro-López, V., Martínez-Andrés, A., Such, J., Francés, R., de la Parte, J. H. & Asín-Llorca, M. (2015). Identification of bacterial DNA in the peripheral blood of patients with active psoriasis. *JAMA Dermatology*, 151 (6), 670–671

53 Drago, F., Ciccarese, G., Indemini, E., Savarino, V. & Parodi, A. (2018). Psoriasis and small intestine bacterial overgrowth. *International Journal of Dermatology*, 57 (1), 112–113

54 Mäki-Ikola, O., Hällgren, R., Kanerud, L., Feltelius, N., Knutsson, L. & Granfors, K. (1997). Enhanced jejunal production of antibodies to Klebsiella and other Enterobacteria in patients with ankylosing spondylitis and rheumatoid arthritis. *Annals of the Rheumatic Diseases*, 56 (7), 421–425

55 Fotis, L., Shaikh, N., Baszis, K. W., Samson, C. M., Lev-Tzion, R., French, A. R. & Tarr, P. I. (2017). Serologic evidence of gut-driven systemic inflammation in juvenile idiopathic arthritis. *The Journal of Rheumatology*, 44 (11), 1624–1631

Fialho, A., Fialho, A., Thota, P., McCullough, A. J. & Shen, B. (2016). Small Intestinal Bacterial Overgrowth Is Associated with Non-Alcoholic Fatty Liver Disease. *Journal of Gastrointestinal & Liver Diseases*, 25 (2)

Bauer, Tilman M., et al. (2002). Small intestinal bacterial overgrowth in human cirrhosis is associated with systemic endotoxemia. *The American Journal of Gastroenterology*, 97 (9), 2364–2370

56 Dukowicz, A. C., Lacy, B. E. & Levine, G. M. (2007). Small intestinal bacterial overgrowth: a comprehensive review. *Gastroenterology & Hepatology*, 3 (2), 112

Pimentel, M., Chow, E. J. & Lin, H. C. (2000). Eradication of small intestinal bacterial overgrowth reduces symptoms of irritable bowel syndrome. *The American Journal of Gastroenterology*, 95 (12), 3503–3506

57 Drago, F., Ciccarese, G., Indemini, E., Savarino, V. & Parodi, A. (2018). Psoriasis and small intestine bacterial overgrowth. *International Journal of Dermatology*, 57 (1), 112–113

58 Lauritano, E. C., Gabrielli, M., Scarpellini, E., Lupascu, A., Novi, M., Sottili, S. & Gasbarrini, G. (2008). Small intestinal bacterial overgrowth recurrence after antibiotic therapy. *The American Journal of Gastroenterology*, 103 (8), 2031

59 Gudjonsson, J. E., Thorarinsson, A. M., Sigurgeirsson, B., Kristinsson, K. G. & Valdimarsson, H. (2003). Streptococcal throat infections and exacerbation of chronic plaque psoriasis: a prospective study. *British Journal of Dermatology*, 149 (3), 530–534

Thorleifsdottir, R. H., Sigurdardottir, S. L., Sigurgeirsson, B., Olafsson, J. H., Sigurdsson, M. I., Petersen, H. & Valdimarsson, H. (2012). Improvement of psoriasis after tonsillectomy is associated with a decrease in the frequency of circulating T cells that recognize streptococcal determinants and homologous skin determinants. *The Journal of Immunology*, 188 (10), 5160–5165

Johnston, A., Gudjonsson, J. E., Sigmundsdottir, H., Love, T. J. & Valdimarsson, H. (2004). Peripheral blood T cell responses to keratin peptides that share sequences with streptococcal M proteins are largely restricted to skin-homing CD8+ T cells. *Clinical & Experimental Immunology*, 138 (1), 83–93

60 El-Rachkidy, R. G., Hales, J. M., Freestone, P. P., Young, H. S., Griffiths, C. E. & Camp, R. D. (2007). Increased blood levels of IgG reactive with secreted Streptococcus pyogenes proteins in chronic plaque psoriasis. *Journal of investigative dermatology*, 127 (6), 1337–1342

Rantakokko, K., Rimpiläinen, M., Uksila, J., Jansen, C., Luukkainen, R. & Toivanen, P. (1997). Antibodies to streptococcal cell wall in psoriatic arthritis and cutaneous psoriasis. *Clinical and Experimental Rheumatology*, 15 (4), 399–404

61 McFadden, J., Valdimarsson, H. & Fry, L. (1991). Cross-reactivity between streptococcal M surface antigen and human skin. *British Journal of Dermatology*, 125 (5), 443–447

Swerlick, R. A., Cunningham, M. W. & Hall, N. K. (1986). Monoclonal antibodies cross-reactive with group A streptococci and normal and psoriatic human skin. *Journal of investigative dermatology*, 87 (3), 367–371

62 Weisenseel, P., Laumbacher, B., Besgen, P., Ludolph-Hauser, D., Herzinger, T., Roecken, M. & Prinz, J. C. (2002). Streptococcal infection distinguishes different types of psoriasis. *Journal of Medical Genetics*, 39 (10), 767–768

63 Thorleifsdottir, R. H., Sigurdardottir, S. L., Sigurgeirsson, B., Olafsson, J. H., Sigurdsson, M. I., Petersen, H. & Valdimarsson, H. (2012). Improvement of psoriasis after tonsillectomy is associated with a decrease in the frequency of circulating T cells that recognize streptococcal determinants and homologous skin determinants. *The Journal of Immunology*, 188 (10), 5160–5165

64 Thorleifsdottir, R. H., Sigurdardottir, S. L., Sigurgeirsson, B., Olafsson, J. H., Sigurdsson, M. I., Petersen, H. & Valdimarsson, H. (2012). Improvement of psoriasis after tonsillectomy is associated with a decrease in the frequency of circulating T cells that recognize streptococcal determinants and homologous skin determinants. *The Journal of Immunology*, 188 (10), 5160–5165

65 Allen, H. B., Jadeja, S., Allawh, R. M. & Goyal, K. (2018). Psoriasis, chronic tonsillitis, and biofilms: Tonsillar pathologic findings supporting a microbial hypothesis. *ENT: Ear, Nose & Throat Journal*, 97 (3)

66 Di Pierro, F., Colombo, M., Zanvit, A., Risso, P. & Rottoli, A. S. (2014). Use of Streptococcus salivarius K12 in the prevention of streptococcal and viral pharyngotonsillitis in children. *Drug, healthcare and patient safety*, 6, 15

67 Mankia, K., Cheng, Z., Do, T., Kang, J., Hunt, L., Meade, J. & Devine, D. (2018). OP0352 An increased prevalence of periodontal disease, porphyromonas gingivalis and aggregatibacter actinomycetemcomitans in anti-ccp positive individuals at-risk of inflammatory arthritis. *Annals of the Rheumatic Diseases*, 77 (2)

Kriebel, K., Hieke, C., Müller-Hilke, B., Nakata, M. & Kreikemeyer, B. (2018). Oral biofilms from symbiotic to pathogenic interactions and associated disease–Connection of Periodontitis and Rheumatic arthritis by peptidylarginine deiminase. *Frontiers in Microbiology*, 9, 53

Rosenstein, E. D., Greenwald, R. A., Kushner, L. J. & Weissmann, G. (2004). Hypothesis: the humoral immune response to oral bacteria provides a stimulus for the development of rheumatoid arthritis. *Inflammation*, *28* (6), 311–318

68 Gleńska-Olender, J., Durlik, K., Konieczna, I., Kowalska, P., Gawęda, J. & Kaca, W. (2017). Detection of human antibodies binding with smooth and rough LPSs from Proteus mirabilis O3 strains S1959, R110, R45. *Antonie van Leeuwenhoek*, 110 (11), 1435–1443

Ebringer, A. & Rashid, T. (2006). Rheumatoid arthritis is an autoimmune disease triggered by Proteus urinary tract infection. *Journal of Immunology Research*, 13 (1), 41–48

69 Ebringer, A. & Rashid, T. (2014). Rheumatoid arthritis is caused by a Proteus urinary tract infection. *Apmis*, 122 (5), 363–368

70 Ebringer, A. & Rashid, T. (2014). Rheumatoid arthritis is caused by a Proteus urinary tract infection. *Apmis*, 122 (5), 363–368

71 Viladomiu, M., Kivolowitz, C., Abdulhamid, A., Dogan, B., Victorio, D., Castellanos, J. G. & Chai, C. (2017). IgA-coated E. coli enriched in Crohn's disease spondyloarthritis promote TH17-dependent inflammation. *Science Translational Medicine*, 9 (376), eaaf9655

Ramírez-Boscá, A., Navarro-López, V., Martínez-Andrés, A., Such, J., Francés, R., de la Parte, J. H. & Asín-Llorca, M. (2015). Identification of bacterial DNA in the peripheral blood of patients with active psoriasis. *JAMA Dermatology*, 151 (6), 670–671

Scher, J. U., Sczesnak, A., Longman, R. S., Segata, N., Ubeda, C., Bielski, C. & Littman, D. R. (2013). Expansion of intestinal Prevotella copri correlates with enhanced susceptibility to arthritis. *eLife*, 2, e01202

Maeda, Y., Kurakawa, T., Umemoto, E., Motooka, D., Ito, Y., Gotoh, K. & Sakaguchi, N. (2016). Dysbiosis contributes to arthritis development via activation of autoreactive T cells in the intestine. *Arthritis & Rheumatology*, 68 (11), 2646–2661

Chen, J., Wright, K., Davis, J. M., Jeraldo, P., Marietta, E. V., Murray, J. & Taneja, V. (2016). An expansion of rare lineage intestinal microbes characterizes rheumatoid arthritis. *Genome medicine*, 8 (1), 43

72 Meadows, S. (1.2.2013). The Boy with the Thorn in his Joints. *The New York Times, Magazine*

73 Kohn, D (12.1.2015). Joint Pain, from the Gut. *The Atlantic*

74 Horton, D. B., Scott, F. I., Haynes, K., Putt, M. E., Rose, C. D., Lewis, J. D. & Strom, B. L. (2015). Antibiotic exposure and juvenile idiopathic arthritis: a case–control study. *Pediatrics*, peds-2015

75 Marra, F., Marra, C. A., Richardson, K., Lynd, L. D., Kozyrskyj, A., Patrick, D. M. & FitzGerald, J. M. (2009). Antibiotic use in children is associated with increased risk of asthma. *Pediatrics*, 123(3), 1003–1010

76 Ungaro, R., Bernstein, C. N., Gearry, R., Hviid, A., Kolho, K. L., Kronman, M. P. & Atreja, A. (2014). Antibiotics associated with increased risk of new-onset Crohn's disease but not ulcerative colitis: a meta-analysis. *The American Journal of Gastroenterology*, 109 (11), 1728–1738

77 Zaura, E., Brandt, B. W., de Mattos, M. J. T., Buijs, M. J., Caspers, M. P., Rashid, M. U. & Coates, A. R. (2015). Same exposure but two radically different responses to antibiotics: Resilience of the salivary microbiome versus long-term microbial shifts in feces. *MBio*, 6 (6), e01693-15

78 Song, H. J., Shim, K. N., Jung, S. A., Choi, H. J., Lee, M. A., Ryu, K. H. & Yoo, K. (2008). Antibiotic-associated diarrhea: candidate organisms other than Clostridium difficile. *The Korean Journal of Internal Medicine*, 23 (1), 9

Högenauer, C., Hammer, H. F., Krejs, G. J. & Reisinger, C. (1998). Mechanisms and management of antibiotic-associated diarrhea. *Clinical Infectious Diseases*, 27 (4), 702–710

79 Hanson, L., VandeVusse, L., Jermé, M., Abad, C. L. & Safdar, N. (2016). Probiotics for Treatment and Prevention of Urogenital Infections in Women: A Systematic Review. *Journal of Midwifery & Women's Health*, 61 (3), 339–355

80 Zhang, L., Huang, Y., Zhou, Y., Buckley, T. & Wang, H. H. (2013). Antibiotic administration routes significantly influence the levels of antibiotic resistance in gut microbiota. *Antimicrobial Agents and Chemotherapy*, 57 (8), 3659-3666

81 Fsis Residue Violation Information System, 6.12.2016. Online unter www.fsis.usda.gov

82 Fsis Residue Violation Information System, 6.12.2016. Online unter www.fsis.usda.gov

Kapitel 2: Das Mikrobiom mit Probiotika wieder ins Gleichgewicht bringen

1 Canani, R. B., Sangwan, N., Stefka, A. T., Nocerino, R., Paparo, L., Aitoro, R. & Nagler, C. R. (2016). Lactobacillus rhamnosus GG-supplemented formula expands butyrate-producing bacterial strains in food allergic infants. *The ISME Journal*, 10 (3), 742–750

2 Falony, G., Vlachou, A., Verbrugghe, K. & De Vuyst, L. (2006). Cross-feeding between Bifidobacterium longum BB536 and acetate-converting, butyrate-producing colon bacteria during growth on oligofructose. *Applied and Environmental Microbiology*, 72 (12), 7835–7841

3 Rios-Covian, D., Gueimonde, M., Duncan, S. H., Flint, H. J. & Clara, G. (2015). Enhanced butyrate formation by cross-feeding between Faecalibacterium prausnitzii and Bifidobacterium adolescentis. *FEMS Microbiology Letters*, 362 (21), fnv176

Rivière, A., Gagnon, M., Weckx, S., Roy, D. & De Vuyst, L. (2015). Mutual cross-feeding interactions between Bifidobacterium longum subsp. longum NCC2705 and Eubacterium rectale ATCC 33656 explain the bifidogenic and butyrogenic effects of arabinoxylan oligosaccharides. *Applied and Environmental Microbiology*, 81 (22), 7767–7781

Rivière, A., Gagnon, M., Weckx, S., Roy, D. & De Vuyst, L. (2015). Mutual cross-feeding interactions between Bifidobacterium longum subsp. longum NCC2705 and Eubacterium rectale ATCC 33656 explain the bifidogenic and butyrogenic effects of arabinoxylan oligosaccharides. *Applied and Environmental Microbiology*, 81 (22), 7767–7781

4 Falony, G., Vlachou, A., Verbrugghe, K. & De Vuyst, L. (2006). Cross-feeding between Bifidobacterium longum BB536 and acetate-converting, butyrate-producing colon bacteria during growth on oligofructose. *Applied and Environmental Microbiology*, 72 (12), 7835–7841

Sugahara, H., Odamaki, T., Fukuda, S., Kato, T., Xiao, J. Z., Abe, F. & Ohno, H. (2015). Probiotic Bifidobacterium longum alters gut luminal metabolism through modification of the gut microbial community. *Scientific Reports*, 5, 13548

Rios-Covian, D., Gueimonde, M., Duncan, S. H., Flint, H. J. & Clara, G. (2015). Enhanced butyrate formation by cross-feeding between Faecalibacterium prausnitzii and Bifidobacterium adolescentis. *FEMS Microbiology Letters*, 362 (21), fnv176

Quagliariello, A., Aloisio, I., Bozzi Cionci, N., Luiselli, D., D'Auria, G., Martinez-Priego, L. & Di Gioia, D. (2016). Effect of Bifidobacterium breve on the Intestinal Microbiota of Coeliac Children on a Gluten Free Diet: A Pilot Study. *Nutrients*, 8 (10), 660

5 Leahy, S. C., Higgins, D. G., Fitzgerald, G. F. & Sinderen, D. V. (2005). Getting better with bifidobacteria. *Journal of Applied Microbiology*, 98 (6), 1303–1315

6 Ishibashi, N., Yaeshima, T. & Hayasawa, H. (1997). Bifidobacteria: their significance in human intestinal health. *Mal J Nutr*, 3, 149–159

7 Rios-Covian, D., Gueimonde, M., Duncan, S. H., Flint, H. J. & Clara, G. (2015). Enhanced butyrate formation by cross-feeding between Faecalibacterium prausnitzii and Bifidobacterium adolescentis. *FEMS Microbiology Letters*, 362 (21), fnv176

Rivière, A., Gagnon, M., Weckx, S., Roy, D. & De Vuyst, L. (2015). Mutual cross-feeding interactions between Bifidobacterium longum subsp. longum NCC2705 and Eubacterium rectale ATCC 33656 explain the bifidogenic and butyrogenic effects of arabinoxylan oligosaccharides. *Applied and Environmental Microbiology*, 81 (22), 7767–7781

8 Trosvik, P. & Muinck, E. J. (2015). Ecology of bacteria in the human gastrointestinal tract—identification of keystone and foundation taxa. *Microbiome*, 3 (1), 44

9 Mogna, L., Del Piano, M., Deidda, F., Nicola, S., Soattini, L., Debiaggi, R. & Mogna, G. (2012). Assessment of the in vitro inhibitory activity of specific probiotic bacteria against different Escherichia coli strains. *Journal of Clinical Gastroenterology*, 46, S29–S32

Lemoli, E., Trabattoni, D., Parisotto, S., Borgonovo, L., Toscano, M., Rizzardini, G. & Piconi, S. (2012). Probiotics reduce gut microbial translocation and improve adult atopic dermatitis. *Journal of Clinical Gastroenterology*, 46, S33–S40

Gibson, G. R. & Wang, X. (1994). Regulatory effects of bifidobacteria on the growth of other colonic bacteria. *Journal of Applied Bacteriology*, 77 (4), 412–420

Aloisio, I., Santini, C., Biavati, B., Dinelli, G., Cencič, A., Chingwaru, W. & Di Gioia, D. (2012). Characterization of Bifidobacterium spp. strains for the treatment of enteric disorders in newborns. *Applied Microbiology and Biotechnology*, 96 (6), 1561–1576

10 Bin-Nun, A., Bromiker, R., Wilschanski, M., Kaplan, M., Rudensky, B., Caplan, M. & Hammerman, C. (2005). Oral probiotics prevent necrotizing enterocolitis in very low birth weight neonates. *The Journal of Pediatrics*, 147 (2), 192–196

Lievin, V., Peiffer, I., Hudault, S., Rochat, F., Brassart, D., Neeser, J. R. & Servin, A. L. (2000). Bifidobacterium strains from resident infant human gastrointestinal microflora exert antimicrobial activity. *Gut*, 47 (5), 646–652

Viswanathan, S., Lau, C., Akbari, H., Hoyen, C. & Walsh, M. C. (2016). Survey and evidence based review of probiotics used in very low birth weight preterm infants within the United States. *Journal of Perinatology*

11 Athalye-Jape, G., Rao, S. & Patole, S. (2016). Lactobacillus reuteri DSM 17938 as a probiotic for preterm neonates: a strain-specific systematic review. *Journal of Parenteral and Enteral Nutrition*, 40 (6), 783–794

Savino, F., Cordisco, L., Tarasco, V., Palumeri, E., Calabrese, R., Oggero, R. & Matteuzzi, D. (2010). Lactobacillus reuteri DSM 17938 in infantile colic: a randomized, double-blind, placebo-controlled trial. *Pediatrics*, 126 (3), e526–e533

12 Gutierrez-Castrellon, P., Lopez-Velazquez, G., Diaz-Garcia, L., Jimenez-Gutierrez, C., Mancilla-Ramirez, J., Estevez-Jimenez, J. & Parra, M. (2014). Diarrhea in preschool children and Lactobacillus reuteri: a randomized controlled trial. *Pediatrics*, 133 (4), e904–e909

13 Ojetti, V., Petruzziello, C., Migneco, A., Gnarra, M., Gasbarrini, A. & Franceschi, F. (2017). Effect of Lactobacillus reuteri (DSM 17938) on methane production in patients affected by functional constipation: a retrospective study. *European Review for Medical and Pharmacological Sciences, 21* (7), 1702–1708

14 Morrow, L. E., Kollef, M. H. & Casale, T. B. (2010). Probiotic prophylaxis of ventilator-associated pneumonia: a blinded, randomized, controlled trial. *American Journal of Respiratory and Critical Care Medicine, 182* (8), 1058–1064

McFarland, L. V. (2015). Probiotics for the primary and secondary prevention of C. difficile infections: a meta-analysis and systematic review. *Antibiotics, 4* (2), 160-178

15 Canani, R. B., Cirillo, P., Terrin, G., Cesarano, L., Spagnuolo, M. I., De Vincenzo, A. & Guarino, A. (2007). Probiotics for treatment of acute diarrhoea in children: randomised clinical trial of five different preparations. *BMJ, 335* (7615), 340

16 McFarland, L. V. (2015). Probiotics for the primary and secondary prevention of C. difficile infections: a meta-analysis and systematic review. *Antibiotics, 4* (2), 160–178

Scaldaferri, F., Gerardi, V., Mangiola, F., Lopetuso, L. R., Pizzoferrato, M., Petito, V. & Gasbarrini, A. (2016). Role and mechanisms of action of Escherichia coli Nissle 1917 in the maintenance of remission in ulcerative colitis patients: an update. *World Journal of Gastroenterology*, 22 (24), 5505

17 Auclair, J., Frappier, M. & Millette, M. (2015). Lactobacillus acidophilus CL1285, Lactobacillus casei LBC80R, and Lactobacillus rhamnosus CLR2 (Bio-K+): characterization, manufacture, mechanisms of action,

and quality control of a specific probiotic combination for primary prevention of Clostridium difficile infection. *Clinical Infectious Diseases*, 60 (2), S135–S143

18 Beausoleil, M., Fortier, N.A., Guinette, S., L'Ecuyer, A., Savoie, M., Weiss, K., Lachaine, J., und Franco, M. (2004). Effect of a Lactobacillus acidophilusand casei-fermented milk in the primary prevention of antibiotic-associated diarrhea (lactic trial): a randomized, double-blind, placebo-controlled trial. In: *69th Annual Scientific Meeting and Post-graduate Course*, November 2004. Orlando, FL: American College of Gastroenterology

19 Gao, X. W., Mubasher, M., Fang, C. Y., Reifer, C. & Miller, L. E. (2010). Dose–response efficacy of a proprietary probiotic formula of Lactobacillus acidophilus CL1285 and Lactobacillus casei LBC80R for antibiotic-associated diarrhea and Clostridium difficile-associated diarrhea prophylaxis in adult patients. *The American Journal of Gastroenterology*, 105 (7), 1636

20 Song, H. J., Shim, K. N., Jung, S. A., Choi, H. J., Lee, M. A., Ryu, K. H. & Yoo, K. (2008). Antibiotic-associated diarrhea: candidate organisms other than Clostridium difficile. *The Korean Journal of Internal Medicine*, 23 (1), 9

Högenauer, C., Hammer, H. F., Krejs, G. J. & Reisinger, C. (1998). Mechanisms and management of antibiotic-associated diarrhea. *Clinical Infectious Diseases*, 27 (4), 702–710

21 Millette, M., Luquet, F. M. & Lacroix, M. (2007). In vitro growth control of selected pathogens by Lactobacillus acidophilus- and Lactobacillus casei-fermented milk. *Letters in Applied Microbiology*, 44 (3), 314–319

22 Reddy, N. R. & Pierson, M. D. (1994). Reduction in antinutritional and toxic components in plant foods by fermentationa. *Food Research International*, 27 (3), 281–290

23 Nazareth, S., Lebwohl, B., Voyksner, J. S. & Green, P. H. (2015). 108 Widespread Contamination of Probiotics With Gluten, Detected by Liquid Chromatography-Mass Spectrometry. *Gastroenterology*, *148* (4), S28

24 Millette, M., Nguyen, A., Amine, K. M. & Lacroix, M. (2013). Gastrointestinal survival of bacteria in commercial probiotic products. *International Journal of Probiotics & Prebiotics*, 8 (4), 149

25 Scaldaferri, F., Gerardi, V., Mangiola, F., Lopetuso, L. R., Pizzoferrato, M., Petito, V. & Gasbarrini, A. (2016). Role and mechanisms of action of Escherichia coli Nissle 1917 in the maintenance of remission in ulcerative colitis patients: an update. *World Journal of Gastroenterology*, 22 (24), 5505

Sonnenborn, U. & Schulze, J. (2009). The non-pathogenic Escherichia coli strain Nissle 1917–features of a versatile probiotic. *Microbial Ecology in Health and Disease*, 21 (3–4), 122–158

26 Kruis, W., Frič, P., Pokrotnieks, J., Lukáš, M., Fixa, B., Kaščák, M. & Wolff, C. (2004). Maintaining remission of ulcerative colitis with the probiotic Escherichia coli Nissle 1917 is as effective as with standard mesalazine. *Gut*, 53 (11), 1617–1623

Rembacken, B. J., Snelling, A. M., Hawkey, P. M., Chalmers, D. M. & Axon, A. T. R. (1999). Non-pathogenic Escherichia coli versus mesalazine for the treatment of ulcerative colitis: a randomised trial. *The Lancet*, 354 (9179), 635–639

27 Malchow H.A. (1997). Crohn's disease and Escherichia coli. A new approach in therapy to maintain remission of colonic Crohn's disease? *Journal of Clinical Gastroenterolgy*, 25 (4), 653–8.10

28 Reissbrodt R., Hammes W. P., dal Bello F., Prager R., Fruth A., Hantke K., Rakin A., Starcic-Erjavec M. und Williams P.H. (2009). Inhibition of growth of Shiga toxin-producing Escherichia coli by nonpathogenic Escherichia coli. *FEMS Microbiology Letters*, 290, 62–69

Lasaro M. A., Salinger N., Zhang J., Wang Y., Zhong Z., Goulian M. und Zhu J. (2009). F1C fimbriae play an important role in biofilm formation and intestinal colonization by the Escherichia coli commensal strain Nissle 1917. *Applied and environmental microbiology*, 75, 246–251

Boudeau J., Glasser A.L., Neut C., et al. (2000). Invasive ability of Escherichia coli strains isolated from ileal mucosa in Crohn's disease. *Gastroenterology*, 118 (2), A1847

Darfeuille-Michaud A., Neut C., Barnich N., et al. (1998). Presence of adherent Escherichia coli strains in ileal mucosa of patients with Crohn's disease. *Gastroenterology*, 115 (6), 1405–1413

Lederman E., Neut C., Desreumaux P., et al. (1997). Bacterial overgrowth in the neoterminal ileum after ileocolonic resection for Crohn's disease. *Gastroenterology*, 112, A1023

Boudeau J., Glasser A.L., Masseret E., Joly B. & Darfeuille-Michaud A. (1999). Invasive ability of an Escherichia coli strain isolated from the ileal mucosa of a patient with Crohn's disease. *Infect Immun,* 67 (9), 4499–4509

Swidsinski, A., Swidsinski, S., Godzun, A., Orthner, M. & Lochs, H. (2000). Therapy with E. coli Nissle reduces concentrations of mucosa associated colonic flora in patients with ulcerative colitis. *Gastroenterology,* 118 (4), A1138

29 Boudeau, J., Glasser, A. L., Julien, S., Colombel, J. F. & Darfeuille-Michaud, A. (2003). Inhibitory effect of probiotic Escherichia coli strain Nissle 1917 on adhesion to and invasion of intestinal epithelial cells by adherent–invasive E. coli strains isolated from patients with Crohn's disease. *Alimentary Pharmacology & Therapeutics,* 18 (1), 45–56

Huebner, C., Ding, Y., Petermann, I., Knapp, C. & Ferguson, L. R. (2011). The probiotic Escherichia coli Nissle 1917 reduces pathogen invasion and modulates cytokine expression in Caco-2 cells infected with Crohn's disease-associated E. coli LF82. *Applied and Environmental Microbiology,* 77 (7), 2541–2544

30 Hancock, V., Dahl, M. & Klemm, P. (2010). Probiotic Escherichia coli strain Nissle 1917 outcompetes intestinal pathogens during biofilm formation. *Journal of Medical Microbiology,* 59 (4), 392–399

31 Altenhoefer, A., Oswald, S., Sonnenborn, U., Enders, C., Schulze, J., Hacker, J. & Oelschlaeger, T. A. (2004). The probiotic Escherichia coli strain Nissle 1917 interferes with invasion of human intestinal epithelial cells by different enteroinvasive bacterial pathogens. *FEMS Immunology & Medical Microbiology,* 40 (3), 223–229

Storm, D. W., Koff, S. A., Horvath, D. J., Li, B. & Justice, S. S. (2011). In vitro analysis of the bactericidal activity of Escherichia coli Nissle 1917 against pediatric uropathogens. *The Journal of Urology,* 186 (4), 1678–1683

32 Lodinová-Žádníková, R. & Sonnenborn, U. (1997). Effect of preventive administration of a nonpathogenic Escherichia coli strain on the colonization of the intestine with microbial pathogens in newborn infants. *Neonatology,* 71 (4), 224–232

33 Kamada, N., Maeda, K., Inoue, N., Hisamatsu, T., Okamoto, S., Hong, K. S. & Hibi, T. (2008). Nonpathogenic Escherichia coli strain Nissle 1917 inhibits signal transduction in intestinal epithelial cells. *Infection and Immunity,* 76 (1), 214–220

Splichalova, A., Trebichavsky, I., Rada, V., Vlkova, E., Sonnenborn, U. & Splichal, I. (2011). Interference of Bifidobacterium choerinum or Escherichia coli Nissle 1917 with Salmonella Typhimurium in gnotobiotic piglets correlates with cytokine patterns in blood and intestine. *Clinical & Experimental Immunology,* 163 (2), 242–249

Swidsinski, A., Swidsinski, S., Godzun, A., Orthner, M. & Lochs, H. (2000). Therapy with E. coli Nissle reduces concentrations of mucosa associated colonic flora in patients with ulcerative colitis. *Gastroenterology, 118* (4), A1138

34 McFarland, L. V. (2010). Systematic review and meta-analysis of Saccharomyces boulardii in adult patients. *World Journal of Gastroenterology,* 16 (18), 2202

35 McFarland, L. V. (2010). Systematic review and meta-analysis of Saccharomyces boulardii in adult patients. *World Journal of Gastroenterology,* 16 (18), 2202

36 McFarland, L. V. (2010). Systematic review and meta-analysis of Saccharomyces boulardii in adult patients. *World Journal of Gastroenterology, 16* (18), 2202

37 Lewis S.J., Potts L.F. & Barry R.E. (1998). The lack of therapeutic effect of Saccharomyces boulardii in the prevention of antibiotic-related diarrhoea in elderly patients. *Journal of infection,* 36, 171–174

Cremonini, F., Di Caro, S., Covino, M., Armuzzi, A., Gabrielli, M., Santarelli, L., Nista, E.C., Cammarota, G., Gasbarrini G. und Gasbarrini, A. (2002). Effect of different probiotic preparations on anti-helicobacter pylori therapy-related side effects: a parallel group, triple blind, placebo-controlled study. *American Journal of Gastroenterology,* 97, 2744–2749

Can, M., Beşirbellioglu, B.A., Avci, I.Y., Beker, C.M. und Pahsa, A. (2006). Prophylactic Saccharomyces boulardii in the prevention of antibiotic-associated diarrhea: a prospective study. *Medical Science Monitor,* 12, PI19–PI22

Bravo, M.V., Bunout, D., Leiva, L., de la Maza, M. P., Barrera, G., de la Maza, J. und Hirsch S. (2008). Effect of probiotic Saccharomyces boulardii on prevention of antibiotic-associated diarrhea in adult outpatients with amoxicillin treatment. *Revista médica de Chile,* 136, 981–988

Adam, J., Barret, C., Barret-Bellet, A., Benedetti, E., Calendini, A., Darche, P., Galibert, J. M., Guerci P., Guiot, G., Haechler M. et al. (1977). Controlled double-blind clinical trials of Ultra-Levure: multi centre study by 25 physicians in 388 cases. *Gazette Medicale de France*, 84, 2072–2078

Cindoruk, M., Erkan, G., Karakan, T., Dursun, A. und Unal S. (2007). Efficacy and safety of Saccharomyces boulardii in the 14-day triple anti-Helicobacter pylori therapy: a prospective randomized placebo-controlled double-blind study. *Helicobacter*, 12, 309–316

Duman, D.G., Bor, S., Ozütemiz, O., Sahin, T., Oğuz, D., Iştan, F., Vural, T., Sandkci, M., Işksal, F., Simşek I. et al. (2005). Efficacy and safety of Saccharomyces boulardii in prevention of antibiotic-associated diarrhoea due to Helicobacterpylori eradication. *European Journal of Gastroenterology und Hepatology*, 17, 1357–1361

McFarland, L.V., Surawicz, C.M., Greenberg, R.N., Elmer, G.W., Moyer, K.A., Melcher, S.A., Bowen, K.E. und Cox J.L. (1995). Prevention of beta-lactam-associated diarrhea by Saccharomyces boulardii compared with placebo. *American Journal of Gastroenterology*, 90, 439–448

Monteiro, E., Fernandes, J.P., Vieira, M.R., Correia, J.P., Caetano, J.M., Ribeiro, T., Antunes, A.B., Noronha, R., Batista, F., Reis L. et al. (1981). Double blind clinical trial on the use of ultra-levure in the prophylaxis of antibiotic induced gastro-intestinal and mucocutaneous disorders, *Acta Médica Portuguesa*, 3, 143–145

Surawicz, C.M., Elmer, G.W., Speelman, P., McFarland, L.V., Chinn, J., van Belle, G. (1989). Prevention of antibiotic-associated diarrhea by Saccharomyces boulardii: a prospective study. *Gastroenterology*, 96, 981–988

38 Kabbani, T. A., Pallav, K., Dowd, S. E., Villafuerte-Galvez, J., Vanga, R. R., Castillo, N. E. und Kelly, C. P. (2017). Prospective randomized controlled study on the effects of Saccharomyces boulardii CNCM I-745 and amoxicillin-clavulanate or the combination on the gut microbiota of healthy volunteers. *Gut Microbes*, 8 (1), 17–32

39 Hochter, W., Chase, D. und Hagenhoff G. (1990). Saccharomyces boulardii in acute adult diarrhea: efficacy and tolerability of treatment. *Münchener medizinische Wochenschrift*, 132, 188–192

Besirbellioglu, B.A., Ulcay, A., Can, M., Erdem, H., Tanyuksel, M., Avci, I.Y., Araz, E., Pahsa, A. (2006). Saccharomyces boulardii and infection due to Giardia lamblia. *Scandinavian Journal of Infectious Diseases*, 38, 479–481

Mansour-Ghanaei, F., Dehbashi, N., Yazdanparast, K. und Shafaghi, A. (2003). Efficacy of saccharomyces boulardii with antibiotics in acute amoebiasis. *World Journal of Gastroenterology*, 9, 1832–1833

Buts, J.P., Corthier, G. und Delmee, M. (1993). Saccharomyces boulardii for Clostridium difficile-associated enteropathies in infants. *Journal of Pediatric Gastroenterology and Nutrition*, 16, 419–425

Surawicz, C.M., McFarland, L.V., Elmer, G. und Chinn J. (1989). Treatment of recurrent Clostridium difficile colitis with vancomycin and Saccharomyces boulardii. *American Journal of Gastroenterology*, 84, 1285–1287

Hassett, J., Meyers, S., McFarland, L. und Mulligan, M.E. (1995). Recurrent Clostridium difficile infection in a patient with selective IgG1 deficiency treated with intravenous immune globulin and Saccharomyces boulardii. *Clinical Infectious Diseases*, 20 (2), S266–S268

Popoola, J., Swann, A. und Warwick, G. (2000). Clostridium difficile in patients with renal failure - management of an outbreak using biotherapy. *Nephrology Dialysis Transplantation*, 15, 571–574

40 Hochter, W., Chase, D. und Hagenhoff G. (1990). Saccharomyces boulardii in acute adult diarrhea: efficacy and tolerability of treatment. *Münchener medizinische Wochenschrift*, 132, 188–192

Dinleyici, E. C., Kara, A., Dalgic, N., Kurugol, Z., Arica, V., Metin, O. und Bulut, S. (2015). Saccharomyces boulardii CNCM I-745 reduces the duration of diarrhoea, length of emergency care and hospital stay in children with acute diarrhoea. *Beneficial Microbes*, 6 (4), 415–421

41 Ducluzeau, R. und Bensaada, M. (1982). Comparative effect of a single or continuous administration of Saccharomyces boulardii on the establishment of various strains of candida in the digestive tract of gnotobiotic mice. *Annales de microbiologie*, 133 (3), 491–501

Zbinden, R., Bonczi, E. und Altwegg, M. (1995). Inhibition of Saccharomyces boulardii (nom. inval.) on cell invasion of Salmonella typhimurium and Yersinia enterocolitica. *Microbial Ecology in Health and Disease*, 11, 158–162

Altwegg, M., Schnack, J. und Zbinden, R. (1995). Influence of Saccharomyces boulardii on Aeromonas hemolysin. *Medical Microbiology Letters*, 4, 417–425

42 Buts, J.P., Dekeyser, N., Stilmant, C., Delem, E., Smets, F. und Sokal, E. (2006). Saccharomyces boulardii produces in rat small intestine a novel protein phosphatase that inhibits Escherichia coli endotoxin by dephosphorylation. *Pediatric Research*, 60, 24–29

Castagliuolo, I., Riegler, M.F., Valenick, L., LaMont, J.T. und Pothoulakis, C. S. (1999). Accharomyces boulardii protease inhibits the effects of Clostridium difficile toxins A and B in human colonic mucosa. *Infect Immunology*, 67, 302–307

Vidon, N., Huchet, B. und Rambaud, J. C. Effect of S. boulardii on water and sodium secretions induced by cholera toxin. *Gastroentérologie Clinique et Biologique*, 10, 1–4

Czerucka, D. und Rampal, P. (1999). Effect of Saccharomyces boulardii on cAMP- and Ca2+ -dependent Cl-secretion in T84 cells. *Digestive Diseases and Sciences*, 44,2359–2368

43 Ducluzeau, R. & Bensaada, M. (1982). Comparative effect of a single or continuous administration of" Saccharomyces boulardii" on the establishment of various strains of" candida" in the digestive tract of gnotobiotic mice. In: *Annales de microbiologie*, 133 (3), 491-501

44 Krasowska, A., Murzyn, A., Dyjankiewicz, A., Łukaszewicz, M. & Dziadkowiec, D. (2009). The antagonistic effect of Saccharomyces boulardii on Candida albicans filamentation, adhesion and biofilm formation. *FEMS yeast research*, 9 (8), 1312–1321

Murzyn, A., Krasowska, A., Stefanowicz, P., Dziadkowiec, D. & Łukaszewicz, M. (2010). Capric acid secreted by S. boulardii inhibits C. albicans filamentous growth, adhesion and biofilm formation. *PLoS One*, 5 (8), e12050

Jawhara, S. und Poulain, D. (2007). Saccharomyces boulardii decreases inflammation and intestinal colonization by Candida albicans in a mouse model of chemically-induced colitis. *Medical Mycology*, 45 (8), 691–700

45 Kumamoto, C. A. (2011). Inflammation and gastrointestinal Candida colonization. *Current opinion in microbiology*, 14 (4), 386-391

46 Sokol, H., Leducq, V., Aschard, H., Pham, H. P., Jegou, S., Landman, C. & Cosnes, J. (2016). Fungal microbiota dysbiosis in IBD. *Gut*, gutjnl-2015

Liguori, G., Lamas, B., Richard, M. L., Brandi, G., Da Costa, G., Hoffmann, T. W. & Campieri, M. (2015). Fungal dysbiosis in mucosa-associated microbiota of Crohn's disease patients. *Journal of Crohn's and Colitis*, 10 (3), 296–305

47 Kumamoto, C. A. (2011). Inflammation and gastrointestinal Candida colonization. *Current opinion in microbiology*, 14 (4), 386–391

48 Garcia Vilela, E., De Lourdes, De Abreu Ferrari, M., Oswaldo, Da Gama, Torres, H., Guerra Pinto, A., Carolina Carneiro Aguirre A., Paiva Martins F., Marcos Andrade Goulart E., Sales Da Cunha A. (2008). Influence of Saccharomyces boulardii on the intestinal permeability of patients with Crohn's disease in remission. *Scandinavian Journal of Gastroenterology*, 842–848

49 Guslandi, M., Mezzi, G., Sorghi, M. & Testoni, P. A. (2000). Saccharomyces boulardii in maintenance treatment of Crohn's disease. *Digestive Diseases and Sciences*, 45 (7), 1462–1464

50 Plein, K. und Hotz, J. (1993). Therapeutic effects of Saccharomyces boulardii on mild residual symptoms in a stable phase of Crohn's disease with special respect to chronic diarrhea – a pilot study. *Zeitschrift für Gastroenterologie*, 31,129–134

51 Lherm, T., Monet, C., Nougière, B., Soulier, M., Larbi, D., Le Gall, C. & Malbrunot, C. (2002). Seven cases of fungemia with Saccharomyces boulardii in critically ill patients. *Intensive care medicine*, 28 (6), 797–801

52 Kwak, D. S., Jun, D. W., Seo, J. G., Chung, W. S., Park, S. E., Lee, K. N. & Choi, H. S. (2014). Short-term probiotic therapy alleviates small intestinal bacterial overgrowth, but does not improve intestinal permeability in chronic liver disease. *European journal of gastroenterology & hepatology*, 26 (12), 1353–1359

53 Soifer, L. O., Peralta, D., Dima, G. & Besasso, H. (2010). Comparative clinical efficacy of a probiotic vs. an antibiotic in the treatment of patients with intestinal bacterial overgrowth and chronic abdominal functional distension: a pilot study. *Acta gastroenterologica Latinoamericana*, 40 (4), 323–327

54 Gabrielli, M., Lauritano, E.C., Scarpellini, E., Lupascu, A., Ojetti, V., Gasbarrini, G., Silveri, N.G. und Gasbarrini, A. (2009). Bacillus clausii as a treatment of small intestinal bacterial overgrowth. *American Journal of Gastroenterology*, 104, 1327–1328

Khalighi, A. R., Khalighi, M. R., Behdani, R., Jamali, J., Khosravi, A., Kouhestani, S. & Khalighi, N. (2014). Evaluating the efficacy of probiotic on treatment in patients with small intestinal bacterial overgrowth (SIBO)-A pilot study. *The Indian journal of medical research,* 140 (5), 604

Barrett, J. S., Canale, K. E., Gearry, R. B., Irving, P. M. & Gibson, P. R. (2008). Probiotic effects on intestinal fermentation patterns in patients with irritable bowel syndrome. *World Journal of Gastroenterology,* 14 (32), 5020

55 Uribarri, J., Oh, M. S. & Carroll, H. J. (1998). D-lactic acidosis: a review of clinical presentation, biochemical features, and pathophysiologic mechanisms. *MEDICINE-BALTIMORE-,* 77, 73–82

56 Sheedy, J. R., Wettenhall, R. E., Scanlon, D., Gooley, P. R., Lewis, D. P., Mcgregor, N. & De Meirleir, K. L. (2009). Increased d-lactic acid intestinal bacteria in patients with chronic fatigue syndrome. *in vivo,* 23 (4), 621–628

57 Bures, J., Cyrany, J., Kohoutova, D., Förstl, M., Rejchrt, S., Kvetina, J. & Kopacova, M. (2010). Small intestinal bacterial overgrowth syndrome. *World Journal of Gastroenterology,* 16 (24), 2978

Yamaguchi, N., Sugita, R., Miki, A., Takemura, N., Kawabata, J., Watanabe, J. & Sonoyama, K. (2006). Gastrointestinal Candida colonisation promotes sensitisation against food antigens by affecting the mucosal barrier in mice. *Gut,* 55 (7), 954–960

58 Canani, R. B., Costanzo, M. D., Leone, L., Pedata, M., Meli, R. & Calignano, A. (2011). Potential beneficial effects of butyrate in intestinal and extraintestinal diseases. *World Journal of Gastroenterology,* 17 (12), 1519–1528

Plöger, S., Stumpff, F., Penner, G. B., Schulzke, J. D., Gäbel, G., Martens, H. & Aschenbach, J. R. (2012). Microbial butyrate and its role for barrier function in the gastrointestinal tract. *Annals of the New York Academy of Sciences,* 1258 (1), 52–59

Willemsen, L. E. M., Koetsier, M. A., Van Deventer, S. J. H. & Van Tol, E. A. F. (2003). Short chain fatty acids stimulate epithelial mucin 2 expression through differential effects on prostaglandin E1 and E2 production by intestinal myofibroblasts. *Gut,* 52 (10), 1442–1447

Burger-van Paassen, N., Vincent, A., Puiman, P. J., Van Der Sluis, M., Bouma, J., Boehm, G. & Renes, I. B. (2009). The regulation of intestinal mucin MUC2 expression by short-chain fatty acids: implications for epithelial protection. *Biochemical Journal,* 420 (2), 211–219

Kripke, S. A., Fox, A. D., Berman, J. M., Settle, R. G. & Rombeau, J. L. (1989). Stimulation of intestinal mucosal growth with intracolonic infusion of short-chain fatty acids. *Journal of Parenteral and Enteral Nutrition,* 13 (2), 109–116

Johansson, M. E., Gustafsson, J. K., Holmén-Larsson, J., Jabbar, K. S., Xia, L., Xu, H. & Hansson, G. C. (2013). Bacteria penetrate the normally impenetrable inner colon mucus layer in both murine colitis models and patients with ulcerative colitis. *Gut,* gutjnl-2012

59 Canani, R. B., Costanzo, M. D., Leone, L., Pedata, M., Meli, R. & Calignano, A. (2011). Potential beneficial effects of butyrate in intestinal and extraintestinal diseases. *World Journal of Gastroenterology,* 17 (12), 1519–1528

Plöger, S., Stumpff, F., Penner, G. B., Schulzke, J. D., Gäbel, G., Martens, H. & Aschenbach, J. R. (2012). Microbial butyrate and its role for barrier function in the gastrointestinal tract. *Annals of the New York Academy of Sciences,* 1258 (1), 52–59

Willemsen, L. E. M., Koetsier, M. A., Van Deventer, S. J. H. & Van Tol, E. A. F. (2003). Short chain fatty acids stimulate epithelial mucin 2 expression through differential effects on prostaglandin E1 and E2 production by intestinal myofibroblasts. *Gut,* 52 (10), 1442–1447

Burger-van Paassen, N., Vincent, A., Puiman, P. J., Van Der Sluis, M., Bouma, J., Boehm, G. & Renes, I. B. (2009). The regulation of intestinal mucin MUC2 expression by short-chain fatty acids: implications for epithelial protection. *Biochemical Journal,* 420 (2), 211–219

Kripke, S. A., Fox, A. D., Berman, J. M., Settle, R. G. & Rombeau, J. L. (1989). Stimulation of intestinal mucosal growth with intracolonic infusion of short-chain fatty acids. *Journal of Parenteral and Enteral Nutrition,* 13 (2), 109–116

Hsieh, C. Y., Osaka, T., Moriyama, E., Date, Y., Kikuchi, J. & Tsuneda, S. (2015). Strengthening of the intestinal epithelial tight junction by Bifidobacterium bifidum. *Physiological reports*, 3 (3), e12327

Ewaschuk, J. B., Diaz, H., Meddings, L., Diederichs, B., Dmytrash, A., Backer, J. & Madsen, K. L. (2008). Secreted bioactive factors from Bifidobacterium infantis enhance epithelial cell barrier function. *American Journal of Physiology-Gastrointestinal and Liver Physiology*, 295 (5), G1025–G1034

Suzuki, T., Yoshida, S. & Hara, H. (2008). Physiological concentrations of short-chain fatty acids immediately suppress colonic epithelial permeability. *British Journal of Nutrition*, 100 (02), 297–305

60 Ewaschuk, J. B., Diaz, H., Meddings, L., Diederichs, B., Dmytrash, A., Backer, J. & Madsen, K. L. (2008). Secreted bioactive factors from Bifidobacterium infantis enhance epithelial cell barrier function. *American Journal of Physiology-Gastrointestinal and Liver Physiology*, 295 (5), G1025–G1034

Ohland, C. L. & MacNaughton, W. K. (2010). Probiotic bacteria and intestinal epithelial barrier function. *American Journal of Physiology-Gastrointestinal and Liver Physiology*, 298 (6), G807–G819

Hsieh, C. Y., Osaka, T., Moriyama, E., Date, Y., Kikuchi, J. & Tsuneda, S. (2015). Strengthening of the intestinal epithelial tight junction by Bifidobacterium bifidum. *Physiological Reports*, 3 (3), e12327

Zyrek, A. A., Cichon, C., Helms, S., Enders, C., Sonnenborn, U. & Schmidt, M. A. (2007). Molecular mechanisms underlying the probiotic effects of Escherichia coli Nissle 1917 involve ZO-2 and PKCζ redistribution resulting in tight junction and epithelial barrier repair. *Cellular microbiology*, 9 (3), 804–816

Ukena, S. N., Singh, A., Dringenberg, U., Engelhardt, R., Seidler, U., Hansen, W. & Suerbaum, S. (2007). Probiotic Escherichia coli Nissle 1917 inhibits leaky gut by enhancing mucosal integrity. *PLoS One*, *2* (12), e1308

61 Ohland, C. L. & MacNaughton, W. K. (2010). Probiotic bacteria and intestinal epithelial barrier function. *American Journal of Physiology-Gastrointestinal and Liver Physiology*, 298 (6), G807–G819

Bron, P. A., Kleerebezem, M., Brummer, R. J., Cani, P. D., Mercenier, A., MacDonald, T. T. & Wells, J. M. (2017). Can probiotics modulate human disease by impacting intestinal barrier function? *British Journal of Nutrition*, 117 (1), 93–107

Ewaschuk, J. B., Diaz, H., Meddings, L., Diederichs, B., Dmytrash, A., Backer, J. & Madsen, K. L. (2008). Secreted bioactive factors from Bifidobacterium infantis enhance epithelial cell barrier function. *American Journal of Physiology-Gastrointestinal and Liver Physiology*, 295 (5), G1025–G1034

Mack, D. R., Ahrné, S., Hyde, L., Wei, S. & Hollingsworth, M. A. (2003). Extracellular MUC3 mucin secretion follows adherence of Lactobacillus strains to intestinal epithelial cells in vitro. *Gut*, 52 (6), 827–833

Zyrek, A. A., Cichon, C., Helms, S., Enders, C., Sonnenborn, U. & Schmidt, M. A. (2007). Molecular mechanisms underlying the probiotic effects of Escherichia coli Nissle 1917 involve ZO-2 and PKCζ redistribution resulting in tight junction and epithelial barrier repair. *Cellular microbiology*, 9 (3), 804–816

Ukena, S. N., Singh, A., Dringenberg, U., Engelhardt, R., Seidler, U., Hansen, W. & Suerbaum, S. (2007). Probiotic Escherichia coli Nissle 1917 inhibits leaky gut by enhancing mucosal integrity. *PLoS One*, *2* (12), e1308

Karczewski, J., Troost, F. J., Konings, I., Dekker, J., Kleerebezem, M., Brummer, R. J. M. & Wells, J. M. (2010). Regulation of human epithelial tight junction proteins by Lactobacillus plantarum in vivo and protective effects on the epithelial barrier. *American Journal of Physiology-Gastrointestinal and Liver Physiology*, 298 (6), G851–G859

Yan, F., Cao, H., Cover, T. L., Washington, M. K., Shi, Y., Liu, L. & Polk, D. B. (2011). Colon-specific delivery of a probiotic-derived soluble protein ameliorates intestinal inflammation in mice through an EGFR-dependent mechanism. *The Journal of Clinical Investigation*, 121 (6), 2242–2253

62 Sagar, S., Vos, A. P., Morgan, M. E., Garssen, J., Georgiou, N. A., Boon, L. & Folkerts, G. (2014). The combination of Bifidobacterium breve with non-digestible oligosaccharides suppresses airway inflammation in a murine model for chronic asthma. *Biochimica et Biophysica Acta (BBA)-Molecular Basis of Disease*, 1842 (4), 573–583

Drago, L., De Vecchi, E., Gabrieli, A., De Grandi, R. & Toscano, M. (2015). Immunomodulatory effects of Lactobacillus salivarius LS01 and Bifidobacterium breve BR03, alone and in combination, on peripheral blood mononuclear cells of allergic asthmatics. *Allergy, Asthma & Immunology Research*, 7 (4), 409–413

Jeon, S. G., Kayama, H., Ueda, Y., Takahashi, T., Asahara, T., Tsuji, H. & Okumura, R. (2012). Probiotic Bifidobacterium breve induces IL-10-producing Tr1 cells in the colon. *PLoS Pathogens*, 8 (5), e1002714

Khokhlova, E. V., Smeianov, V. V., Efimov, B. A., Kafarskaia, L. I., Pavlova, S. I. & Shkoporov, A. N. (2012). Anti-inflammatory properties of intestinal Bifidobacterium strains isolated from healthy infants. *Microbiology and Immunology*, 56 (1), 27–39

Zheng, B., van Bergenhenegouwen, J., Overbeek, S., van de Kant, H. J., Garssen, J., Folkerts, G. & Kraneveld, A. D. (2014). Bifidobacterium breve attenuates murine dextran sodium sulfate-induced colitis and increases regulatory T cell responses. *PLoS One*, 9 (5), e95441

Konieczna, P., Groeger, D., Ziegler, M., Frei, R., Ferstl, R., Shanahan, F. & O'mahony, L. (2011). Bifidobacterium infantis 35624 administration induces Foxp3 T regulatory cells in human peripheral blood: potential role for myeloid and plasmacytoid dendritic cells. *Gut*, gutjnl-2011

Groeger, D., O'Mahony, L., Murphy, E. F., Bourke, J. F., Dinan, T. G., Kiely, B. & Quigley, E. M. (2013). Bifidobacterium infantis 35624 modulates host inflammatory processes beyond the gut. *Gut Microbes*, 4 (4), 325–339

Kwon, H. K., Lee, C. G., So, J. S., Chae, C. S., Hwang, J. S., Sahoo, A. & Im, S. H. (2010). Generation of regulatory dendritic cells and CD4+ Foxp3+ T cells by probiotics administration suppresses immune disorders. *Proceedings of the National Academy of Sciences*, 107 (5), 2159–2164

Thomas, S., Metzke, D., Schmitz, J., Dörffel, Y. & Baumgart, D. C. (2011). Anti-inflammatory effects of Saccharomyces boulardii mediated by myeloid dendritic cells from patients with Crohn's disease and ulcerative colitis. *American Journal of Physiology-Gastrointestinal and Liver Physiology*, 301 (6), G1083–G1092

Spaiser, S. J., Culpepper, T., Nieves Jr, C., Ukhanova, M., Mai, V., Percival, S. S. & Langkamp-Henken, B. (2015). Lactobacillus gasseri KS-13, Bifidobacterium bifidum G9-1, and Bifidobacterium longum MM-2 ingestion induces a less inflammatory cytokine profile and a potentially beneficial shift in gut microbiota in older adults: a randomized, double-blind, placebo-controlled, crossover study. *Journal of the American College of Nutrition*, 34 (6), 459–469

Mizuta, M., Yamamoto, S., Inokawa, H. & Xiao, J. Z. (2016). Perioperative supplementation with bifidobacteria improves postoperative nutritional recovery, inflammatory response, and fecal microbiota in patients undergoing colorectal surgery: a prospective, randomized clinical trial. *Bioscience of microbiota, food and health*, 35 (2), 77–87

63 Sagar, S., Vos, A. P., Morgan, M. E., Garssen, J., Georgiou, N. A., Boon, L. & Folkerts, G. (2014). The combination of Bifidobacterium breve with non-digestible oligosaccharides suppresses airway inflammation in a murine model for chronic asthma. *Biochimica et Biophysica Acta (BBA)-Molecular Basis of Disease*, 1842 (4), 573–583

Drago, L., De Vecchi, E., Gabrieli, A., De Grandi, R. & Toscano, M. (2015). Immunomodulatory effects of Lactobacillus salivarius LS01 and Bifidobacterium breve BR03, alone and in combination, on peripheral blood mononuclear cells of allergic asthmatics. *Allergy, Asthma & Immunology Research*, 7 (4), 409–413

Jeon, S. G., Kayama, H., Ueda, Y., Takahashi, T., Asahara, T., Tsuji, H. & Okumura, R. (2012). Probiotic Bifidobacterium breve induces IL-10-producing Tr1 cells in the colon. *PLoS Pathogens*, 8 (5), e1002714

Khokhlova, E. V., Smeianov, V. V., Efimov, B. A., Kafarskaia, L. I., Pavlova, S. I. & Shkoporov, A. N. (2012). Anti-inflammatory properties of intestinal Bifidobacterium strains isolated from healthy infants. *Microbiology and Immunology*, 56 (1), 27–39

Zheng, B., van Bergenhenegouwen, J., Overbeek, S., van de Kant, H. J., Garssen, J., Folkerts, G. & Kraneveld, A. D. (2014). Bifidobacterium breve attenuates murine dextran sodium sulfate-induced colitis and increases regulatory T cell responses. *PLoS One*, 9 (5), e95441

Konieczna, P., Groeger, D., Ziegler, M., Frei, R., Ferstl, R., Shanahan, F. & O'mahony, L. (2011). Bifidobacterium infantis 35624 administration induces Foxp3 T regulatory cells in human peripheral blood: potential role for myeloid and plasmacytoid dendritic cells. *Gut*, gutjnl-2011

Groeger, D., O'Mahony, L., Murphy, E. F., Bourke, J. F., Dinan, T. G., Kiely, B. & Quigley, E. M. (2013). Bifidobacterium infantis 35624 modulates host inflammatory processes beyond the gut. *Gut Microbes*, 4 (4), 325–339

Kwon, H. K., Lee, C. G., So, J. S., Chae, C. S., Hwang, J. S., Sahoo, A. & Im, S. H. (2010). Generation of regulatory dendritic cells and CD4+ Foxp3+ T cells by probiotics administration suppresses immune disorders. *Proceedings of the National Academy of Sciences*, 107 (5), 2159–2164

64 Van der Aa, L. B., Van Aalderen, W. M. C., Heymans, H. S. A., Henk Sillevis Smitt, J., Nauta, A. J., Knippels, L. M. J. & Sprikkelman, A. B. (2011). Synbiotics prevent asthma-like symptoms in infants with atopic dermatitis. *Allergy*, 66 (2), 170–177

Abramson, S. L. (2011). Synbiotics Prevent Asthma-Like Symptoms in Infants With Atopic Dermatitis. *Pediatrics*, 128 (3), S138–S138

Van De Pol, M. A., Lutter, R., Smids, B. S., Weersink, E. J. & Van Der Zee, J. S. (2011). Synbiotics reduce allergen-induced T-helper 2 response and improve peak expiratory flow in allergic asthmatics. *Allergy*, 66 (1), 39–47

Lemoli, E., Trabattoni, D., Parisotto, S., Borgonovo, L., Toscano, M., Rizzardini, G. & Piconi, S. (2012). Probiotics reduce gut microbial translocation and improve adult atopic dermatitis. *Journal of Clinical Gastroenterology*, 46, S33–S40

Kruis, W., Frič, P., Pokrotnieks, J., Lukáš, M., Fixa, B., Kaščák, M. & Wolff, C. (2004). Maintaining remission of ulcerative colitis with the probiotic Escherichia coli Nissle 1917 is as effective as with standard mesalazine. *Gut*, 53 (11), 1617–1623

Rembacken, B. J., Snelling, A. M., Hawkey, P. M., Chalmers, D. M. & Axon, A. T. R. (1999). Non-pathogenic Escherichia coli versus mesalazine for the treatment of ulcerative colitis: a randomised trial. *The Lancet*, 354 (9179), 635–639

Miraglia, D. G. M., Maiello, N., Decimo, F., Fusco, N., D'Agostino, B., Sullo, N. & Marseglia, G. L. (2012). Airways allergic inflammation and L. reuterii treatment in asthmatic children. *Journal of Biological Regulators and Homeostatic Agents*, 26 (1), S35–40

Tamaki, H., Nakase, H., Inoue, S., Kawanami, C., Itani, T., Ohana, M. & Noda, T. (2016). Efficacy of probiotic treatment with Bifidobacterium longum 536 for induction of remission in active ulcerative colitis: A randomized, double-blinded, placebo-controlled multicenter trial. *Digestive Endoscopy*, 28 (1), 67–74

del Campo, R., Garriga, M., Pérez-Aragón, A., Guallarte, P., Lamas, A., Máiz, L. & Baquero, F. (2014). Improvement of digestive health and reduction in proteobacterial populations in the gut microbiota of cystic fibrosis patients using a Lactobacillus reuteri probiotic preparation: a double blind prospective study. *Journal of Cystic Fibrosis*, 13 (6), 716–722

65 Lucaciu, L., Ilies, M., Iuga, C. & Seicean, A. (2018). P136 Serum IL-17 and IL-23 levels can distinguish between severe and non-severe inflammatory bowel disease. *Journal of Crohn's and Colitis, 12* (1), S163–S163

Kuwabara, T., Ishikawa, F., Kondo, M. & Kakiuchi, T. (2017). The role of IL-17 and related cytokines in inflammatory autoimmune diseases. *Mediators of Inflammation, 2017*

Krueger, J. G. & Brunner, P. M. (2018). Interleukin-17 alters the biology of many cell types involved in the genesis of psoriasis, systemic inflammation and associated comorbidities. *Experimental Dermatology*, 27 (2), 115–123

Sakkas, L. I. & Bogdanos, D. P. (2017). Are psoriasis and psoriatic arthritis the same disease? The IL-23/IL-17 axis data. *Autoimmunity Reviews*, 16 (1), 10–15

Poddubnyy, D. & Sieper, J. (2017). What is the best treatment target in axial spondyloarthritis: tumour necrosis factor α, interleukin 17, or both? *Rheumatology*

66 Tan, T. G., Sefik, E., Geva-Zatorsky, N., Kua, L., Naskar, D., Teng, F. & Kasper, D. L. (2016). Identifying species of symbiont bacteria from the human gut that, alone, can induce intestinal Th17 cells in mice. *Proceedings of the National Academy of Sciences*, 201617460

Cosorich, I., Dalla-Costa, G., Sorini, C., Ferrarese, R., Messina, M. J., Dolpady, J. & Comi, G. (2017). High frequency of intestinal TH17 cells correlates with microbiota alterations and disease activity in multiple sclerosis. *Science Advances*, 3 (7), e1700492

Curtis, M. M. & Way, S. S. (2009). Interleukin-17 in host defence against bacterial, mycobacterial and fungal pathogens. *Immunology*, 126 (2), 177-185

67 Indrio, F., Riezzo, G., Tafuri, S., Ficarella, M., Carlucci, B., Bisceglia, M. & Francavilla, R. (2017). Probiotic supplementation in preterm: Feeding intolerance and hospital cost. *Nutrients,* 9 (9), 965

Savino, F., Garro, M., Montanari, P., Galliano, I. & Bergallo, M. (2018). Crying Time and RORγ/FOXP3 Expression in Lactobacillus reuteri DSM17938-Treated Infants with Colic: A Randomized Trial. *The Journal of Pediatrics,* 192, 171–177

Miraglia, D. G. M., Maiello, N., Decimo, F., Fusco, N., D'Agostino, B., Sullo, N. & Marseglia, G. L. (2012). Airways allergic inflammation and L. reuterii treatment in asthmatic children. *Journal of Biological Regulators and Homeostatic Agents,* 26 (1), S35–40

Tanabe, S., Kinuta, Y. & Saito, Y. (2008). Bifidobacterium infantis suppresses proinflammatory interleukin-17 production in murine splenocytes and dextran sodium sulfate-induced intestinal inflammation. *International Journal of Molecular Medicine,* 22 (2), 181–185

Ghadimi, D., Helwig, U., Schrezenmeir, J., Heller, K. J. & Vrese, M. (2012). Epigenetic imprinting by commensal probiotics inhibits the IL-23/IL-17 axis in an in vitro model of the intestinal mucosal immune system. *Journal of Leukocyte Biology,* 92 (4), 895–911

68 Consoli, M. L. D., da Silva, R. S., Nicoli, J. R., Bruña-Romero, O., da Silva, R. G., de Vasconcelos Generoso, S. & Correia, M. I. T. (2016). Randomized clinical trial: impact of oral administration of Saccharomyces boulardii on gene expression of intestinal cytokines in patients undergoing colon resection. *Journal of Parenteral and Enteral Nutrition,* 40 (8), 1114–1121

López, P., Gueimonde, M., Margolles, A. & Suárez, A. (2010). Distinct Bifidobacterium strains drive different immune responses in vitro. *International Journal of Food Microbiology,* 138 (1–2), 157–165

Jeon, S. G., Kayama, H., Ueda, Y., Takahashi, T., Asahara, T., Tsuji, H. & Okumura, R. (2012). Probiotic Bifidobacterium breve induces IL-10-producing Tr1 cells in the colon. *PLoS Pathogens,* 8 (5), e1002714

69 López, P., González-Rodríguez, I., Gueimonde, M., Margolles, A. & Suárez, A. (2011). Immune response to Bifidobacterium bifidum strains support Treg/Th17 plasticity. *PLoS One,* 6 (9), e24776

López, P., Gueimonde, M., Margolles, A. & Suárez, A. (2010). Distinct Bifidobacterium strains drive different immune responses in vitro. *International Journal of Food Microbiology,* 138 (1–2), 157–165

70 Curtis, M. M. & Way, S. S. (2009). Interleukin-17 in host defence against bacterial, mycobacterial and fungal pathogens. *Immunology,* 126 (2), 177–185

Tan, T. G., Sefik, E., Geva-Zatorsky, N., Kua, L., Naskar, D., Teng, F. & Kasper, D. L. (2016). Identifying species of symbiont bacteria from the human gut that, alone, can induce intestinal Th17 cells in mice. *Proceedings of the National Academy of Sciences,* 201617460

Cosorich, I., Dalla-Costa, G., Sorini, C., Ferrarese, R., Messina, M. J., Dolpady, J. & Comi, G. (2017). High frequency of intestinal TH17 cells correlates with microbiota alterations and disease activity in multiple sclerosis. *Science Advances,* 3 (7), e1700492

71 López, P., González-Rodríguez, I., Gueimonde, M., Margolles, A. & Suárez, A. (2011). Immune response to Bifidobacterium bifidum strains support Treg/Th17 plasticity. *PLoS One,* 6 (9), e24776

López, P., Gueimonde, M., Margolles, A. & Suárez, A. (2010). Distinct Bifidobacterium strains drive different immune responses in vitro. *International Journal of Food Microbiology,* 138 (1–2), 157–165

72 Kwon, H. K., Lee, C. G., So, J. S., Chae, C. S., Hwang, J. S., Sahoo, A. & Im, S. H. (2010). Generation of regulatory dendritic cells and CD4+ Foxp3+ T cells by probiotics administration suppresses immune disorders. *Proceedings of the National Academy of Sciences,* 107 (5), 2159–2164

73 Llana, M. N., Sarnacki, S. H., Castañeda, M. D. R. A., Bernal, M. I., Giacomodonato, M. N. & Cerquetti, M. C. (2013). Consumption of Lactobacillus casei fermented milk prevents Salmonella reactive arthritis by modulating IL-23/IL-17 expression. *PLoS One,* 8 (12), e82588

74 Sun, D., Luo, F., Xing, J. C., Zhang, F., Xu, J. Z. & Zhang, Z. H. (2018). 1, 25 (OH) 2 D3 inhibited Th17 cells differentiation via regulating the NF-κB activity and expression of IL-17. *Cell Proliferation,* e12461–e12461

Marinho, A., Carvalho, C., Boleixa, D., Bettencourt, A., Leal, B., Guimarães, J. & Costa, P. P. (2017). Vitamin D supplementation effects on FoxP3 expression in T cells and FoxP3+/IL-17A ratio and clinical course in systemic lupus erythematosus patients: a study in a Portuguese cohort. *Immunologic Research,* 65 (1), 197–206

Tejón, G., Manríquez, V., De Calisto, J., Flores-Santibáñez, F., Hidalgo, Y., Crisóstomo, N. & Rosemblatt, M. (2015). Vitamin A impairs the reprogramming of Tregs into IL-17-producing cells during intestinal inflammation. *BioMed Research International, 2015*

Tang, J., Zhou, R. U., Luger, D., Zhu, W., Silver, P. B., Grajewski, R. S. & Caspi, R. R. (2009). Calcitriol suppresses antiretinal autoimmunity through inhibitory effects on the Th17 effector response. *The Journal of Immunology,* 182 (8), 4624–4632

Chen, X., Su, W., Wan, T., Yu, J., Zhu, W., Tang, F. & Zheng, S. G. (2017). Sodium butyrate regulates Th17/Treg cell balance to ameliorate uveitis via the Nrf2/HO-1 pathway. *Biochemical Pharmacology,* 142, 111–119

Zhu, C., Song, K., Shen, Z., Quan, Y., Tan, B., Luo, W. & Wang, X. (2018). Roseburia intestinalis inhibits interleukin17 excretion and promotes regulatory T cells differentiation in colitis. *Molecular Medicine Reports,* 17 (6), 7567–7574

Kim, J. Y., Lim, K., Kim, K. H., Kim, J. H., Choi, J. S. & Shim, S. C. (2018). N-3 polyunsaturated fatty acids restore Th17 and Treg balance in collagen antibody-induced arthritis. *PLoS One,* 13 (3), e0194331

75 Gezginc, Y., Akyol, I., Kuley, E. & Özogul, F. (2013). Biogenic amines formation in Streptococcus thermophilus isolated from home-made natural yogurt. *Food Chemistry,* 138 (1), 655–662

76 Priyadarshani, D., Mesthri, W. & Rakshit, S. K. (2011). Screening selected strains of probiotic lactic acid bacteria for their ability to produce biogenic amines (histamine and tyramine). *International Journal of Food Science & technology,* 46 (10), 2062–2069

77 Cifone, M. G., Cinque, B., La Torre, C., Lombardi, F., Palumbo, P., van den Rest, M. E. & Donelli, G. (2017). Complexities and pitfalls in the production of multispecies probiotics: the paradigmatic case of VSL# 3 formulation and visbiome. In: *The Microbiota in Gastrointestinal Pathophysiology,* 171–178

78 Barcik, W., Pugin, B., Westermann, P., Perez, N. R., Ferstl, R., Wawrzyniak, M. & Akdis, C. A. (2016). Histamine-secreting microbes are increased in the gut of adult asthma patients. *Journal of Allergy and Clinical Immunology,* 138 (5), 1491–1494

Özoğul, F. (2004). Production of biogenic amines by Morganella morganii, Klebsiella pneumoniae and Hafnia alvei using a rapid HPLC method. *European Food Research and Technology,* 219 (5), 465–469

Pugin, B., Barcik, W., Westermann, P., Heider, A., Wawrzyniak, M., Hellings, P. & O'Mahony, L. (2017). A wide diversity of bacteria from the human gut produces and degrades biogenic amines. *Microbial Ecology in Health and Disease,* 28 (1), 1353881

79 Matsumoto, N., Riley, S., Fraser, D., Al-Assaf, S., Ishimura, E., Wolever, T. & Phillips, A. O. (2006). Butyrate modulates TGF-β1 generation and function: Potential renal benefit for Acacia (sen) SUPERGUM™ (gum arabic)? *Kidney International,* 69 (2), 257–265

Daguet, D., Pinheiro, I., Verhelst, A., Possemiers, S. & Marzorati, M. (2015). Acacia gum improves the gut barrier functionality in vitro. *AGRO FOOD INDUSTRY HI-TECH,* 26 (4), 29–33

Calame, W., Weseler, A. R., Viebke, C., Flynn, C. & Siemensma, A. D. (2008). Gum arabic establishes prebiotic functionality in healthy human volunteers in a dose-dependent manner. *British Journal of Nutrition,* 100 (06), 1269–1275

Marzorati, M., Qin, B., Hildebrand, F., Klosterbuer, A., Roughead, Z., Roessle, C. & Possemiers, S. (2015). Addition of acacia gum to a FOS/inulin blend improves its fermentation profile in the Simulator of the Human Intestinal Microbial Ecosystem (SHIME®). *Journal of Functional Foods,* 16, 211–222

Cherbut, C., Michel, C., Raison, V., Kravtchenko, T. & Severine, M. (2003). Acacia gum is a bifidogenic dietary fibre with high digestive tolerance in healthy humans. *Microbial Ecology in Health and Disease,* 15 (1), 43–50

Wyatt, G. M., Bayliss, C. E. & Holcroft, J. D. (1986). A change in human faecal flora in response to inclusion of gum arabic in the diet. *British Journal of Nutrition,* 55 (2), 261–266

80 Calame, W., Weseler, A. R., Viebke, C., Flynn, C. & Siemensma, A. D. (2008). Gum arabic establishes prebiotic functionality in healthy human volunteers in a dose-dependent manner. *British Journal of Nutrition,* 100 (06), 1269–1275

Marzorati, M., Qin, B., Hildebrand, F., Klosterbuer, A., Roughead, Z., Roessle, C. & Possemiers, S. (2015). Addition of acacia gum to a FOS/inulin blend improves its fermentation profile in the Simulator of the Human Intestinal Microbial Ecosystem (SHIME®). *Journal of Functional Foods,* 16, 211–222

Cherbut, C., Michel, C., Raison, V., Kravtchenko, T. & Severine, M. (2003). Acacia gum is a bifidogenic dietary fibre with high digestive tolerance in healthy humans. *Microbial Ecology in Health and Disease*, 15 (1), 43–50

Wyatt, G. M., Bayliss, C. E. & Holcroft, J. D. (1986). A change in human faecal flora in response to inclusion of gum arabic in the diet. *British Journal of Nutrition*, 55 (2), 261–266

81 Van Laere, K. M., Hartemink, R., Bosveld, M., Schols, H. A. & Voragen, A. G. (2000). Fermentation of plant cell wall derived polysaccharides and their corresponding oligosaccharides by intestinal bacteria. *Journal of Agricultural and Food Chemistry*, 48 (5), 1644–1652

82 Cherbut, C., Michel, C., Raison, V., Kravtchenko, T. & Severine, M. (2003). Acacia gum is a bifidogenic dietary fibre with high digestive tolerance in healthy humans. *Microbial Ecology in Health and Disease*, 15 (1), 43–50

Calame, W., Weseler, A. R., Viebke, C., Flynn, C. & Siemensma, A. D. (2008). Gum arabic establishes prebiotic functionality in healthy human volunteers in a dose-dependent manner. *British Journal of Nutrition*, 100 (06), 1269–1275

83 Min, Y. W., Park, S. U., Jang, Y. S., Kim, Y. H., Rhee, P. L., Ko, S. H. & Chang, D. K. (2012). Effect of composite yogurt enriched with acacia fiber and Bifidobacterium lactis. *World Journal of Gastroenterology*, 18 (33), 4563

Bliss, D. Z., Jung, H. J., Savik, K., Lowry, A., LeMoine, M., Jensen, L. & Schaffer, K. (2001). Supplementation with dietary fiber improves fecal incontinence. *Nursing Research*, 50 (4), 203–213

84 Macfarlane, G. T., Steed, H. & Macfarlane, S. (2008). Bacterial metabolism and health-related effects of galacto-oligosaccharides and other prebiotics. *Journal of Applied Microbiology*, 104 (2), 305–344

85 Davis, L. M., Martínez, I., Walter, J., Goin, C. & Hutkins, R. W. (2011). Barcoded pyrosequencing reveals that consumption of galactooligosaccharides results in a highly specific bifidogenic response in humans. *PLoS One*, 6 (9), e25200

Fanaro, S., Marten, B., Bagna, R., Vigi, V., Fabris, C., Peña-Quintana, L. & Schrezenmeir, J. (2009). Galacto-oligosaccharides are bifidogenic and safe at weaning: a double-blind randomized multicenter study. *Journal of Pediatric Gastroenterology and Nutrition*, 48 (1), 82–88

Azcarate-Peril, M. A., Ritter, A. J., Savaiano, D., Monteagudo-Mera, A., Anderson, C., Magness, S. T. & Klaenhammer, T. R. (2017). Impact of short-chain galactooligosaccharides on the gut microbiome of lactose-intolerant individuals. *Proceedings of the National Academy of Sciences*, 201606722

86 Knol, J., Boehm, G., Lidestri, M., Negretti, F., Jelinek, J., Agosti, M. & Mosca, F. (2005). Increase of faecal bifidobacteria due to dietary oligosaccharides induces a reduction of clinically relevant pathogen germs in the faeces of formula-fed preterm infants. *Acta Paediatrica*, 94 (s449), 31–33

87 Azcarate-Peril, M. A., Ritter, A. J., Savaiano, D., Monteagudo-Mera, A., Anderson, C., Magness, S. T. & Klaenhammer, T. R. (2017). Impact of short-chain galactooligosaccharides on the gut microbiome of lactose-intolerant individuals. *Proceedings of the National Academy of Sciences*, 201606722

88 Scher, J. U., Sczesnak, A., Longman, R. S., Segata, N., Ubeda, C., Bielski, C. & Huttenhower, C. (2013). Expansion of intestinal Prevotella copri correlates with enhanced susceptibility to arthritis. *elife*, 2

89 Macfarlane, G. T., Steed, H. & Macfarlane, S. (2008). Bacterial metabolism and health-related effects of galacto-oligosaccharides and other prebiotics. *Journal of Applied Microbiology*, 104 (2), 305–344

90 Ohashi, Y., Sumitani, K., Tokunaga, M., Ishihara, N., Okubo, T. & Fujisawa, T. (2015). Consumption of partially hydrolysed guar gum stimulates Bifidobacteria and butyrate-producing bacteria in the human large intestine. *Beneficial Microbes*, 6 (4), 451–455

Okubo, T., Ishihara, N., Takahashi, H., Fujisawa, T., Mujo, K., Yamamoto, T. & Mitsuoka, T. (1994). Effects of partially hydrolyzed guar gum intake on human intestinal microflora and its metabolism. *Bioscience, Biotechnology, and Biochemistry*, 58 (8), 1364–1369

91 Noack, J., Timm, D., Hospattankar, A. & Slavin, J. (2013). Fermentation profiles of wheat dextrin, inulin and partially hydrolyzed guar gum using an in vitro digestion pretreatment and in vitro batch fermentation system model. *Nutrients*, 5 (5), 1500–1510

92 McDonald, D. E., Pethick, D. W., Pluske, J. R. & Hampson, D. J. (1999). Adverse effects of soluble non-starch polysaccharide (guar gum) on piglet growth and experimental colibacillosis immediately after weaning. *Research in veterinary science*, 67 (3), 245–250

Vulevic, J., Rastall, R. A. & Gibson, G. R. (2004). Developing a quantitative approach for determining the in vitro prebiotic potential of dietary oligosaccharides. *FEMS Microbiology Letters*, 236 (1), 153–159

93 Giannini, E. G., Mansi, C., Dulbecco, P. & Savarino, V. (2006). Role of partially hydrolyzed guar gum in the treatment of irritable bowel syndrome. *Nutrition*, 22 (3), 334–342

Parisi, G. C., Zilli, M., Miani, M. P., Carrara, M., Bottona, E., Verdianelli, G. & Tonon, A. (2002). High-fiber diet supplementation in patients with irritable bowel syndrome (IBS): a multicenter, randomized, open trial comparison between wheat bran diet and partially hydrolyzed guar gum (PHGG). *Digestive Diseases and Sciences*, 47 (8), 1697–1704

Furnari, M., Parodi, A., Gemignani, L., Giannini, E. G., Marenco, S., Savarino, E. & Savarino, V. (2010). Clinical trial: the combination of rifaximin with partially hydrolysed guar gum is more effective than rifaximin alone in eradicating small intestinal bacterial overgrowth. *Alimentary Pharmacology & Therapeutics*, 32(8), 1000–1006

94 Siebecker, A., Interview mit Dr. Michael Ruscio, Februar 2016, https://drruscio.com/prebiotics-fodmaps-treating-sibo-episode-51/

95 Fernandez-Banares, F., Hinojosa, J., Sanchez-Lombrana, J. L., Navarro, E., Martinez-Salmeron, J. F., Garcia-Puges, A. & Gine, J. J. (1999). Randomized clinical trial of Plantago ovata seeds (dietary fiber) as compared with mesalamine in maintaining remission in ulcerative colitis. *The American Journal of Gastroenterology*, 94 (2), 427–433

Nordgaard, I., Hove, H., Clausen, M. R. & Mortensen, P. B. (1996). Colonic production of butyrate in patients with previous colonic cancer during long-term treatment with dietary fibre (Plantago ovata seeds). *Scandinavian Journal of Gastroenterology*, 31 (10), 1011–1020

Hayden, U. L., Mcguirk, S. M., West, S. E. & Carey, H. V. (1998). Psyllium improves fecal consistency and prevents enhanced secretory responses in jejunal tissues of piglets infected with ETEC. *Digestive Diseases and Sciences*, 43 (11), 2536–2541

Yakoob, J., Jafri, W., Mehmood, M. H., Abbas, Z. & Tariq, K. (2017). Cytokine changes in gastric and colonic epithelial cell in response to Planta ovata extract. *Journal of Complementary and Integrative Medicine*, 14(2)

Rodriguez-Cabezas, M. E., Galvez, J., Camuesco, D., Lorente, M. D., Concha, A., Martinez-Augustin, O. & Zarzuelo, A. (2003). Intestinal anti-inflammatory activity of dietary fiber (Plantago ovata seeds) in HLA-B27 transgenic rats. *Clinical Nutrition*, 22 (5), 463–471

Van Laere, K. M., Hartemink, R., Bosveld, M., Schols, H. A. & Voragen, A. G. (2000). Fermentation of plant cell wall derived polysaccharides and their corresponding oligosaccharides by intestinal bacteria. *Journal of Agricultural and Food Chemistry*, 48 (5), 1644–1652

96 Dewulf, E. M., Cani, P. D., Claus, S. P., Fuentes, S., Puylaert, P. G., Neyrinck, A. M. & Delzenne, N. M. (2012). Insight into the prebiotic concept: lessons from an exploratory, double blind intervention study with inulin-type fructans in obese women. *Gut*, gutjnl-2012

Furrie, E., Macfarlane, S., Kennedy, A., Cummings, J. H., Walsh, S. V., O'neil, D. A. & Macfarlane, G. T. (2005). Synbiotic therapy (Bifidobacterium longum/Synergy 1) initiates resolution of inflammation in patients with active ulcerative colitis: a randomised controlled pilot trial. *Gut*, 54 (2), 242–249

Lindsay, J. O., Whelan, K., Stagg, A. J., Gobin, P., Al-Hassi, H. O., Rayment, N. & Forbes, A. (2006). Clinical, microbiological, and immunological effects of fructo-oligosaccharide in patients with Crohn's disease. *Gut*, 55 (3), 348–355

Fujimori, S., Gudis, K., Mitsui, K. et al. (2009). A randomized controlled trial on the efficacy of synbiotic versus probiotic or prebiotic treatment to improve the quality of life in patients with ulcerative colitis. *Nutrition*, 25 (5), 520–525

Casellas, F., Borruel, N., Torrejon, A., Varela, E., Antolin, M., Guarner, F. & Malagelada, J. R. (2007). Oral oligofructose-enriched inulin supplementation in acute ulcerative colitis is well tolerated and associated with lowered faecal calprotectin. *Alimentary Pharmacology & Therapeutics*, 25 (9), 1061–1067

97 Hartemink, R., Van Laere, K. M. J. & Rombouts, F. M. (1997). Growth of enterobacteria on fructo-oligosaccharides. *Journal of Applied Microbiology*, 83 (3), 367–374

Loh, G., Eberhard, M., Brunner, R. M., Hennig, U., Kuhla, S., Kleessen, B. & Metges, C. C. (2006). Inulin alters the intestinal microbiota and short-chain fatty acid concentrations in growing pigs regardless of their basal diet. *The Journal of Nutrition*, 136 (5), 1198–1202

Rycroft, C. E., Jones, M. R., Gibson, G. R. & Rastall, R. A. (2001). A comparative in vitro evaluation of the fermentation properties of prebiotic oligosaccharides. *Journal of Applied Microbiology*, 91 (5), 878–887

Kapitel 3: Zusätzliche Strategien zur Bekämpfung einer bakteriellen Überbesiedlung

1 Lauritano, E. C., Gabrielli, M., Scarpellini, E., Lupascu, A., Novi, M., Sottili, S. & Gasbarrini, G. (2008). Small intestinal bacterial overgrowth recurrence after antibiotic therapy. *The American Journal of Gastroenterology*, 103 (8), 2031

2 Drago, F., Ciccarese, G., Indemini, E., Savarino, V. & Parodi, A. (2018). Psoriasis and small intestine bacterial overgrowth. *International Journal of Dermatology*, 57 (1), 112–113

3 Cedars Sinai Patient Handout. http://www.siboinfo.com/uploads/5/4/8/4/5484269/low_fermentation_diet.pdf

4 Urdaneta, V. & Casadesús, J. (2017). Interactions between Bacteria and Bile Salts in the Gastrointestinal and Hepatobiliary Tracts. *Frontiers in Medicine*, 4, 163

Lorenzo-Zúñiga, V., Bartoli, R., Planas, R., Hofmann, A. F., Viñado, B., Hagey, L. R. & Gassull, M. A. (2003). Oral bile acids reduce bacterial overgrowth, bacterial translocation, and endotoxemia in cirrhotic rats. *Hepatology*, 37 (3), 551–557

5 Cahill, C. J., Pain, J. A. & Bailey, M. E. (1987). Bile salts, endotoxin and renal function in obstructive jaundice. *Surgery, gynecology & obstetrics*, 165 (6), 519–522

Cahill, C. J. (1983). Prevention of postoperative renal failure in patients with obstructive jaundice—the role of bile salts. *British Journal of Surgery*, 70 (10), 590–595

Lorenzo-Zúñiga, V., Bartoli, R., Planas, R., Hofmann, A. F., Viñado, B., Hagey, L. R. & Gassull, M. A. (2003). Oral bile acids reduce bacterial overgrowth, bacterial translocation, and endotoxemia in cirrhotic rats. *Hepatology*, 37 (3), 551–557

Kocsar, L. T., Bertok, L. & Varteresz, V. (1969). Effect of bile acids on the intestinal absorption of endotoxin in rats. *Journal of Bacteriology*, 100 (1), 220–223

6 Gyurcsovics, K. & Bertók, L. (2003). Pathophysiology of psoriasis: coping endotoxins with bile acid therapy. *Pathophysiology*, 10 (1), 57–61

Ely, P. H. (2018). Is psoriasis a bowel disease? Successful treatment with bile acids and bioflavonoids suggest it is. *Clinics in Dermatology*, 36 (3), 376–389

7 Madisch, A., Vinson, B. R., Abdel-Aziz, H., Kelber, O., Nieber, K., Kraft, K. & Storr, M. (2017). Modulation of gastrointestinal motility beyond metoclopramide and domperidone. *Wiener Medizinische Wochenschrift*, 167 (7–8), 160–168

8 Ottillinger, B., Storr, M., Malfertheiner, P. & Allescher, H. D. (2013). STW 5 (Iberogast®)—a safe and effective standard in the treatment of functional gastrointestinal disorders. *Wiener Medizinische Wochenschrift*, 163 (3–4), 65–72

9 Ottillinger, B., Storr, M., Malfertheiner, P. & Allescher, H. D. (2013). STW 5 (Iberogast®)—a safe and effective standard in the treatment of functional gastrointestinal disorders. *Wiener Medizinische Wochenschrift*, 163 (3–4), 65–72

10 Chen, P. W., Jheng, T. T., Shyu, C. L. & Mao, F. C. (2013). Antimicrobial potential for the combination of bovine lactoferrin or its hydrolysate with lactoferrin-resistant probiotics against foodborne pathogens. *Journal of Dairy Science*, 96 (3), 1438–1446

Bellamy, W., Takase, M., Wakabayashi, H., Kawase, K. & Tomita, M. (1992). Antibacterial spectrum of lactoferricin B, a potent bactericidal peptide derived from the N-terminal region of bovine lactoferrin. *Journal of Applied Microbiology*, 73 (6), 472–479

Yuan, Y., Wu, Q., Cheng, G., Liu, X., Liu, S., Luo, J. & Dong, X. (2015). Recombinant human lactoferrin enhances the efficacy of triple therapy in mice infected with Helicobacter pylori. *International Journal of Molecular Medicine*, 36 (2), 363–368

Griffiths, E. A., Duffy, L. C., Schanbacher, F. L., Dryja, D., Leavens, A., Neiswander, R. L. & Ogra, P. (2003). In vitro growth responses of bifidobacteria and enteropathogens to bovine and human lactoferrin. *Digestive Diseases and Sciences*, 48 (7), 1324–1332

11 Griffiths, E. A., Duffy, L. C., Schanbacher, F. L., Dryja, D., Leavens, A., Neiswander, R. L. & Ogra, P. (2003). In vitro growth responses of bifidobacteria and enteropathogens to bovine and human lactoferrin. *Digestive Diseases and Sciences*, 48 (7), 1324–1332

12 Bertuccini, L., Costanzo, M., Iosi, F., Tinari, A., Terruzzi, F., Stronati, L. & Superti, F. (2014). Lactoferrin prevents invasion and inflammatory response following E. coli strain LF82 infection in experimental model of Crohn's disease. *Digestive and Liver Disease*, 46 (6), 496–504

Ammons, M. C. & Copié, V. (2013). Mini-review: Lactoferrin: a bioinspired, anti-biofilm therapeutic. *Biofouling*, 29 (4), 443–455

13 Chen, P. W., Liu, Z. S., Kuo, T. C., Hsieh, M. C. & Li, Z. W. (2017). Prebiotic effects of bovine lactoferrin on specific probiotic bacteria. *BioMetals*, 30 (2), 237–248

Oda, H., Wakabayashi, H., Yamauchi, K. & Abe, F. (2014). Lactoferrin and bifidobacteria. *Biometals*, 27 (5), 915–922

14 Oda, H., Wakabayashi, H., Yamauchi, K. & Abe, F. (2014). Lactoferrin and bifidobacteria. *Biometals*, 27 (5), 915–922

Akin, I. M., Atasay, B., Dogu, F., Okulu, E., Arsan, S., Karatas, H. D. & Turmen, T. (2014). Oral lactoferrin to prevent nosocomial sepsis and necrotizing enterocolitis of premature neonates and effect on T-regulatory cells. *American Journal of Perinatology*, 31 (12), 1111–1120

15 Abubakar, E. M. M. (2009). Efficacy of crude extracts of garlic (Allium sativum Linn.) against nosocomial Escherichia coli, Staphylococcus aureus, Streptococcus pneumoniea and Pseudomonas aeruginosa. *Journal of Medicinal Plants Research*, 3 (4), 179–185

16 Ankri, S. & Mirelman, D. (1999). Antimicrobial properties of allicin from garlic. *Microbes and infection*, 1 (2), 125–129

Gebreyohannes, G. & Gebreyohannes, M. (2013). Medicinal values of garlic: A review. *International Journal of Medicine and Medical Sciences*, 5 (9), 401–408

Ranjbar-Omid, M., Arzanlou, M., Amani, M., Shokri Al-Hashem, S. K., Amir Mozafari, N. & Peeri Doghaheh, H. (2015). Allicin from garlic inhibits the biofilm formation and urease activity of Proteus mirabilis in vitro. *FEMS Microbiology Letters*, 362 (9)

Ruiz, R., García, M. P., Lara, A. & Rubio, L. A. (2010). Garlic derivatives (PTS and PTS-O) differently affect the ecology of swine faecal microbiota in vitro. *Veterinary microbiology*, 144 (1-2), 110-117

17 Yin, M. C., Chang, H. C. & Tsao, S. M. (2002). Inhibitory effects of aqueous garlic extract, garlic oil and four diallyl sulphides against four enteric pathogens. *Journal of Food and Drug Analysis*, 10 (2)

Saravanan, P., Ramya, V., Sridhar, H., Balamurugan, V. & Umamaheswari, S. (2010). Antibacterial activity of Allium sativum L. on pathogenic bacterial strains. *Global veterinaria*, 4 (5), 519–522

18 Khodavandi, A., Alizadeh, F., Harmal, N. S., Sidik, S. M., Othman, F., Sekawi, Z. & Chong, P. P. (2011). Comparison between efficacy of allicin and fluconazole against Candida albicans in vitro and in a systemic candidiasis mouse model. *FEMS Microbiology Letters*, 315 (2), 87–93

Khodavandi, A., Alizadeh, F., Aala, F., Sekawi, Z. & Chong, P. P. (2010). In vitro investigation of antifungal activity of allicin alone and in combination with azoles against Candida species. *Mycopathologia*, 169 (4), 287–295

Gebreyohannes, G. & Gebreyohannes, M. (2013). Medicinal values of garlic: A review. *International Journal of Medicine and Medical Sciences*, 5 (9), 401–408

19 Ruiz, R., García, M. P., Lara, A. & Rubio, L. A. (2010). Garlic derivatives (PTS and PTS-O) differently affect the ecology of swine faecal microbiota in vitro. *Veterinary microbiology*, 144 (1–2), 110–117

Filocamo, A., Nueno-Palop, C., Bisignano, C., Mandalari, G. & Narbad, A. (2012). Effect of garlic powder on the growth of commensal bacteria from the gastrointestinal tract. *Phytomedicine*, 19 (8–9), 707–711

Booyens, J. & Thantsha, M. S. (2013). Antibacterial effect of hydrosoluble extracts of garlic (Allium sativum) against Bifidobacterium spp. and Lactobacillus acidophilus. *African Journal of Microbiology Research*, 7 (8), 669–677

20 Liu, S., He, L., Jiang, Q., Duraipandiyan, V., Al-Dhabi, N. A., Liu, G. & Yin, Y. (2018). Effect of Dietary α-ketoglutarate and Allicin Supplementation on the Cecal Microbial Community Composition and Diversity in Growing Pigs. *Journal of the Science of Food and Agriculture*

Busquet, M., Calsamiglia, S., Ferret, A., Cardozo, P. W. & Kamel, C. (2005). Effects of cinnamaldehyde and garlic oil on rumen microbial fermentation in a dual flow continuous culture. *Journal of Dairy Science*, 88 (7), 2508–2516

21 Williams, D. W., Kuriyama, T., Silva, S., Malic, S. & Lewis, M. A. (2011). Candida biofilms and oral candidosis: treatment and prevention. *Periodontology 2000*, 55 (1), 250–265

Harriott, M. M., Lilly, E. A., Rodriguez, T. E., Fidel Jr, P. L. & Noverr, M. C. (2010). Candida albicans forms biofilms on the vaginal mucosa. *Microbiology*, 156 (12), 3635–3644

Ganguly, S. & Mitchell, A. P. (2011). Mucosal biofilms of Candida albicans. *Current Opinion in Microbiology*, 14 (4), 380–385

Kapitel 4: Eine Ernährung, die das Mikrobiom wiederherstellt

1 Hou, J. K., Abraham, B. & El-Serag, H. (2011). Dietary intake and risk of developing inflammatory bowel disease: a systematic review of the literature. *The American Journal of Gastroenterology*, 106 (4), 563

Penagini, F., Dilillo, D., Borsani, B., Cococcioni, L., Galli, E., Bedogni, G. & Zuccotti, G. V. (2016). Nutrition in Pediatric Inflammatory Bowel Disease: From Etiology to Treatment. A Systematic Review. *Nutrients*, 8 (6), 334

Minami, Y., Hirabayashi, Y., Nagata, C., Ishii, T., Harigae, H. & Sasaki, T. (2011). Intakes of vitamin B6 and dietary fiber and clinical course of systemic lupus erythematosus: a prospective study of Japanese female patients. *Journal of Epidemiology*, 21 (4), 246–254

Trompette, A., Gollwitzer, E. S., Yadava, K., Sichelstiel, A. K., Sprenger, N., Ngom-Bru, C. & Marsland, B. J. (2014). Gut microbiota metabolism of dietary fiber influences allergic airway disease and hematopoiesis. *Nature Medicine*, 20 (2), 159–166

Reif, S., Klein, I., Lubin, F., Farbstein, M., Hallak, A. & Gilat, T. (1997). Pre-illness dietary factors in inflammatory bowel disease. *Gut*, 40 (6), 754–760

2 De Filippo, C., Cavalieri, D., Di Paola, M., Ramazzotti, M., Poullet, J. B., Massart, S. & Lionetti, P. (2010). Impact of diet in shaping gut microbiota revealed by a comparative study in children from Europe and rural Africa. *Proceedings of the National Academy of Sciences*, 107 (33), 14691–14696

3 O'Keefe, S. J. D., Li, J. V., Lahti, L., Ou, J., Carbonero, F., Mohammed und K., Zoetendal, E. G. (2015). Fat, Fiber and Cancer Risk in African Americans and Rural Africans. *Nature Communications*, 6, 6342. http://doi.org/10.1038/ncomms7342

4 Hou, J. K., Abraham, B. & El-Serag, H. (2011). Dietary intake and risk of developing inflammatory bowel disease: a systematic review of the literature. *The American Journal of Gastroenterology*, 106 (4), 563

Penagini, F., Dilillo, D., Borsani, B., Cococcioni, L., Galli, E., Bedogni, G. & Zuccotti, G. V. (2016). Nutrition in Pediatric Inflammatory Bowel Disease: From Etiology to Treatment. A Systematic Review. *Nutrients*, 8 (6), 334

Minami, Y., Hirabayashi, Y., Nagata, C., Ishii, T., Harigae, H. & Sasaki, T. (2011). Intakes of vitamin B6 and dietary fiber and clinical course of systemic lupus erythematosus: a prospective study of Japanese female patients. *Journal of Epidemiology*, 21 (4), 246–254

Trompette, A., Gollwitzer, E. S., Yadava, K., Sichelstiel, A. K., Sprenger, N., Ngom-Bru, C. & Marsland, B. J. (2014). Gut microbiota metabolism of dietary fiber influences allergic airway disease and hematopoiesis. *Nature Medicine*, 20 (2), 159–166

Reif, S., Klein, I., Lubin, F., Farbstein, M., Hallak, A. & Gilat, T. (1997). Pre-illness dietary factors in inflammatory bowel disease. *Gut*, 40 (6), 754–760

5 Ajani, U. A., Ford, E. S. & Mokdad, A. H. (2004). Dietary fiber and C-reactive protein: findings from national health and nutrition examination survey data. *The Journal of Nutrition*, 134 (5), 1181–1185

Ma, Y., Hébert, J. R., Li, W., Bertone-Johnson, E. R., Olendzki, B., Pagoto, S. L. & Griffith, J. A. (2008). Association between dietary fiber and markers of systemic inflammation in the Women's Health Initiative Observational Study. *Nutrition*, 24 (10), 941–949

6 Ma, Y., Hébert, J. R., Li, W., Bertone-Johnson, E. R., Olendzki, B., Pagoto, S. L. & Griffith, J. A. (2008). Association between dietary fiber and markers of systemic inflammation in the Women's Health Initiative Observational Study. *Nutrition*, 24 (10), 941–949

7 Holscher, H. D. (2017). Dietary fiber and prebiotics and the gastrointestinal microbiota. *Gut Microbes*, 8 (2), 172–184

8 Lupton, J. R. (2004). Microbial degradation products influence colon cancer risk: the butyrate controversy. *The Journal of Nutrition*, 134 (2), 479–482

9 Dominianni, C., Sinha, R., Goedert, J. J., Pei, Z., Yang, L., Hayes, R. B. & Ahn, J. (2015). Sex, body mass index, and dietary fiber intake influence the human gut microbiome. *PLoS One*, 10 (4), e0124599

10 Tanaka, S., Yamamoto, K., Yamada, K., Furuya, K. & Uyeno, Y. (2016). Relationship of Enhanced Butyrate Production by Colonic Butyrate-Producing Bacteria to Immunomodulatory Effects in Normal Mice Fed an Insoluble Fraction of Brassica rapa L. *American Society for Microbiology Journals*

11 Waldecker, M., Kautenburger, T., Daumann, H., Veeriah, S., Will, F., Dietrich, H. & Schrenk, D. (2008). Histone-deacetylase inhibition and butyrate formation: Fecal slurry incubations with apple pectin and apple juice extracts. *Nutrition*, 24 (4), 366–374

12 Anhê, F. F., Varin, T. V., Le Barz, M., Desjardins, Y., Levy, E., Roy, D. & Marette, A. (2015). Gut Microbiota Dysbiosis in Obesity-Linked Metabolic Diseases and Prebiotic Potential of Polyphenol-Rich Extracts. *Current Obesity Reports*, 389–400

Roopchand, D. E., Carmody, R. N., Kuhn, P., Moskal, K., Rojas-Silva, P., Turnbaugh, P. J. & Raskin, I. (2015). Dietary Polyphenols Promote Growth of the Gut Bacterium Akkermansia muciniphila and Attenuate High-Fat Diet–Induced Metabolic Syndrome. *Diabetes*, 64 (8), 2847–2858

Henning, S. M., Summanen, P. H., Lee, R. P., Yang, J., Finegold, S. M., Heber, D. & Li, Z. (2017). Pomegranate ellagitannins stimulate the growth of Akkermansia muciniphila in vivo. *Anaerobe*, 43, 56–60

13 de Vos, W. M. (2017). Microbe profile: Akkermansia muciniphila: a conserved intestinal symbiont that acts as the gatekeeper of our mucosa. *Microbiology*, 163 (5), 646–648

14 Castaldo, G., Galdo, G., Rotondi Aufiero, F. und Cereda, E. (2015). Very low-calorie ketogenic diet may allow restoring response to systemic therapy in relapsing plaque psoriasis. *Obes. Res. Clin. Pract.*

Ebringer, A. & Wilson, C. (1996). The use of a low starch diet in the treatment of patients suffering from ankylosing spondylitis. *Clinical Rheumatology*, 15 (1), 62–66

15 http://www.phoenixhelix.com/2013/11/03/charles-story/

16 Fletcher, A. A. (1922). Chronic Arthritis—Some Phases in its Etiology and Treatment. *Canadian Medical Association journal*, 12 (9), 633

17 Pemberton, R. & Tompkins, E. H. (1920). Studies on Arthritis in the Army Based on Four Hundred Cases: II. Observations on the Basal Metabolism. *Archives of Internal Medicine*, 25 (3), 241–242

18 Fletcher, A. A. (1922). Chronic Arthritis—Some Phases in its Etiology and Treatment. *Canadian Medical Association Journal*, 12 (9), 633

19 Ebringer, A. & Wilson, C. (1996). The use of a low starch diet in the treatment of patients suffering from ankylosing spondylitis. *Clinical Rheumatology*, 15 (1), 62–66

20 Rashid, T. & Ebringer, A. (2007). Ankylosing spondylitis is linked to Klebsiella—the evidence. *Clinical Rheumatology*, 26 (6), 858–864

21 Ebringer, A. & Wilson, C. (1996). The use of a low starch diet in the treatment of patients suffering from ankylosing spondylitis. *Clinical Rheumatology*, 15 (1), 62–66

22 Ebringer, A. & Wilson, C. (1996). The use of a low starch diet in the treatment of patients suffering from ankylosing spondylitis. *Clinical Rheumatology*, 15 (1), 62–66

23 Siehe beispielsweise das Forum »NSD and Diet Related« auf KickAS.org und die Facebook-Gruppe »The Low/No Starch Diet for Ankylosing Spondylitis«, wo Hunderte von Menschen ihre erstaunlichen Erfolgsgeschichten geteilt haben.

24 Ochuba, G. U. & von Riesen, V. L. (1980). Fermentation of polysaccharides by Klebsielleae and other facultative bacilli. *Applied and Environmental Microbiology*, 39 (5), 988–992

25 Puccetti, A., Dolcino, M., Tinazzi, E., Moretta, F., D'Angelo, S., Olivieri, I. & Lunardi, C. (2017). Antibodies Directed against a Peptide Epitope of a Klebsiella pneumoniae-Derived Protein Are Present in Ankylosing Spondylitis. *PLoS One*, 12 (1), e0171073

26 Puccetti, A., Dolcino, M., Tinazzi, E., Moretta, F., D'Angelo, S., Olivieri, I. & Lunardi, C. (2017). Antibodies Directed against a Peptide Epitope of a Klebsiella pneumoniae-Derived Protein Are Present in Ankylosing Spondylitis. *PLoS One*, 12 (1), e0171073

27 Castaldo, G., Galdo, G., Aufiero, F. R. & Cereda, E. (2016). Very low-calorie ketogenic diet may allow restoring response to systemic therapy in relapsing plaque psoriasis. *Obesity Research & Clinical Practice*, 10 (3), 348–352

Suskind, D. L., Wahbeh, G., Cohen, S. A., Damman, C. J., Klein, J., Braly, K. & Lee, D. (2016). Patients Perceive Clinical Benefit with the Specific Carbohydrate Diet for Inflammatory Bowel Disease. *Digestive Diseases and Sciences*, 61 (11), 3255–3260

Kakodkar, S., Farooqui, A. J., Mikolaitis, S. L. & Mutlu, E. A. (2015). The specific carbohydrate diet for inflammatory bowel disease: a case series. *Journal of the Academy of Nutrition and Dietetics*, 115 (8), 1226–1232

Khandalavala, B. N. & Nirmalraj, M. C. (2015). Resolution of severe ulcerative colitis with the specific carbohydrate diet. *Case Reports in Gastroenterology*, 9 (2), 291–295

Obih, C., Wahbeh, G., Lee, D., Braly, K., Giefer, M., Shaffer, M. L. & Suskind, D. L. (2016). Specific carbohydrate diet for pediatric inflammatory bowel disease in clinical practice within an academic IBD center. *Nutrition*, 32 (4), 418–425

Suskind, D. L., Wahbeh, G., Gregory, N., Vendettuoli, H. & Christie, D. (2014). Nutritional therapy in pediatric Crohn disease: the specific carbohydrate diet. *Journal of Pediatric Gastroenterology and Nutrition*, 58 (1), 87–91

Cohen, S. A., Gold, B. D., Oliva, S., Lewis, J., Stallworth, A., Koch, B. & Mason, D. (2014). Clinical and mucosal improvement with specific carbohydrate diet in pediatric Crohn disease. *Journal of Pediatric Gastroenterology and Nutrition*, 59 (4), 516–521

Burgis, J. C., Nguyen, K., Park, K. T. & Cox, K. (2016). Response to strict and liberalized specific carbohydrate diet in pediatric Crohn's disease. *World Journal of Gastroenterology*, 22 (6), 2111

28 Viladomiu, M., Kivolowitz, C., Abdulhamid, A., Dogan, B., Victorio, D., Castellanos, J. G. & Chai, C. (2017). IgA-coated E. coli enriched in Crohn's disease spondyloarthritis promote TH17-dependent inflammation. *Science Translational Medicine*, 9 (376), eaaf9655

Kivolowitz, C., Abdulhamid, A., Victorio, D., Castellanos, J., Simpson, K., Scherl, E. & Longman, R. (2016). O-006 Expansion of Immunologically-Relevant E. Coli in the Intestinal Microbiota of Patients with IBD-Associated Spondyloarthritis Promotes Mucosal RORgt-Dependent Immunity. *Inflammatory Bowel Diseases*, 22, S3

29 Nickerson, K. P., Chanin, R. & McDonald, C. (2015). Deregulation of intestinal anti-microbial defense by the dietary additive, maltodextrin. *Gut Microbes*, 6 (1), 78–83

30 Siebecker, A. (2014), SIBO Specific Food Guide. http://www.siboinfo.com/uploads/5/4/8/4/5484269/sibo_specific_diet_food_guide_sept_2014.pdf

31 Penagini, F., Dilillo, D., Borsani, B., Cococcioni, L., Galli, E., Bedogni, G. & Zuccotti, G. V. (2016). Nutrition in Pediatric Inflammatory Bowel Disease: From Etiology to Treatment. A Systematic Review. *Nutrients*, 8 (6), 334

Burgis, J. C., Nguyen, K., Park, K. T. & Cox, K. (2016). Response to strict and liberalized specific carbohydrate diet in pediatric Crohn's disease. *World Journal of Gastroenterology*, 22 (6), 2111

32 Suskind, D. L., Wahbeh, G., Cohen, S. A., Damman, C. J., Klein, J., Braly, K. & Lee, D. (2016). Patients Perceive Clinical Benefit with the Specific Carbohydrate Diet for Inflammatory Bowel Disease. *Digestive Diseases and Sciences*, 61 (11), 3255–3260

Kakodkar, S., Farooqui, A. J., Mikolaitis, S. L. & Mutlu, E. A. (2015). The specific carbohydrate diet for inflammatory bowel disease: a case series. *Journal of the Academy of Nutrition and Dietetics*, 115 (8), 1226–1232

Khandalavala, B. N. & Nirmalraj, M. C. (2015). Resolution of severe ulcerative colitis with the specific carbohydrate diet. *Case Reports in Gastroenterology*, 9 (2), 291–295

Obih, C., Wahbeh, G., Lee, D., Braly, K., Giefer, M., Shaffer, M. L. & Suskind, D. L. (2016). Specific carbohydrate diet for pediatric inflammatory bowel disease in clinical practice within an academic IBD center. *Nutrition*, 32 (4), 418–425

Suskind, D. L., Wahbeh, G., Gregory, N., Vendettuoli, H. & Christie, D. (2014). Nutritional therapy in pediatric Crohn disease: the specific carbohydrate diet. *Journal of Pediatric Gastroenterology and Nutrition*, 58 (1), 87–91

Cohen, S. A., Gold, B. D., Oliva, S., Lewis, J., Stallworth, A., Koch, B. & Mason, D. (2014). Clinical and mucosal improvement with specific carbohydrate diet in pediatric Crohn disease. *Journal of Pediatric Gastroenterology and Nutrition*, 59 (4), 516–521

Burgis, J. C., Nguyen, K., Park, K. T. & Cox, K. (2016). Response to strict and liberalized specific carbohydrate diet in pediatric Crohn's disease. *World Journal of Gastroenterology*, 22 (6), 2111

33 Suskind, D. (2016). *Nutrition in Immune Balance (NIMBAL) Therapy: Using Diet to Treat Inflammatory Bowel Disease.* Seattle, Washington. Nimbal Publishing

34 Suskind, D. L., Cohen, S. A., Brittnacher, M. J., Wahbeh, G., Lee, D., Shaffer, M. L. & Giefer, M. (2017). Clinical and Fecal Microbial Changes With Diet Therapy in Active Inflammatory Bowel Disease. *Journal of Clinical Gastroenterology*

35 Walters, S. S., Quiros, A., Rolston, M., Grishina, I., Li, J., Fenton, A. & Nieves, R. (2014). Analysis of gut microbiome and diet modification in patients with Crohn's disease. *SOJ Microbiology & Infectious Diseases*, 2 (3), 1–13

36 James, M. J., Gibson, R. A. & Cleland, L. G. (2000). Dietary polyunsaturated fatty acids and inflammatory mediator production. *The American Journal of Clinical Nutrition*, 71 (1), 343s–348s

Sperling, R. I. (1991). Effects of Dietary Fish Oil on Leukocyte Leukotriene and PAF Generation and on Neutrophil Chemotaxis1. In: *Health Effects of Omega 3 Polyunsaturated Fatty Acids in Seafoods*, Karger Publishers, 391–400

Barrea, L., Balato, N., Di Somma, C., Macchia, P. E., Napolitano, M., Savanelli, M.C., Esposito, K., Colao, A. und Savastano, S. (2005). Nutrition and psoriasis: Is there any association between the severity of the disease and adherence to the Mediterranean diet? *Journal of Translational Medicine*, 13, 18. doi: 10.1186/s12967-014-0372-1

Hayashi, H., Satoi, K., Sato-Mito, N., Kaburagi, T., Yoshino, H., Higaki, M. & Sato, K. (2012). Nutritional status in relation to adipokines and oxidative stress is associated with disease activity in patients with rheumatoid arthritis. *Nutrition*, 28 (11), 1109–1114

Skoldstam, L., Hagfors, L. & Johansson, G. (2003). An experimental study of a Mediterranean diet intervention for patients with rheumatoid arthritis. *Annals of the Rheumatic Diseases*, 62 (3), 208–214. http://doi.org/10.1136/ard.62.3.208

Guida, B., Napoleone, A., Trio, R., Nastasi, A., Balato, N., Laccetti, R. & Cataldi, M. (2014). Energy-restricted, n-3 polyunsaturated fatty acids-rich diet improves the clinical response to immuno-modulating drugs in obese patients with plaque-type psoriasis: a randomized control clinical trial. *Clinical Nutrition*, 33 (3), 399–405

Hansen, G. V. O., Nielsen, L., Kluger, E., Thysen, M., Emmertsen, H., Stengaard-Pedersen, K. & Andersen, P. W. (1996). Nutritional status of Danish rheumatoid arthritis patients and effects of a diet adjusted in energy intake, fish-meal, and antioxidants. *Scandinavian Journal of Rheumatology*, 25 (5), 325–333

37 Barrea, L., Balato, N., Di Somma, C., Macchia, P.E., Napolitano, M., Savanelli, M.C., Esposito, K., Colao, A. und Savastano, S. (2005). Nutrition and psoriasis: Is there any association between the severity of the disea-

se and adherence to the Mediterranean diet? *Journal of Translational Medicine*, 13, 18. doi: 10.1186/s12967-014-0372-1

Hayashi, H., Satoi, K., Sato-Mito, N., Kaburagi, T., Yoshino, H., Higaki, M. & Sato, K. (2012). Nutritional status in relation to adipokines and oxidative stress is associated with disease activity in patients with rheumatoid arthritis. *Nutrition*, 28 (11), 1109–1114

Skoldstam, L., Hagfors, L. & Johansson, G. (2003). An experimental study of a Mediterranean diet intervention for patients with rheumatoid arthritis. *Annals of the Rheumatic Diseases*, 62 (3), 208–214. http://doi.org/10.1136/ard.62.3.208

Guida, B., Napoleone, A., Trio, R., Nastasi, A., Balato, N., Laccetti, R. & Cataldi, M. (2014). Energy-restricted, n-3 polyunsaturated fatty acids-rich diet improves the clinical response to immuno-modulating drugs in obese patients with plaque-type psoriasis: a randomized control clinical trial. *Clinical Nutrition*, 33 (3), 399–405

Hansen, G. V. O., Nielsen, L., Kluger, E., Thysen, M., Emmertsen, H., Stengaard-Pedersen, K. & Andersen, P. W. (1996). Nutritional status of Danish rheumatoid arthritis patients and effects of a diet adjusted in energy intake, fish-meal, and antioxidants. *Scandinavian Journal of Rheumatology*, 25 (5), 325–333

38 Serra-Majem, L., Ribas, L., García, A., Pérez-Rodrigo, C. & Aranceta, J. (2003). Nutrient adequacy and Mediterranean Diet in Spanish school children and adolescents. *European Journal of Clinical Nutrition*, 57, S35–S39

Castro-Quezada, I., Román-Viñas, B. & Serra-Majem, L. (2014). The Mediterranean diet and nutritional adequacy: a review. *Nutrients*, 6 (1), 231–248

39 Agarwal, S., Reider, C., Brooks, J. R. & Fulgoni III, V. L. (2015). Comparison of prevalence of inadequate nutrient intake based on body weight status of adults in the United States: an analysis of NHANES 2001–2008. *Journal of the American College of Nutrition*, 34 (2), 126–134

Rosanoff, A., Weaver, C. M. & Rude, R. K. (2012). Suboptimal magnesium status in the United States: are the health consequences underestimated? *Nutrition Reviews*, 70 (3), 153–164

40 Rosanoff, A., Weaver, C. M. & Rude, R. K. (2012). Suboptimal magnesium status in the United States: are the health consequences underestimated? *Nutrition Reviews*, 70 (3), 153–164

Dibaba, D. T., Xun, P. & He, K. (2014). Dietary magnesium intake is inversely associated with serum C-reactive protein levels: meta-analysis and systematic review. *European Journal of Clinical Nutrition*, 68 (4), 510

King, D. E. (2009). Inflammation and elevation of C-reactive protein: does magnesium play a key role? *Magnesium Research*, 22 (2), 57–59

Almoznino-Sarafian, D., Berman, S., Mor, A., Shteinshnaider, M., Gorelik, O., Tzur, I. & Cohen, N. (2007). Magnesium and C-reactive protein in heart failure: an anti-inflammatory effect of magnesium administration? *European Journal of Nutrition*, 46 (4), 230–237

Kim, D. J., Xun, P., Liu, K., Loria, C., Yokota, K., Jacobs, D. R. & He, K. (2010). Magnesium intake in relation to systemic inflammation, insulin resistance, and the incidence of diabetes. *Diabetes Care*, 33 (12), 2604–2610

Chacko, S. A., Song, Y., Nathan, L., Tinker, L., De Boer, I. H., Tylavsky, F. & Liu, S. (2010). Relations of dietary magnesium intake to biomarkers of inflammation and endothelial dysfunction in an ethnically diverse cohort of postmenopausal women. *Diabetes Care*, 33 (2), 304–310

Song, Y., Li, T. Y., van Dam, R. M., Manson, J. E. & Hu, F. B. (2007). Magnesium intake and plasma concentrations of markers of systemic inflammation and endothelial dysfunction in women. *The American Journal of Clinical Nutrition*, 85 (4), 1068–1074

Nielsen, F. H., Johnson, L. K. & Zeng, H. (2010). Magnesium supplementation improves indicators of low magnesium status and inflammatory stress in adults older than 51 years with poor quality sleep. *Magnesium Research*, 23 (4), 158–168

Chacko, S. A., Sul, J., Song, Y., Li, X., LeBlanc, J., You, Y. & Liu, S. (2011). Magnesium supplementation, metabolic and inflammatory markers, and global genomic and proteomic profiling: a randomized, double-blind, controlled, crossover trial in overweight individuals. *The American Journal of Clinical Nutrition*, 93 (2), 463–473

41 Murr, C., Pilz, S., Grammer, T. B., Kleber, M. E., Böhm, B. O., März, W. & Fuchs, D. (2012). Low serum zinc levels in patients undergoing coronary angiography correlate with immune activation and inflammation. *Journal of Trace Elements in Medicine and Biology,* 26 (1), 26–30

De Paula, R. C., Aneni, E. C., Costa, A. P. R., Figueiredo, V. N., Moura, F. A., Freitas, W. M. & Blaha, M. (2014). Low zinc levels is associated with increased inflammatory activity but not with atherosclerosis, arteriosclerosis or endothelial dysfunction among the very elderly. *BBA Clinical,* 2, 1–6

42 Preedy, V. R. & Watson, R. R. (Hrsg.). (2014). The Mediterranean Diet: An Evidence-Based Approach. *Academic press*

43 Hagfors, L., Leanderson, P., Sköldstam, L., Andersson, J. & Johansson, G. (2003). Antioxidant intake, plasma antioxidants and oxidative stress in a randomized, controlled, parallel, Mediterranean dietary intervention study on patients with rheumatoid arthritis. *Nutrition Journal,* 2 (1), 5

Kolomvotsou, A. I., Rallidis, L. S., Mountzouris, K. C., Lekakis, J., Koutelidakis, A., Efstathiou, S. & Zampelas, A. (2013). Adherence to Mediterranean diet and close dietetic supervision increase total dietary antioxidant intake and plasma antioxidant capacity in subjects with abdominal obesity. *European Journal of Nutrition,* 52 (1), 37–48

Razquin, C., Martinez, J. A., Martinez-Gonzalez, M. A., Mitjavila, M. T., Estruch, R. & Marti, A. (2009). A 3 years follow-up of a Mediterranean diet rich in virgin olive oil is associated with high plasma antioxidant capacity and reduced body weight gain. *European Journal of Clinical Nutrition,* 63 (12), 1387–1393

44 Quiñonez-Flores, C. M., González-Chávez, S. A., Del Río Nájera, D. & Pacheco-Tena, C. (2016). Oxidative Stress Relevance in the Pathogenesis of the Rheumatoid Arthritis: A Systematic Review. *BioMed Research International*

Mateen, S., Moin, S., Khan, A. Q., Zafar, A. & Fatima, N. (2016). Increased Reactive Oxygen Species Formation and Oxidative Stress in Rheumatoid Arthritis. *PLoS One,* 11 (4), e0152925

45 Bae, S. C., Kim, S. J. & Sung, M. K. (2003). Inadequate antioxidant nutrient intake and altered plasma antioxidant status of rheumatoid arthritis patients. *Journal of the American College of Nutrition,* 22 (4), 311–315

46 Quiñonez-Flores, C. M., González-Chávez, S. A., Del Río Nájera, D. & Pacheco-Tena, C. (2016). Oxidative Stress Relevance in the Pathogenesis of the Rheumatoid Arthritis: A Systematic Review. *BioMed Research International,* 2016

Datta, S., Kundu, S., Ghosh, P., De, S., Ghosh, A. & Chatterjee, M. (2014). Correlation of oxidant status with oxidative tissue damage in patients with rheumatoid arthritis. *Clinical Rheumatology,* 33 (11), 1557–1564

Wolters M. (2005) Diet and psoriasis: experimental data and clinical evidence. *British Journal of Dermatology,* 153, 706–714

Vijayakumar, D., Suresh, K. & Manoharan, S. (2006). Lipid peroxidation and antioxidant status in blood of rheumatoid arthritis patients. *Indian Journal of Clinical Biochemistry,* 21 (1), 105-105

Wolters M. (2005) Diet and psoriasis: experimental data and clinical evidence. *British Journal of Dermatology,* 153, 706–714

Kundu, S., Ghosh, P., Datta, S., Ghosh, A., Chattopadhyay, S. & Chatterjee, M. (2012). Oxidative stress as a potential biomarker for determining disease activity in patients with rheumatoid arthritis. *Free Radical Research,* 46 (12), 1482–1489

Mateen, S., Moin, S., Khan, A. Q., Zafar, A. & Fatima, N. (2016). Increased Reactive Oxygen Species Formation and Oxidative Stress in Rheumatoid Arthritis. *PLoS One,* 11 (4), e0152925

Lin, X. & Huang, T. (2016). Oxidative stress in psoriasis and potential therapeutic use of antioxidants. *Free Radical Research,* 50 (6), 585–595

Wang, L., Gao, L., Jin, D., Wang, P., Yang, B., Deng, W. & Shen, H. (2015). The Relationship of Bone Mineral Density to Oxidant/Antioxidant Status and Inflammatory and Bone Turnover Markers in a Multicenter Cross-Sectional Study of Young Men with Ankylosing Spondylitis. *Calcified Tissue International,* 97 (1), 12–22

Datta, S., Kundu, S., Ghosh, P., De, S., Ghosh, A. & Chatterjee, M. (2014). Correlation of oxidant status with oxidative tissue damage in patients with rheumatoid arthritis. *Clinical Rheumatology,* 33 (11), 1557–1564

47 Root, M. M., McGinn, M. C., Nieman, D. C., Henson, D. A., Heinz, S. A., Shanely, R. A. & Jin, F. (2012). Combined fruit and vegetable intake is correlated with improved inflammatory and oxidant status from a cross-sectional study in a community setting. *Nutrients*, 4 (1), 29–41

Linos, A., Kaklamani, V. G., Kaklamani, E., Koumantaki, Y., Giziaki, E., Papazoglou, S. & Mantzoros, C. S. (1999). Dietary factors in relation to rheumatoid arthritis: a role for olive oil and cooked vegetables? *The American Journal of Clinical Nutrition*, 70 (6), 1077–1082

Valtueña, S., Pellegrini, N., Franzini, L., Bianchi, M. A., Ardigo, D., Del Rio, D. & Brighenti, F. (2008). Food selection based on total antioxidant capacity can modify antioxidant intake, systemic inflammation, and liver function without altering markers of oxidative stress. *The American Journal of Clinical Nutrition*, 87 (5), 1290–1297

Mier-Cabrera, J., Aburto-Soto, T., Burrola-Méndez, S., Jiménez-Zamudio, L., Tolentino, M. C., Casanueva, E. & Hernández-Guerrero, C. (2009). Women with endometriosis improved their peripheral antioxidant markers after the application of a high antioxidant diet. *Reproductive Biology and Endocrinology*, 7 (1), 54

48 Dragsted, L. O., Pedersen, A., Hermetter, A., Basu, S., Hansen, M., Haren, G. R. & Jakobsen, J. (2004). The 6-a-day study: effects of fruit and vegetables on markers of oxidative stress and antioxidative defense in healthy nonsmokers. *The American Journal of Clinical Nutrition*, 79 (6), 1060–1072

Dauchet, L., Péneau, S., Bertrais, S., Vergnaud, A. C., Estaquio, C., Kesse-Guyot, E. & Hercberg, S. (2008). Relationships between different types of fruit and vegetable consumption and serum concentrations of antioxidant vitamins. *British Journal of Nutrition*, 100 (03), 633–641

Zino, S., Skeaff, M., Williams, S. & Mann, J. (1997). Randomised controlled trial of effect of fruit and vegetable consumption on plasma concentrations of lipids and antioxidants. *BMJ*, 314 (7097), 1787

49 Jiang, Y., Wu, S. H., Shu, X. O., Xiang, Y. B., Ji, B. T., Milne, G. L. & Yang, G. (2014). Cruciferous vegetable intake is inversely correlated with circulating levels of proinflammatory markers in women. *Journal of the Academy of Nutrition and Dietetics*, 114 (5), 700–708

50 Jiang, Y., Wu, S. H., Shu, X. O., Xiang, Y. B., Ji, B. T., Milne, G. L. & Yang, G. (2014). Cruciferous vegetable intake is inversely correlated with circulating levels of proinflammatory markers in women. *Journal of the Academy of Nutrition and Dietetics*, 114 (5), 700–708

51 Lu, B., Rho, Y. H., Cui, J., Iannaccone, C. K., Frits, M. L., Karlson, E. W. & Shadick, N. A. (2014). Associations of smoking and alcohol consumption with disease activity and functional status in rheumatoid arthritis. *The Journal of Rheumatology*, 41 (1), 24–30

Lu, B., Solomon, D. H., Costenbader, K. H., Keenan, B. T., Chibnik, L. B. & Karlson, E. W. (2010). Alcohol consumption and markers of inflammation in women with preclinical rheumatoid arthritis. *Arthritis & Rheumatism*, 62 (12), 3554–3559

Di Giuseppe, D., Alfredsson, L., Bottai, M., Askling, J. & Wolk, A. (2012). Long term alcohol intake and risk of rheumatoid arthritis in women: a population based cohort study. *BMJ*, 345, e4230

52 Purohit, V., Bode, J. C., Bode, C., Brenner, D. A., Choudhry, M. A., Hamilton, F. & Swanson, C. (2008). Alcohol, intestinal bacterial growth, intestinal permeability to endotoxin, and medical consequences: summary of a symposium. *Alcohol*, 42 (5), 349–361

53 Arsenault, B. J., Earnest, C. P., Després, J. P., Blair, S. N. & Church, T. S. (2009). Obesity, coffee consumption and CRP levels in postmenopausal overweight/obese women: importance of hormone replacement therapy use. *European Journal of Clinical Nutrition*, 63 (12), 1419–1424

Kotani, K., Tsuzaki, K., Sano, Y., Maekawa, M., Fujiwara, S., Hamada, T. & Sakane, N. (2008). The relationship between usual coffee consumption and serum C-reactive protein level in a Japanese female population. *Clinical Chemistry and Laboratory Medicine*, 46 (10), 1434–1437

Lopez-Garcia, E., van Dam, R. M., Qi, L. & Hu, F. B. (2006). Coffee consumption and markers of inflammation and endothelial dysfunction in healthy and diabetic women. *The American Journal of Clinical Nutrition*, 84 (4), 888–893

Maki, T., Pham, N. M., Yoshida, D., Yin, G., Ohnaka, K., Takayanagi, R. & Kono, S. (2010). The relationship of coffee and green tea consumption with high-sensitivity C-reactive protein in Japanese men and women. *Clinical Chemistry and Laboratory Medicine*, 48 (6), 849–854

Zampelas, A., Panagiotakos, D. B., Pitsavos, C., Chrysohoou, C. & Stefanadis, C. (2004). Associations between coffee consumption and inflammatory markers in healthy persons: the ATTICA study. *The American Journal of Clinical Nutrition*, 80 (4), 862–867

54 Mikuls, T. R., Cerhan, J. R., Criswell, L. A., Merlino, L., Mudano, A. S., Burma, M. & Saag, K. G. (2002). Coffee, tea, and caffeine consumption and risk of rheumatoid arthritis: results from the Iowa Women's Health Study. *Arthritis & Rheumatism*, 46 (1), 83–91

Löfvenborg, J. E., Andersson, T., Carlsson, P. O., Dorkhan, M., Groop, L., Martinell, M. & Carlsson, S. (2014). Coffee consumption and the risk of latent autoimmune diabetes in adults—results from a Swedish case-control study. *Diabetic Medicine*, 31 (7), 799–805

55 Mikuls, T. R., Cerhan, J. R., Criswell, L. A., Merlino, L., Mudano, A. S., Burma, M. & Saag, K. G. (2002). Coffee, tea, and caffeine consumption and risk of rheumatoid arthritis: results from the Iowa Women's Health Study. *Arthritis & Rheumatism*, 46 (1), 83–91

Rebello, S. A., Chen, C. H., Naidoo, N., Xu, W., Lee, J., Chia, K. S. & van Dam, R. M. (2011). Coffee and tea consumption in relation to inflammation and basal glucose metabolism in a multi-ethnic Asian population: a cross-sectional study. *Nutrition Journal*, 10 (1), 1

Kempf, K., Herder, C., Erlund, I., Kolb, H., Martin, S., Carstensen, M. & Jaakko, T. (2010). Effects of coffee consumption on subclinical inflammation and other risk factors for type 2 diabetes: a clinical trial. *The American Journal of Clinical Nutrition*, 91 (4), 950–957

Wu, D., Wang, J., Pae, M. & Meydani, S. N. (2012). Green tea EGCG, T cells, and T cell-mediated autoimmune diseases. *Molecular Aspects of Medicine*, 33 (1), 107–118

Yang, E. J., Lee, J., Lee, S. Y., Kim, E. K., Moon, Y. M., Jung, Y. O. & Cho, M. L. (2014). EGCG attenuates autoimmune arthritis by inhibition of STAT3 and HIF-1α with Th17/Treg control. *PLoS One*, 9 (2), e86062

Lee, S. Y., Jung, Y. O., Ryu, J. G., Oh, H. J., Son, H. J., Lee, S. H. & Kim, H. Y. (2016). Epigallocatechin-3-gallate ameliorates autoimmune arthritis by reciprocal regulation of T helper-17 regulatory T cells and inhibition of osteoclastogenesis by inhibiting STAT3 signaling. *Journal of Leukocyte Biology*, jlb-3A0514

Alghadir, A. H., Gabr, S. A. & Al-Eisa, E. S. (2016). Green tea and exercise interventions as nondrug remedies in geriatric patients with rheumatoid arthritis. *Journal of Physical Therapy Science*, 28 (10), 2820–2829

56 Dumas, J. A., Bunn, J. Y., Nickerson, J., Crain, K. I., Ebenstein, D. B., Tarleton, E. K. & Kien, C. L. (2016). Dietary saturated fat and monounsaturated fat have reversible effects on brain function and the secretion of pro-inflammatory cytokines in young women. *Metabolism*, 65 (10), 1582–1588

Gupta, S., Knight, A. G., Gupta, S., Keller, J. N. & Bruce-Keller, A. J. (2012). Saturated long-chain fatty acids activate inflammatory signaling in astrocytes. *Journal of Neurochemistry*, 120 (6), 1060–1071

Håversen, L. et al. (2009). Induction of proinflammatory cytokines by long-chain saturated fatty acids in human macrophages. *Atherosclerosis*, 202 (2), 382–393

Kien, C. L., Bunn, J. Y., Fukagawa, N. K., Anathy, V., Matthews, D. E., Crain, K. I. & Poynter, M. E. (2015). Lipidomic evidence that lowering the typical dietary palmitate to oleate ratio in humans decreases the leukocyte production of proinflammatory cytokines and muscle expression of redox-sensitive genes. *The Journal of Nutritional Biochemistry*, 26 (12), 1599–1606

Soto-Vaca, A., Losso, J. N., McDonough, K. & Finley, J. W. (2013). Differential effect of 14 free fatty acids in the expression of inflammation markers on human arterial coronary cells. *Journal of Agricultural and Food Chemistry*, 61 (42), 10074–10079

Rocha, D. M., Caldas, A. P., Oliveira, L. L., Bressan, J. & Hermsdorff, H. H. (2016). Saturated fatty acids trigger TLR4-mediated inflammatory response. *Atherosclerosis*, 244, 211–215

Snodgrass, R. G., Huang, S., Choi, I. W., Rutledge, J. C. & Hwang, D. H. (2013). Inflammasome-mediated secretion of IL-1β in human monocytes through TLR2 activation; modulation by dietary fatty acids. *The Journal of Immunology*, 191 (8), 4337–4347

Robblee, M. M., Kim, C. C., Abate, J. P., Valdearcos, M., Sandlund, K. L., Shenoy, M. K. & Koliwad, S. K. (2016). Saturated fatty acids engage an IRE1α-dependent pathway to activate the NLRP3 inflammasome in myeloid cells. *Cell Reports*, 14 (11), 2611–2623

Reynolds, C. M., McGillicuddy, F. C., Harford, K. A., Finucane, O. M., Mills, K. H. & Roche, H. M. (2012). Dietary saturated fatty acids prime the NLRP3 inflammasome via TLR4 in dendritic cells – implications for diet-induced insulin resistance. *Molecular Nutrition & Food Research,* 56 (8), 1212–1222

Yang, X., Haghiac, M., Glazebrook, P., Minium, J., Catalano, P. M. & Hauguel-de Mouzon, S. (2015). Saturated fatty acids enhance TLR4 immune pathways in human trophoblasts. *Human Reproduction,* dev173

Gupta, S., Knight, A. G., Gupta, S., Keller, J. N. & Bruce-Keller, A. J. (2012). Saturated long-chain fatty acids activate inflammatory signaling in astrocytes. *Journal of Neurochemistry,* 120 (6), 1060–1071

57 Lyte, J. M., Gabler, N. K. & Hollis, J. H. (2016). Postprandial serum endotoxin in healthy humans is modulated by dietary fat in a randomized, controlled, cross-over study. *Lipids in Health and Disease,* 15 (1), 186

Mani, V., Hollis, J. H. & Gabler, N. K. (2013). Dietary oil composition differentially modulates intestinal endotoxin transport and postprandial endotoxemia. *Nutrition & Metabolism,* 10 (1), 6

Kapitel 5: Die stärkearme Diät in der Praxis

1 Tommasini, A., Not, T., Kiren, V., Baldas, V., Santon, D., Trevisiol, C. & Lenhardt, A. (2004). Mass screening for coeliac disease using antihuman transglutaminase antibody assay. *Archives of Disease in Childhood,* 89 (6), 512–515

2 Bhatia, B. K., Millsop, J. W., Debbaneh, M., Koo, J., Linos, E. & Liao, W. (2014). Diet and psoriasis, part II: celiac disease and role of a gluten-free diet. *Journal of the American Academy of Dermatology,* 71 (2), 350–358

Wu, J. J., Nguyen, T. U., Poon, K. Y. T. & Herrinton, L. J. (2012). The association of psoriasis with autoimmune diseases. *Journal of the American Academy of Dermatology,* 67 (5), 924–930

3 Al-Mayouf, S. M., Al-Mehaidib, A. I. & Alkaff, M. A. (2003). The significance of elevated serologic markers of celiac disease in children with juvenile rheumatoid arthritis. *Saudi Journal of Gastroenterology,* 9 (2), 75

4 Woo, W.K., McMillan, S.A., Watson, R.G., McCluggage, W.G., Sloan, J.M. und McMillan, J.C. (2004). Coeliac disease-associated antibodies correlate with psoriasis activity. *British Journal of Dermatology,* 151, 891–894; 26

Lindqvist, U., Rudsander, A., Boström, A., Nilsson, B. und Michaëlsson, G. (2002). LgA antibodies to gliadin and coeliac disease in psoriatic arthritis. *Rheumatology,* 41, 31–37

5 Michaëlsson, G., Gerdén, B., Hagforsen, E., Nilsson, B., Pihl-Lundin, I. und Kraaz W. et al. (2000). Psoriasis patients with antibodies to gliadin can be improved by a gluten-free diet. *British Journal of Dermatology,* 142, 44–51

6 Addolorato, G., Parente, A., de Lorenzi, G., D'angelo Di Paola, M. E., Abenavoli, L., Leggio, L. & Gasbarrini, G. (2003). Rapid regression of psoriasis in a coeliac patient after gluten-free diet. *Digestion,* 68 (1), 9–12

Frikha, F., Snoussi, M. und Bahloul, Z. (2012). Osteomalacia associated with cutaneous psoriasis as the presenting feature of coeliac disease: a case report. *Pan African Medical Journal,* 11, 58

7 Hafström, I., Ringertz, B., Spångberg, A., Von Zweigbergk, L., Brannemark, S., Nylander, I. & Klareskog, L. (2001). A vegan diet free of gluten improves the signs and symptoms of rheumatoid arthritis: the effects on arthritis correlate with a reduction in antibodies to food antigens. *Rheumatology,* 40 (10), 1175–1179

8 Hollon, J., Puppa, E. L., Greenwald, B., Goldberg, E., Guerrerio, A. & Fasano, A. (2015). Effect of gliadin on permeability of intestinal biopsy explants from celiac disease patients and patients with non-celiac gluten sensitivity. *Nutrients,* 7 (3), 1565–1576

Drago, S., El Asmar, R., Di Pierro, M., Grazia Clemente, M., Sapone, A. T. A., Thakar, M. & Zampini, L. (2006). Gliadin, zonulin and gut permeability: Effects on celiac and non-celiac intestinal mucosa and intestinal cell lines. *Scandinavian Journal of Gastroenterology,* 41 (4), 408–419

Lammers, K. M., Lu, R., Brownley, J., Lu, B., Gerard, C., Thomas, K. & Netzel-Arnett, S. (2008). Gliadin induces an increase in intestinal permeability and zonulin release by binding to the chemokine receptor CXCR3. *Gastroenterology,* 135 (1), 194–204

9 Drago, S., El Asmar, R., Di Pierro, M., Grazia Clemente, M., Sapone, A. T. A., Thakar, M. & Zampini, L. (2006). Gliadin, zonulin and gut permeability: Effects on celiac and non-celiac intestinal mucosa and intestinal cell lines. *Scandinavian Journal of Gastroenterology,* 41 (4), 408–419

De Punder, K. & Pruimboom, L. (2013). The dietary intake of wheat and other cereal grains and their role in inflammation. *Nutrients*, 5 (3), 771–787

Lammers, K. M., Lu, R., Brownley, J., Lu, B., Gerard, C., Thomas, K. & Netzel-Arnett, S. (2008). Gliadin induces an increase in intestinal permeability and zonulin release by binding to the chemokine receptor CXCR3. *Gastroenterology*, 135 (1), 194–204

10 Fasano, A. (2011). Zonulin and its regulation of intestinal barrier function: the biological door to inflammation, autoimmunity, and cancer. *Physiological Reviews*, 91 (1), 151–175

11 Uhde, M., Ajamian, M., Caio, G., De Giorgio, R., Indart, A., Green, P. H. & Alaedini, A. (2016). Intestinal cell damage and systemic immune activation in individuals reporting sensitivity to wheat in the absence of coeliac disease. *Gut*, 65 (12), 1930–1937

12 Hollon, J. R., Cureton, P. A., Martin, M. L., Puppa, E. L. L. & Fasano, A. (2013). Trace gluten contamination may play a role in mucosal and clinical recovery in a subgroup of diet-adherent non-responsive celiac disease patients. *BMC Gastroenterology*, 13 (1), 1

13 Hollon, J. R., Cureton, P. A., Martin, M. L., Puppa, E. L. L. & Fasano, A. (2013). Trace gluten contamination may play a role in mucosal and clinical recovery in a subgroup of diet-adherent non-responsive celiac disease patients. *BMC Gastroenterology*, 13 (1), 1

14 Thompson, T., Lee, A. R. & Grace, T. (2010). Gluten contamination of grains, seeds, and flours in the United States: a pilot study. *Journal of the American Dietetic Association*, 110 (6), 937–940

15 Lee, H. J., Anderson, Z. & Ryu, D. (2014). Gluten contamination in foods labeled as »gluten free« in the United States. *Journal of Food Protection®*, 77 (10), 1830–1833

16 Zevallos, V. F., Ellis, H. J., Šuligoj, T., Herencia, L. I. & Ciclitira, P. J. (2012). Variable activation of immune response by quinoa (Chenopodium quinoa Willd.) prolamins in celiac disease. *The American Journal of Clinical Nutrition*, 96 (2), 337–344

Ortiz-Sánchez, J. P., Cabrera-Chávez, F. & de la Barca, A. M. C. (2013). Maize prolamins could induce a gluten-like cellular immune response in some celiac disease patients. *Nutrients*, 5 (10), 4174–4183

Giménez, M. J., Real, A., García-Molina, M. D., Sousa, C. & Barro, F. (2017). Characterization of celiac disease related oat proteins: bases for the development of high quality oat varieties suitable for celiac patients. *Scientific Reports*, 7, 42588

17 Hollon, J. R., Cureton, P. A., Martin, M. L., Puppa, E. L. L. & Fasano, A. (2013). Trace gluten contamination may play a role in mucosal and clinical recovery in a subgroup of diet-adherent non-responsive celiac disease patients. *BMC Gastroenterology*, 13 (1), 1

18 De Punder, K. & Pruimboom, L. (2013). The dietary intake of wheat and other cereal grains and their role in inflammation. *Nutrients*, 5 (3), 771–787

Shibasaki, M., Sumazaki, R., Isoyama, S. & Takita, H. (1992). Interaction of lectins with human IgE: IgE-binding property and histamine-releasing activity of twelve plant lectins. *International Archives of Allergy and Immunology*, 98 (1), 18–25

Nachbar, M. S. & Oppenheim, J. D. (1980). Lectins in the United States diet: a survey of lectins in commonly consumed foods and a review of the literature. *The American Journal of Clinical Nutrition*, 33 (11), 2338–2345

Matucci, A., Veneri, G., Dalla Pellegrina, C., Zoccatelli, G., Vincenzi, S., Chignola, R. & Rizzi, C. (2004). Temperature-dependent decay of wheat germ agglutinin activity and its implications for food processing and analysis. *Food Control*, 15 (5), 391–395

Rizzi, C., Galeoto, L., Zoccatelli, G., Vincenzi, S., Chignola, R. & Peruffo, A. D. (2003). Active soybean lectin in foods: quantitative determination by ELISA using immobilised asialofetuin. *Food Research International*, 36 (8), 815–821

Pramod, S. N., Venkatesh, Y. P. & Mahesh, P. A. (2007). Potato lectin activates basophils and mast cells of atopic subjects by its interaction with core chitobiose of cell-bound non-specific immunoglobulin E. *Clinical & Experimental Immunology*, 148 (3), 391–401

19 Pan, L., Qin, G., Zhao, Y., Wang, J., Liu, F. & Che, D. (2013). Effects of soybean agglutinin on mechanical barrier function and tight junction protein expression in intestinal epithelial cells from piglets. *International Journal of Molecular Sciences*, 14 (11), 21689-21704

Nachbar, M. S. & Oppenheim, J. D. (1980). Lectins in the United States diet: a survey of lectins in commonly consumed foods and a review of the literature. *The American Journal of Clinical Nutrition*, 33 (11), 2338–2345

Pusztai, A. & Bardocz, S. (1996). Biological effects of plant lectins on the gastrointestinal tract: metabolic consequences and applications. *Trends in Glycoscience and Glycotechnology*, 8, 149–166

Dalla Pellegrina, C., Perbellini, O., Scupoli, M. T., Tomelleri, C., Zanetti, C., Zoccatelli, G. & Chignola, R. (2009). Effects of wheat germ agglutinin on human gastrointestinal epithelium: insights from an experimental model of immune/epithelial cell interaction. *Toxicology and Applied Pharmacology*, 237 (2), 146–153

Pan, L., Qin, G., Zhao, Y., Wang, J., Liu, F. & Che, D. (2013). Effects of soybean agglutinin on mechanical barrier function and tight junction protein expression in intestinal epithelial cells from piglets. *International Journal of Molecular Sciences*, 14 (11), 21689–21704

20 Patel, B., Schutte, R., Sporns, P., Doyle, J., Jewel, L. & Fedorak, R. N. (2002). Potato glycoalkaloids adversely affect intestinal permeability and aggravate inflammatory bowel disease. *Inflammatory Bowel Diseases*, 8(5), 340–346

21 Kamo, S., Suzuki, S. & Sato, T. (2014). The content of soyasaponin and soyasapogenol in soy foods and their estimated intake in the Japanese. *Food science & nutrition*, 2 (3), 289–297

Francis, G., Kerem, Z., Makkar, H. P. & Becker, K. (2002). The biological action of saponins in animal systems: a review. *British Journal of Nutrition*, 88 (06), 587–605

Nickel, J., Spanier, L. P., Botelho, F. T., Gularte, M. A. & Helbig, E. (2016). Effect of different types of processing on the total phenolic compound content, antioxidant capacity, and saponin content of Chenopodium quinoa Willd grains. *Food Chemistry*, 209, 139–143

22 Gee, J. M., Price, K. R., Ridout, C. L., Wortley, G. M., Hurrell, R. F. & Johnson, I. T. (1993). Saponins of quinoa (Chenopodium quinoa): effects of processing on their abundance in quinoa products and their biological effects on intestinal mucosal tissue. *Journal of the Science of Food and Agriculture*, 63 (2), 201–209

Knudsen, D., Jutfelt, F., Sundh, H., Sundell, K., Koppe, W. & Frøkiær, H. (2008). Dietary soya saponins increase gut permeability and play a key role in the onset of soyabean-induced enteritis in Atlantic salmon (Salmo salar L.). *British Journal of Nutrition*, 100 (01), 120–129

23 Reddy, N. R. & Pierson, M. D. (1994). Reduction in antinutritional and toxic components in plant foods by fermentationa. *Food Research International*, 27 (3), 281–290

24 Messina, V. (2014). Nutritional and health benefits of dried beans. *The American Journal of Clinical Nutrition*, 100 (1), 437S–442S

25 Thomson, L. U., Rea, R. L. & Jenkins, D. J. (1983). Effect of heat processing on hemagglutinin activity in red kidney beans. *Journal of Food Science*, 48 (1), 235–236

Carlini, C. R. & Udedibie, A. B. (1997). Comparative effects of processing methods on hemagglutinating and antitryptic activities of Canavalia ensiformis and Canavalia braziliensis seeds. *Journal of Agricultural and Food Chemistry*, 45 (11), 4372–4377

26 Carlini, C. R., & Udedibie, A. B. (1997). Comparative effects of processing methods on hemagglutinating and antitryptic activities of Canavalia ensiformis and Canavalia braziliensis seeds. *Journal of Agricultural and Food Chemistry*, 45 (11), 4372–4377

27 Atkinson, F. S., Foster-Powell, K. & Brand-Miller, J. C. (2008). International tables of glycemic index and glycemic load values: 2008. *Diabetes Care*, 31 (12), 2281–2283

28 Katschinski, B., Logan, R. F., Edmond, M. & Langman, M. J. (1988). Smoking and sugar intake are separate but interactive risk factors in Crohn's disease. *Gut*, 29 (9), 1202–1206

29 Hu, Y., Costenbader, K. H., Gao, X., Al-Daabil, M., Sparks, J. A., Solomon, D. H. & Lu, B. (2014). Sugar-sweetened soda consumption and risk of developing rheumatoid arthritis in women. *The American Journal of Clinical Nutrition*, 100 (3), 959–967

30 Gibson, P. R., Newnham, E., Barrett, J. S., Shepherd, S. J. & Muir, J. G. (2007). Review article: fructose malabsorption and the bigger picture. *Alimentary Pharmacology & Therapeutics*, 25 (4), 349–363

31 Payne, A. N., Chassard, C. & Lacroix, C. (2012). Gut microbial adaptation to dietary consumption of fructose, artificial sweeteners and sugar alcohols: implications for host–microbe interactions contributing to obesity. *Obesity Reviews*, 13 (9), 799–809

32 Bian, X., Chi, L., Gao, B., Tu, P., Ru, H. & Lu, K. (2017). The artificial sweetener acesulfame potassium affects the gut microbiome and body weight gain in CD-1 mice. *PLoS One, 12* (6), e0178426

Rodriguez-Palacios, A., Harding, A., Menghini, P., Himmelman, C., Retuerto, M., Nickerson, K. P. & Pizarro, T. T. (2018). The artificial sweetener Splenda promotes gut proteobacteria, dysbiosis, and myeloperoxidase reactivity in Crohn's disease–like ileitis. *Inflammatory Bowel Diseases,* 24 (5), 1005–1020

33 Hvatum, M., Kanerud, L., Hällgren, R. & Brandtzaeg, P. (2006). The gut–joint axis: cross reactive food antibodies in rheumatoid arthritis. *Gut,* 55 (9), 1240–1247

Cabrera-Chávez, F. & de la Barca, A. M. C. (2009). Bovine milk intolerance in celiac disease is related to IgA reactivity to α-and β-caseins. *Nutrition,* 25 (6), 715–716

34 Nickerson, K. P. & McDonald, C. (2012). Crohn's disease-associated adherent-invasive Escherichia coli adhesion is enhanced by exposure to the ubiquitous dietary polysaccharide maltodextrin. *PLoS One,* 7 (12), e52132

Munyaka, P. M., Sepehri, S., Ghia, J. E. & Khafipour, E. (2016). Carrageenan gum and adherent invasive Escherichia coli in a piglet model of inflammatory bowel disease: impact on intestinal mucosa-associated microbiota. *Frontiers in Microbiology,* 7, 462

Shang, Q., Sun, W., Shan, X., Jiang, H., Cai, C., Hao, J. & Yu, G. (2017). Carrageenan-induced colitis is associated with decreased population of anti-inflammatory bacterium, akkermansia muciniphila, in the gut microbiota of c57bl/6j mice. *Toxicology Letters,* 279, 87–95

Necas, J. & Bartosikova, L. (2013). Carrageenan: a review. *Veterinarni Medicina,* 58 (4)

35 De Filippo, C. et al. (2010). Impact of Diet in Shaping Gut Microbiota Revealed by a Comparative Study in Children from Europe and Rural Africa. *Proceedings of the National Academy of Sciences of the United States of America* 107 (33), 14691–14696

36 Roberts, C. L., Keita, Å. V., Duncan, S. H., O'kennedy, N., Söderholm, J. D., Rhodes, J. M. & Campbell, B. J. (2010). Translocation of Crohn's disease Escherichia coli across M-cells: contrasting effects of soluble plant fibres and emulsifiers. *Gut,* 59 (10), 1331–1339

37 Castaldo, G., Galdo, G., Aufiero, F. R. & Cereda, E. (2016). Very low-calorie ketogenic diet may allow restoring response to systemic therapy in relapsing plaque psoriasis. *Obesity Research & Clinical Practice,* 10 (3), 348–352

38 O'Hearn, L. A. (2017). Ketogenic Diets, Caloric Restriction, and Hormones. *Journal of Evolution and Health,* 2 (3), 13

39 Jensen, P., Egeberg, A., Thyssen, J. P., Gislason, G. & Skov, L. (2017). Psoriatic Arthritis, but not Psoriasis, is Associated with Primary Adrenal Insufficiency. *Acta Dermato-Venereologica,* 97 (4), 519-521

Kebapcilar, L., Bilgir, O., Alacacioglu, A., Yildiz, Y., Taylan, A., Gunaydin, R. & Sari, I. (2010). Impaired hypothalamo-pituitary-adrenal axis in patients with ankylosing spondylitis. *Journal of Endocrinological Investigation,* 33 (1), 42–47

40 Kossoff, E. H., Cervenka, M. C., Henry, B. J., Haney, C. A. & Turner, Z. (2013). A decade of the modified Atkins diet (2003–2013): results, insights, and future directions. *Epilepsy & Behavior,* 29 (3), 437–442

41 Kossoff, E. H., Cervenka, M. C., Henry, B. J., Haney, C. A. & Turner, Z. (2013). A decade of the modified Atkins diet (2003–2013): results, insights, and future directions. *Epilepsy & Behavior,* 29 (3), 437–442

42 Pendyala, S., Walker, J. M. & Holt, P. R. (2012). A high-fat diet is associated with endotoxemia that originates from the gut. *Gastroenterology,* 142 (5), 1100–1101

Lyte, J. M., Gabler, N. K. & Hollis, J. H. (2016). Postprandial serum endotoxin in healthy humans is modulated by dietary fat in a randomized, controlled, cross-over study. *Lipids in Health and Disease,* 15(1), 186

Cani, P. D., Amar, J., Iglesias, M. A., Poggi, M., Knauf, C., Bastelica, D. & Waget, A. (2007). Metabolic endotoxemia initiates obesity and insulin resistance. *Diabetes,* 56 (7), 1761–1772

Cani, P. D., Bibiloni, R., Knauf, C., Waget, A., Neyrinck, A. M., Delzenne, N. M. & Burcelin, R. (2008). Changes in gut microbiota control metabolic endotoxemia-induced inflammation in high-fat diet–induced obesity and diabetes in mice. *Diabetes,* 57 (6), 1470–1481

Lam, Y. Y., Ha, C. W., Hoffmann, J., Oscarsson, J., Dinudom, A., Mather, T. J. & Storlien, L. H. (2015). Effects of dietary fat profile on gut permeability and microbiota and their relationships with metabolic changes in mice. *Obesity,* 23 (7), 1429–1439

Erridge, C., Attina, T., Spickett, C. M. & Webb, D. J. (2007). A high-fat meal induces low-grade endotoxemia: evidence of a novel mechanism of postprandial inflammation. *The American Journal of Clinical Nutrition,* 86 (5), 1286–1292

Moreira, A. P. B., Texeira, T. F. S., Ferreira, A. B., Peluzio, M. D. C. G. & Alfenas, R. D. C. G. (2012). Influence of a high-fat diet on gut microbiota, intestinal permeability and metabolic endotoxaemia. *British Journal of Nutrition,* 108 (5), 801–809

Serino, M., Luche, E., Gres, S., Baylac, A., Bergé, M., Cenac, C. & Mariette, J. (2012). Metabolic adaptation to a high-fat diet is associated with a change in the gut microbiota. *Gut,* 61 (4), 543–553

Lyte, J. M., Gabler, N. K. & Hollis, J. H. (2016). Postprandial serum endotoxin in healthy humans is modulated by dietary fat in a randomized, controlled, cross-over study. *Lipids in Health and Disease,* 15 (1), 186

Kapitel 6: Entzündungshemmende Fette und Öle

1 Estruch, R., Ros, E., Salas-Salvadó, J., Covas, M. I., Corella, D., Arós, F. & Lamuela-Raventos, R. M. (2013). Primary prevention of cardiovascular disease with a Mediterranean diet. *New England Journal of Medicine,* 368 (14), 1279–1290

Sofi, F., Abbate, R., Gensini, G. F. & Casini, A. (2010). Accruing evidence on benefits of adherence to the Mediterranean diet on health: an updated systematic review and meta-analysis. *The American Journal of Clinical Nutrition,* 92 (5), 1189–1196

Schwingshackl, L. & Hoffmann, G. (2014). Adherence to Mediterranean diet and risk of cancer: A systematic review and meta-analysis of observational studies. *International Journal of Cancer,* 135 (8), 1884–1897

Tresserra-Rimbau, A., Rimm, E. B., Medina-Remón, A., Martínez-González, M. A., López-Sabater, M. C., Covas, M. I. & Arós, F. (2014). Polyphenol intake and mortality risk: a re-analysis of the PREDIMED trial. *BMC Medicine,* 12 (1), 77

Martínez-González, M. Á., De la Fuente-Arrillaga, C., Nuñez-Cordoba, J. M., Basterra-Gortari, F. J., Beunza, J. J., Vazquez, Z. & Bes-Rastrollo, M. (2008). Adherence to Mediterranean diet and risk of developing diabetes: prospective cohort study. *BMJ,* 336 (7657), 1348–1351

2 Chrysohoou, C., Panagiotakos, D. B., Pitsavos, C., Das, U. N. & Stefanadis, C. (2004). Adherence to the Mediterranean diet attenuates inflammation and coagulation process in healthy adults: The ATTICA Study. *Journal of the American College of Cardiology,* 44 (1), 152–158

Richard, C., Couture, P., Desroches, S. & Lamarche, B. (2013). Effect of the Mediterranean diet with and without weight loss on markers of inflammation in men with metabolic syndrome. *Obesity,* 21 (1), 51–57

Sköldstam, L., Hagfors, L. & Johansson, G. (2003). An experimental study of a Mediterranean diet intervention for patients with rheumatoid arthritis. *Annals of the Rheumatic Diseases,* 62 (3), 208–214

3 Skoldstam, L., Hagfors, L. & Johansson, G. (2003). An experimental study of a Mediterranean diet intervention for patients with rheumatoid arthritis. *Annals of the Rheumatic Diseases,* 62 (3), 208–214

Abendroth, A., Michalsen, A., Luedtke, R., Rueffer, A., Musial, F., Dobos, G. J. & Langhorst, J. (2010). Changes of intestinal microflora in patients with rheumatoid arthritis during fasting or a Mediterranean diet. *Forschende Komplementärmedizin/Research in Complementary Medicine,* 17 (6), 307–313

McKellar, G., Morrison, E., McEntegart, A., Hampson, R., Tierney, A., Mackle, G. & Capell, H. A. (2007). A pilot study of a Mediterranean-type diet intervention in female patients with rheumatoid arthritis living in areas of social deprivation in Glasgow. *Annals of the Rheumatic Diseases,* 66 (9), 1239–1243

Preedy, V. R. & Watson, R. R. (Hrsg.) (2014). The Mediterranean Diet: An Evidence-Based Approach. *Academic press*

Barrea, L., Balato, N., Di Somma, C., Macchia, P. E., Napolitano, M., Savanelli, M. C. & Savastano, S. (2015). Nutrition and psoriasis: is there any association between the severity of the disease and adherence to the Mediterranean diet? *Journal of Translational Medicine,* 13 (1), 18

4 Barrea, L., Balato, N., Di Somma, C., Macchia, P.E., Napolitano, M., Savanelli, M.C., Esposito, K., Colao, A. und Savastano, S. (2015). Nutrition and psoriasis: Is there any association between the severity of the disease and adherence to the Mediterranean diet? *Journal of Translational Medicine*, 13, 18, doi: 10.1186/s12967-014-0372-1

Hayashi, H., Satoi, K., Sato-Mito, N., Kaburagi, T., Yoshino, H., Higaki, M. & Sato, K. (2012). Nutritional status in relation to adipokines and oxidative stress is associated with disease activity in patients with rheumatoid arthritis. *Nutrition*, 28 (11), 1109–1114

Skoldstam, L., Hagfors, L. & Johansson, G. (2003). An experimental study of a Mediterranean diet intervention for patients with rheumatoid arthritis. *Annals of the Rheumatic Diseases*, 62 (3), 208–214. http://doi.org/10.1136/ard.62.3.208

Guida, B., Napoleone, A., Trio, R., Nastasi, A., Balato, N., Laccetti, R. & Cataldi, M. (2014). Energy-restricted, n-3 polyunsaturated fatty acids-rich diet improves the clinical response to immuno-modulating drugs in obese patients with plaque-type psoriasis: a randomized control clinical trial. *Clinical Nutrition*, 33 (3), 399–405

Hansen, G. V. O., Nielsen, L., Kluger, E., Thysen, M., Emmertsen, H., Stengaard-Pedersen, K. & Andersen, P. W. (1996). Nutritional status of Danish rheumatoid arthritis patients and effects of a diet adjusted in energy intake, fish-meal, and antioxidants. *Scandinavian Journal of Rheumatology*, 25 (5), 325–333

5 Skoldstam, L., Hagfors, L. & Johansson, G. (2003). An experimental study of a Mediterranean diet intervention for patients with rheumatoid arthritis. *Annals of the Rheumatic Diseases*, 62 (3), 208–214

6 Hagfors, L., Nilsson, I., Sköldstam, L. & Johansson, G. (2005). Fat intake and composition of fatty acids in serum phospholipids in a randomized, controlled, Mediterranean dietary intervention study on patients with rheumatoid arthritis. *Nutrition & Metabolism*, 2 (1), 26

7 Guida, B., Napoleone, A., Trio, R., Nastasi, A., Balato, N., Laccetti, R. & Cataldi, M. (2014). Energy-restricted, n-3 polyunsaturated fatty acids-rich diet improves the clinical response to immuno-modulating drugs in obese patients with plaque-type psoriasis: a randomized control clinical trial. *Clinical Nutrition*, 33 (3), 399–405

8 Barrea, L., Balato, N., Di Somma, C., Macchia, P. E., Napolitano, M., Savanelli, M. C. & Savastano, S. (2015). Nutrition and psoriasis: is there any association between the severity of the disease and adherence to the Mediterranean diet? *Journal of Translational Medicine*, 13 (1), 18

9 Miles, E. A. & Calder, P. C. (2012). Influence of marine n-3 polyunsaturated fatty acids on immune function and a systematic review of their effects on clinical outcomes in rheumatoid arthritis. *British Journal of Nutrition*, 107 (2), S171–S184

van den Elsen, L. W., Nusse, Y., Balvers, M., Redegeld, F. A., Knol, E. F., Garssen, J. & Willemsen, L. E. (2013). n-3 Long-chain PUFA reduce allergy-related mediator release by human mast cells in vitro via inhibition of reactive oxygen species. *British Journal of Nutrition*, 109 (10), 1821–1831

Murata, M., Kaneniwa, M., Saito, H., Shinohara, K., Maeda-Yamamoto, M. & Ooizumi, T. (1998). Effect of tetracosahexaenoic acid on the content and release of histamine, and eicosanoid production in MC/9 mouse mast cell. *Lipids*, 33 (11), 1107–1114

Liu, Y., Chen, F., Odle, J., Lin, X., Jacobi, S. K., Zhu, H. & Hou, Y. (2012). Fish oil enhances intestinal integrity and inhibits TLR4 and NOD2 signaling pathways in weaned pigs after LPS challenge. *The Journal of Nutrition*, 142 (11), 2017–2024

10 Berbert, A. A., Kondo, C. R. M., Almendra, C. L., Matsuo, T. & Dichi, I. (2005). Supplementation of fish oil and olive oil in patients with rheumatoid arthritis. *Nutrition*, 21 (2), 131–136

Beauchamp, G. K., Keast, R. S., Morel, D., Lin, J., Pika, J., Han, Q. & Breslin, P. A. (2005). Phytochemistry: ibuprofen-like activity in extra-virgin olive oil. *Nature*, 437 (7055), 45–46

11 Bogani, P., Galli, C., Villa, M. & Visioli, F. (2007). Postprandial anti-inflammatory and antioxidant effects of extra virgin olive oil. *Atherosclerosis*, 190 (1), 181–186

12 Kremer, J. M., Lawrence, D. A., Jubiz, W., Digiacomo, R., Rynes, R., Bartholomew, L. E. & Sherman, M. (1990). Dietary fish oil and olive oil supplementation in patients with Rheumatoid Arthritis clinical and immunologic effects. *Arthritis & Rheumatology*, 33 (6), 810–820

13 Kremer, J. M., Lawrence, D. A., Jubiz, W., Digiacomo, R., Rynes, R., Bartholomew, L. E. & Sherman, M. (1990). Dietary fish oil and olive oil supplementation in patients with Rheumatoid Arthritis clinical and immunologic effects. *Arthritis & Rheumatology*, 33 (6), 810–820

14 Berbert, A. A., Kondo, C. R. M., Almendra, C. L., Matsuo, T. & Dichi, I. (2005). Supplementation of fish oil and olive oil in patients with rheumatoid arthritis. *Nutrition*, 21 (2), 131–136

15 Adam, O., Beringer, C., Kless, T., Lemmen, C., Adam, A., Wiseman, M. & Forth, W. (2003). Anti-inflammatory effects of a low arachidonic acid diet and fish oil in patients with rheumatoid arthritis. *Rheumatology International*, 23 (1), 27–36

16 Gerster, H. (1998). Can adults adequately convert a-linolenic acid (18: 3n-3) to eicosapentaenoic acid (20: 5n-3) and docosahexaenoic acid (22: 6n-3)? *International Journal for Vitamin and Nutrition Research*, 68 (3), 159–173

Lane, K., Derbyshire, E., Li, W. & Brennan, C. (2014). Bioavailability and potential uses of vegetarian sources of omega-3 fatty acids: a review of the literature. *Critical Reviews in Food Science and Nutrition*, 54 (5), 572–579

17 Karimi, R., Fitzgerald, T. P. & Fisher, N. S. (2012). A quantitative synthesis of mercury in commercial seafood and implications for exposure in the United States. *Environmental Health Perspectives*, 120 (11), 1512. Zusatzmaterial. Erhältlicht unter: http://www.stonybrook.edu/commcms/gelfond/docs/Seafood%20Mercury%20Database.pdf

USDA-Daten, erhältlich unter: https://health.gov/dietaryguidelines/dga2005/report/html/table_g2_adda2.htm

18 Blanchet, C., Lucas, M., Julien, P., Morin, R., Gingras, S. & Dewailly, É. (2005). Fatty acid composition of wild and farmed Atlantic salmon (Salmo salar) and rainbow trout (Oncorhynchus mykiss). *Lipids*, 40 (5), 529–531

19 Ponnampalam, E. N., Mann, N. J. & Sinclair, A. J. (2006). Effect of feeding systems on omega-3 fatty acids, conjugated linoleic acid and trans fatty acids in Australian beef cuts: potential impact on human health. *Asia Pacific Journal of Clinical Nutrition*, 15 (1), 21

Daley, C. A., Abbott, A., Doyle, P. S., Nader, G. A. & Larson, S. (2010). A review of fatty acid profiles and antioxidant content in grass-fed and grain-fed beef. *Nutrition Journal*, 9 (1), 10

20 Senftleber, N. K., Nielsen, S. M., Andersen, J. R., Bliddal, H., Tarp, S., Lauritzen, L. & Christensen, R. (2017). Marine Oil Supplements for Arthritis Pain: A Systematic Review and Meta-Analysis of Randomized Trials. *Nutrients*, 9 (1), 42

21 Millsop, J. W., Bhatia, B. K., Debbaneh, M., Koo, J. & Liao, W. (2014). Diet and psoriasis, part III: role of nutritional supplements. *Journal of the American Academy of Dermatology*, 71 (3), 561–569

22 Miles, E. A. & Calder, P. C. (2012). Influence of marine n-3 polyunsaturated fatty acids on immune function and a systematic review of their effects on clinical outcomes in rheumatoid arthritis. *British Journal of Nutrition*, 107 (S2), S171–S184

23 Sundström, B., Stålnacke, K., Hagfors, L. & Johansson, G. (2006). Supplementation of omega-3 fatty acids in patients with ankylosing spondylitis. *Scandinavian Journal of Rheumatology*, 35 (5), 359–362

24 Belluzzi, A., Brignola, C., Campieri, M., Pera, A., Boschi, S. & Miglioli, M. (1996). Effect of an enteric-coated fish-oil preparation on relapses in Crohn's disease. *New England Journal of Medicine*, 334 (24), 1557–1560

25 Gheita, T., Kamel, S., Helmy, N., El-Laithy, N. & Monir, A. (2012). Omega-3 fatty acids in juvenile idiopathic arthritis: effect on cytokines (IL-1 and TNF-α), disease activity and response criteria. *Clinical Rheumatology*, 31 (2), 363–366

26 Paoli, A., Moro, T., Bosco, G., Bianco, A., Grimaldi, K. A., Camporesi, E. & Mangar, D. (2015). Effects of n-3 polyunsaturated fatty acids (ω-3) supplementation on some cardiovascular risk factors with a ketogenic Mediterranean diet. *Marine Drugs*, 13 (2), 996–1009

27 Endres, S., Ghorbani, R., Kelley, V. E., Georgilis, K., Lonnemann, G., van der Meer, J. W. & Schaefer, E. J. (1989). The effect of dietary supplementation with n—3 polyunsaturated fatty acids on the synthesis of interleukin-1 and tumor necrosis factor by mononuclear cells. *New England Journal of Medicine*, 320 (5), 265–271

28 Albert, B. B., Cameron-Smith, D., Hofman, P. L. & Cutfield, W. S. (2013). Oxidation of marine omega-3 supplements and human health. *BioMed Research International*

29 Albert, B. B., Cameron-Smith, D., Hofman, P. L. & Cutfield, W. S. (2013). Oxidation of marine omega-3 supplements and human health. *BioMed Research International*

Albert, B. B., Derraik, J. G., Cameron-Smith, D., Hofman, P. L., Tumanov, S., Villas-Boas, S. G. & Cutfield, W. S. (2015). Fish oil supplements in New Zealand are highly oxidised and do not meet label content of n-3 PUFA. *Scientific Reports*, 5, 7928

30 Albert, B. B., Cameron-Smith, D., Hofman, P. L. & Cutfield, W. S. (2013). Oxidation of marine omega-3 supplements and human health. *BioMed Research International*

Albert, B. B., Derraik, J. G., Cameron-Smith, D., Hofman, P. L., Tumanov, S., Villas-Boas, S. G. & Cutfield, W. S. (2015). Fish oil supplements in New Zealand are highly oxidised and do not meet label content of n-3 PUFA. *Scientific Reports*, 5, 7928

31 Senftleber, N. K., Nielsen, S. M., Andersen, J. R., Bliddal, H., Tarp, S., Lauritzen, L. & Christensen, R. (2017). Marine Oil Supplements for Arthritis Pain: A Systematic Review and Meta-Analysis of Randomized Trials. *Nutrients*, 9 (1), 42

Millsop, J. W., Bhatia, B. K., Debbaneh, M., Koo, J. & Liao, W. (2014). Diet and psoriasis, part III: role of nutritional supplements. *Journal of the American Academy of Dermatology*, 71 (3), 561-569

32 Halvorsen, B. L. & Blomhoff, R. (2011). Determination of lipid oxidation products in vegetable oils and marine omega-3 supplements. *Food & Nutrition Research*, 55

33 Kragballe, K. & Fogh, K. (1988). A low-fat diet supplemented with dietary fish oil (Max-EPA) results in improvement of psoriasis and in formation of leukotriene B5. *Acta Dermato-Venereologica*, 69 (1), 23–28

34 Proudman, S. M., James, M. J., Spargo, L. D., Metcalf, R. G., Sullivan, T. R., Rischmueller, M. & Cleland, L. G. (2013). Fish oil in recent onset rheumatoid arthritis: a randomised, double-blind controlled trial within algorithm-based drug use. *Annals of the Rheumatic Diseases*

35 Cleland, L. G., James, M. J. & Proudman, S. M. (2005). Fish oil: what the prescriber needs to know. *Arthritis Research & Therapy*, 8 (1), 202

36 Gheita, T., Kamel, S., Helmy, N., El-Laithy, N. & Monir, A. (2012). Omega-3 fatty acids in juvenile idiopathic arthritis: effect on cytokines (IL-1 and TNF-α), disease activity and response criteria. *Clinical Rheumatology*, 31 (2), 363–366

37 Halvorsen, B. L. & Blomhoff, R. (2011). Determination of lipid oxidation products in vegetable oils and marine omega-3 supplements. *Food & Nutrition Research*, 55

38 Jackowski, S. A., Alvi, A. Z., Mirajkar, A., Imani, Z., Gamalevych, Y., Shaikh, N. A. & Jackowski, G. (2015). Oxidation levels of North American over-the-counter n-3 (omega-3) supplements and the influence of supplement formulation and delivery form on evaluating oxidative safety. *Journal of Nutritional Science*, 4, e30

39 Jackowski, S. A., Alvi, A. Z., Mirajkar, A., Imani, Z., Gamalevych, Y., Shaikh, N. A. & Jackowski, G. (2015). Oxidation levels of North American over-the-counter n-3 (omega-3) supplements and the influence of supplement formulation and delivery form on evaluating oxidative safety. *Journal of Nutritional Science*, 4, e30

40 Dyerberg, J., Madsen, P., Møller, J. M., Aardestrup, I. & Schmidt, E. B. (2010). Bioavailability of marine n-3 fatty acid formulations. *Prostaglandins, Leukotrienes and Essential Fatty Acids*, 83 (3), 137–141

41 Eritsland, J. (2000). Safety considerations of polyunsaturated fatty acids. *The American Journal of Clinical Nutrition*, 71 (1), 197S–201S

42 http://olivecenter.ucdavis.edu/research/files/oliveoilfinal071410updated.pdf

43 Silva, L., Pinto, J., Carrola, J. & Paiva-Martins, F. (2010). Oxidative stability of olive oil after food processing and comparison with other vegetable oils. *Food Chemistry*, 121 (4), 1177–1187

Casal, S., Malheiro, R., Sendas, A., Oliveira, B. P. & Pereira, J. A. (2010). Olive oil stability under deep-frying conditions. *Food and Chemical Toxicology*, 48 (10), 2972–2979

44 Berasategi, I., Barriuso, B., Ansorena, D. & Astiasarán, I. (2012). Stability of avocado oil during heating: Comparative study to olive oil. *Food Chemistry*, 132 (1), 439–446

Werman, M. J. & Neeman, I. (1986). Oxidative stability of avocado oil. *Journal of the American Oil Chemists' Society,* 63 (3), 355–360

45 Frankel, E.N., Smith, L.M., Hamblin, C.L., Creveling, R.K. und Clifford, A.J. (1984). Occurrence of cyclic fatty acid monomers in frying oils used for fast foods. *Journal of the American Oil Chemists' Society,* 61, 87–90

Koski, A., Psomiadou, E., Tsimidou, M., Hopia, A., Kefalas, P., Wähälä, K. & Heinonen, M. (2002). Oxidative stability and minor constituents of virgin olive oil and cold-pressed rapeseed oil. *European Food Research and Technology,* 214 (4), 294–298

Halvorsen, B. L. & Blomhoff, R. (2011). Determination of lipid oxidation products in vegetable oils and marine omega-3 supplements. *Food & Nutrition Research,* 55

46 Halvorsen, B. L. & Blomhoff, R. (2011). Determination of lipid oxidation products in vegetable oils and marine omega-3 supplements. *Food & Nutrition Research,* 55

47 Chen, C. & Khismatullin, D. B. (2015). Oxidized low-density lipoprotein contributes to atherogenesis via co-activation of macrophages and mast cells. *PLoS One,* 10(3), e0123088

Meng, Z., Yan, C., Deng, Q., Dong, X., Duan, Z. M., Gao, D. F. & Niu, X. L. (2013). Oxidized low-density lipoprotein induces inflammatory responses in cultured human mast cells via Toll-like receptor 4. *Cellular Physiology and Biochemistry,* 31 (6), 842-853

Shaik-Dasthagirisaheb, Y. B., Varvara, G., Murmura, G., Saggini, A., Caraffa, A., Antinolfi, P. & Toniato, E. (2012). Role of vitamins D, E and C in immunity and inflammation. *Journal of Biological Regulators and Homeostatic Agents,* 27 (2), 291–295

Kanner, J. (2007). Dietary advanced lipid oxidation endproducts are risk factors to human health. *Molecular Nutrition & Food Research,* 51 (9), 1094–1101

Staprans, I., Rapp, J.H., Pan, X.M., Kim, K.Y. und Feingold, K.R. (1994). Oxidized lipids in the diet are a source of oxidized lipid in chylomicrons of human serum. *Arteriosclerosis and Thrombosis,* 14, 1900–1905

48 Halvorsen, B. L. & Blomhoff, R. (2011). Determination of lipid oxidation products in vegetable oils and marine omega-3 supplements. *Food & Nutrition Research,* 55

49 Frankel, E.N., Smith, L.M., Hamblin, CL., Creveling, R.K. und Clifford, A.J. (1984). Occurrence of cyclic fatty acid monomers in frying oils used for fast foods. *Journal of the American Oil Chemists' Society,* 61, 87–90

Koski, A., Psomiadou, E., Tsimidou, M., Hopia, A., Kefalas, P., Wähälä, K. & Heinonen, M. (2002). Oxidative stability and minor constituents of virgin olive oil and cold-pressed rapeseed oil. *European Food Research and Technology,* 214 (4), 294–298

Halvorsen, B. L. & Blomhoff, R. (2011). Determination of lipid oxidation products in vegetable oils and marine omega-3 supplements. *Food & Nutrition Research,* 55

50 Mozaffarian, D., Aro, A. & Willett, W. C. (2009). Health effects of trans-fatty acids: experimental and observational evidence. *European Journal of Clinical Nutrition,* 63, S5–S21

Kanner, J. (2007). Dietary advanced lipid oxidation endproducts are risk factors to human health. *Molecular Nutrition & Food Research,* 51 (9), 1094–1101

51 Kochhar, S. P. & Henry, C. J. K. (2009). Oxidative stability and shelf-life evaluation of selected culinary oils. *International Journal of Food Sciences and Nutrition,* 60 (7), 289–296

52 Ramsden, C. E., Zamora, D., Majchrzak-Hong, S., Faurot, K. R., Broste, S. K., Frantz, R. P. & Hibbeln, J. R. (2016). Re-evaluation of the traditional diet-heart hypothesis: analysis of recovered data from Minnesota Coronary Experiment (1968-73). *BMJ,* 353, i1246

Siri-Tarino, P. W., Sun, Q., Hu, F. B. & Krauss, R. M. (2010). Meta-analysis of prospective cohort studies evaluating the association of saturated fat with cardiovascular disease. *The American Journal of Clinical Nutrition,* ajcn-27725

53 Dumas, J. A., Bunn, J. Y., Nickerson, J., Crain, K. I., Ebenstein, D. B., Tarleton, E. K. & Kien, C. L. (2016). Dietary saturated fat and monounsaturated fat have reversible effects on brain function and the secretion of pro-inflammatory cytokines in young women. *Metabolism,* 65 (10), 1582–1588

54 Kien, C. L., Bunn, J. Y., Fukagawa, N. K., Anathy, V., Matthews, D. E., Crain, K. I. & Poynter, M. E. (2015). Lipidomic evidence that lowering the typical dietary palmitate to oleate ratio in humans decreases the leu-

kocyte production of proinflammatory cytokines and muscle expression of redox-sensitive genes. *The Journal of Nutritional Biochemistry*, 26 (12), 1599–1606

55 Rocha, D. M., Caldas, A. P., Oliveira, L. L., Bressan, J. & Hermsdorff, H. H. (2016). Saturated fatty acids trigger TLR4-mediated inflammatory response. *Atherosclerosis*, 244, 211–215

Snodgrass, R. G., Huang, S., Choi, I. W., Rutledge, J. C. & Hwang, D. H. (2013). Inflammasome-mediated secretion of IL-1β in human monocytes through TLR2 activation; modulation by dietary fatty acids. *The Journal of Immunology*, 191 (8), 4337–4347

Robblee, M. M., Kim, C. C., Abate, J. P., Valdearcos, M., Sandlund, K. L., Shenoy, M. K. & Koliwad, S. K. (2016). Saturated fatty acids engage an IRE1α-dependent pathway to activate the NLRP3 inflammasome in myeloid cells. *Cell Reports*, 14 (11), 2611–2623

56 Reynolds, C. M., McGillicuddy, F. C., Harford, K. A., Finucane, O. M., Mills, K. H. & Roche, H. M. (2012). Dietary saturated fatty acids prime the NLRP3 inflammasome via TLR4 in dendritic cells—implications for diet-induced insulin resistance. *Molecular Nutrition & Food Research*, 56 (8), 1212–1222

57 Kien, C. L., Bunn, J. Y., Fukagawa, N. K., Anathy, V., Matthews, D. E., Crain, K. I. & Poynter, M. E. (2015). Lipidomic evidence that lowering the typical dietary palmitate to oleate ratio in humans decreases the leukocyte production of proinflammatory cytokines and muscle expression of redox-sensitive genes. *The Journal of Nutritional Biochemistry*, 26 (12), 1599–1606

58 Soto-Vaca, A., Losso, J. N., McDonough, K. & Finley, J. W. (2013). Differential effect of 14 free fatty acids in the expression of inflammation markers on human arterial coronary cells. *Journal of Agricultural and Food Chemistry*, 61 (42), 10074–10079

59 Yang, X., Haghiac, M., Glazebrook, P., Minium, J., Catalano, P. M. & Hauguel-de Mouzon, S. (2015). Saturated fatty acids enhance TLR4 immune pathways in human trophoblasts. *Human Reproduction*, dev173

60 Gupta, S., Knight, A. G., Gupta, S., Keller, J. N. & Bruce-Keller, A. J. (2012). Saturated long-chain fatty acids activate inflammatory signaling in astrocytes. *Journal of Neurochemistry*, 120 (6), 1060–1071

61 Gupta, S., Knight, A. G., Gupta, S., Keller, J. N. & Bruce-Keller, A. J. (2012). Saturated long-chain fatty acids activate inflammatory signaling in astrocytes. *Journal of Neurochemistry*, 120 (6), 1060–1071

Håversen, L. et al. (2009). Induction of proinflammatory cytokines by long-chain saturated fatty acids in human macrophages. *Atherosclerosis* 202 (2), 382–393

Soto-Vaca, A., Losso, J. N., McDonough, K. & Finley, J. W. (2013). Differential effect of 14 free fatty acids in the expression of inflammation markers on human arterial coronary cells. *Journal of Agricultural and Food Chemistry*, 61 (42), 10074–10079

62 Soto-Vaca, A., Losso, J. N., McDonough, K. & Finley, J. W. (2013). Differential effect of 14 free fatty acids in the expression of inflammation markers on human arterial coronary cells. *Journal of Agricultural and Food Chemistry*, 61 (42), 10074–10079

Huang, S., Rutkowsky, J. M., Snodgrass, R. G., Ono-Moore, K. D., Schneider, D. A., Newman, J. W. & Hwang, D. H. (2012). Saturated fatty acids activate TLR-mediated proinflammatory signaling pathways. *Journal of Lipid Research*, 53 (9), 2002–2013

63 Lyte, J. M., Gabler, N. K. & Hollis, J. H. (2016). Postprandial serum endotoxin in healthy humans is modulated by dietary fat in a randomized, controlled, cross-over study. *Lipids in Health and Disease*, 15 (1), 186

64 Lyte, J. M., Gabler, N. K. & Hollis, J. H. (2016). Postprandial serum endotoxin in healthy humans is modulated by dietary fat in a randomized, controlled, cross-over study. *Lipids in Health and Disease*, 15 (1), 186

65 Mani, V., Hollis, J. H. & Gabler, N. K. (2013). Dietary oil composition differentially modulates intestinal endotoxin transport and postprandial endotoxemia. *Nutrition & Metabolism*, 10 (1), 6

66 Mani, V., Hollis, J. H. & Gabler, N. K. (2013). Dietary oil composition differentially modulates intestinal endotoxin transport and postprandial endotoxemia. *Nutrition & Metabolism*, 10 (1), 6

67 Johnson, G. H. & Fritsche, K. (2012). Effect of dietary linoleic acid on markers of inflammation in healthy persons: a systematic review of randomized controlled trials. *Journal of the Academy of Nutrition and Dietetics*, 112 (7), 1029–1041

Pischon, T., Hankinson, S. E., Hotamisligil, G. S., Rifai, N., Willett, W. C. & Rimm, E. B. (2003). Habitual dietary intake of n-3 and n-6 fatty acids in relation to inflammatory markers among US men and women. *Circulation*, 108 (2), 155–160

68 Liou, Y. A. & Innis, S. M. (2009). Dietary linoleic acid has no effect on arachidonic acid, but increases n-6 eicosadienoic acid, and lowers dihomo-γ-linolenic and eicosapentaenoic acid in plasma of adult men. *Prostaglandins, Leukotrienes and Essential Fatty Acids*, 80 (4), 201–206

Liou, Y. A., King, D. J., Zibrik, D. & Innis, S. M. (2007). Decreasing linoleic acid with constant α-linolenic acid in dietary fats increases (n-3) eicosapentaenoic acid in plasma phospholipids in healthy men. *The Journal of Nutrition*, 137 (4), 945–952

69 Millsop, J. W., Bhatia, B. K., Debbaneh, M., Koo, J. & Liao, W. (2014). Diet and psoriasis, part III: role of nutritional supplements. *Journal of the American Academy of Dermatology*, 71 (3), 561–569

70 Sköldstam, L., Larsson, L. & Lindström, F. D. (1979). Effects of fasting and lactovegetarian diet on rheumatoid arthritis. *Scandinavian Journal of Rheumatology*, 8 (4), 249–255

Hafstrom, I., Ringertz, B., Spangberg, A., von Zweigbergk, L., Brannemark, S. und Nylander, I. et al. (2001). A vegan diet free of gluten improves the signs and symptoms of rheumatoid arthritis: the effects on arthritis correlate with a reduction in antibodies to food antigens. *Rheumatology*, 40, 1175–1179

71 Ebd.

72 Adam, O., Beringer, C., Kless, T., Lemmen, C., Adam, A., Wiseman, M. & Forth, W. (2003). Anti-inflammatory effects of a low arachidonic acid diet and fish oil in patients with rheumatoid arthritis. *Rheumatology International*, 23 (1), 27–36

73 Adam, O., Beringer, C., Kless, T., Lemmen, C., Adam, A., Wiseman, M. & Forth, W. (2003). Anti-inflammatory effects of a low arachidonic acid diet and fish oil in patients with rheumatoid arthritis. *Rheumatology International*, 23 (1), 27–36

Kapitel 7: Problemsuche und individuelle Anpassung der Ernährung

1 Williams, R. (1981). Rheumatoid arthritis and food: a case study. *British Medical Journal* (Clinical research ed.), 283 (6290), 563

2 Beri, D., Malaviya, A. N., Shandilya, R. & Singh, R. R. (1988). Effect of dietary restrictions on disease activity in rheumatoid arthritis. *Annals of the Rheumatic Diseases*, 47 (1), 69–72

Williams, R. (1981). Rheumatoid arthritis and food: a case study. *British Medical Journal* (Clinical research ed.), 283 (6290), 563

Pacor, M. L., Lunardi, C., Di Lorenzo, G., Biasi, D. & Corrocher, R. (2001). Food allergy and seronegative arthritis: report of two cases. *Clinical Rheumatology*, 20 (4), 279–281

Parke, A. L. & Hughes, G. R. V. (1981). Rheumatoid arthritis and food: a case study. *British Medical Journal* (Clinical research ed.), 282 (6281), 2027–2029

Hvatum, M., Kanerud, L., Hällgren, R. & Brandtzaeg, P. (2006). The gut–joint axis: cross reactive food antibodies in rheumatoid arthritis. *Gut*, 55 (9), 1240–1247

3 Ratner, D., Vigder, K. & Eshel, E. (1985). Juvenile rheumatoid arthritis and milk allergy. *Journal of the Royal Society of Medicine*, 78 (5), 410–413

Schrander, J. J., Marcelis, C., De Vries, M. P. & van Santen-Hoeufft, H. M. (1997). Does food intolerance play a role in juvenile chronic arthritis? *Rheumatology*, 36 (8), 905–908

4 Appelboom, T. & Durez, P. (1994). Effect of milk product deprivation on spondyloarthropathy. *Annals of the Rheumatic Diseases*, 53 (7), 481–482

5 Van de Laar, M. A., Aalbers, M., Bruins, F. G., van Dinther-Janssen, A. C., Van Der Korst, J. K. & Meijer, C. J. (1992). Food intolerance in rheumatoid arthritis. II. Clinical and histological aspects. *Annals of the Rheumatic Diseases*, 51 (3), 303–306

6 Hvatum, M., Kanerud, L., Hällgren, R. & Brandtzaeg, P. (2006). The gut–joint axis: cross reactive food antibodies in rheumatoid arthritis. *Gut*, 55 (9), 1240–1247

7 Panush, R. S., Stroud, R. M. & Webster, E. M. (1986). Food-induced (allergic) arthritis. Inflammatory arthritis exacerbated by milk. *Arthritis & Rheumatism*, 29 (2), 220–226

8 Titchenal, C. A. & Dobbs, J. (2007). A system to assess the quality of food sources of calcium. *Journal of Food Composition and Analysis*, 20 (8), 717–724

Wien, E. M. & Schwartz, R. (1983). Comparison of in vitro and in vivo measurements of dietary Ca exchangeability and bioavailability. *The Journal of Nutrition*, 113 (2), 388–393

9 Rodríguez del Río, P., Sánchez-García, S., Escudero, C., Pastor-Vargas, C., Sánchez Hernández, J. J., Pérez-Rangel, I. & Ibáñez, M. D. (2012). Allergy to goat's and sheep's milk in a population of cow's milk–allergic children treated with oral immunotherapy. *Pediatric Allergy and Immunology*, 23 (2), 128–132

10 Hodge, L., Swain, A. & Faulkner-Hogg, K. (2009). Food allergy and intolerance. *Australian Family Physician*, 38 (9), 705

11 Malakar, S., Gibson, P. R., Barrett, J. S. & Muir, J. G. (2017). Naturally occurring dietary salicylates: A closer look at common Australian foods. *Journal of Food Composition and Analysis*, 57, 31–39

12 Swain, A. R., Soutter, V. L. & Loblay, R. H. (2011). *RPAH elimination diet handbook: with food & shopping guide.* Allergy Unit, Royal Prince Alfred Hospital

13 Swain, A. R., Dutton, S. P. & Truswell, A. S. (1985). Salicylates in foods. *Journal of the American Dietetic Association*, 85 (8), 950–60

Hodge, L., Swain, A. & Faulkner-Hogg, K. (2009). Food allergy and intolerance. *Australian Family Physician*, 38 (9), 705

14 Skypala, I. J., Williams, M., Reeves, L., Meyer, R. & Venter, C. (2015). Sensitivity to food additives, vaso-active amines and salicylates: a review of the evidence. *Clinical and Translational Allergy*, 5 (1), 34

15 Swain, A. R., Soutter, V. L. & Loblay, R. H. (2011). *RPAH elimination diet handbook: with food & shopping guide.* Allergy Unit, Royal Prince Alfred Hospital

16 http://www.fedup.com.au/images/stories/SCarthritis.pdf

17 Panush, R. S., Carter, R. L., Katz, P., Kowsari, B., Longley, S. & Finnie, S. (1983). Diet therapy for rheumatoid arthritis. *Arthritis & Rheumatology*, 26 (4), 462–471

18 Jemima, E. A., Prema, A. & Thangam, E. B. (2014). Functional characterization of histamine H4 receptor on human mast cells. *Molecular Immunology*, 62 (1), 19–28

Steinke, J. W., Negri, J., Liu, L., Payne, S. C. & Borish, L. (2014). Aspirin activation of eosinophils and mast cells: implications in the pathogenesis of aspirin-exacerbated respiratory disease. *The Journal of Immunology*, 193 (1), 41–47

Mita, H., Endoh, S., Kudoh, M., Kawagishi, Y., Kobayashi, M., Taniguchi, M. & Akiyama, K. (2001). Possible involvement of mast-cell activation in aspirin provocation of aspirin-induced asthma. *Allergy*, 56 (11), 1061–1067

O'Sullivan, S., Dahlén, B., Dahlén, S. E. & Kumlin, M. (1996). Increased urinary excretion of the prostaglandin D 2 metabolite 9α, 11β-prostaglandin F 2 after aspirin challenge supports mast cell activation in aspirin-induced airway obstruction. *Journal of Allergy and Clinical Immunology*, 98 (2), 421–432

Togo, K., Suzuki, Y., Yoshimaru, T., Inoue, T., Terui, T., Ochiai, T. & Ra, C. (2009). Aspirin and salicylates modulate IgE-mediated leukotriene secretion in mast cells through a dihydropyridine receptor-mediated Ca 2+ influx. *Clinical Immunology*, 131 (1), 145–156

19 Noordenbos, T., Yeremenko, N., Gofita, I., van de Sande, M., Tak, P. P., Cañete, J. D. & Baeten, D. (2012). Interleukin-17–positive mast cells contribute to synovial inflammation in spondylarthritis. *Arthritis & Rheumatism*, 64 (1), 99–109

Keijsers, R. R., Joosten, I., Erp, P. E., Koenen, H. J. & Kerkhof, P. (2014). Cellular sources of IL-17 in psoriasis: a paradigm shift? *Experimental Dermatology*, 23 (11), 799–803

Lin, A. M., Rubin, C. J., Khandpur, R., Wang, J. Y., Riblett, M., Yalavarthi, S. & Bruce, A. T. (2011). Mast cells and neutrophils release IL-17 through extracellular trap formation in psoriasis. *The Journal of Immunology*, 187 (1), 490–500

Hueber, A. J., Asquith, D. L., Miller, A. M., Reilly, J., Kerr, S., Leipe, J. & McInnes, I. B. (2010). Cutting edge: mast cells express IL-17A in rheumatoid arthritis synovium. *The Journal of Immunology*, 184 (7), 3336–3340

Shin, K., Nigrovic, P. A., Crish, J., Boilard, E., McNeil, H. P., Larabee, K. S. & Lee, D. M. (2009). Mast cells contribute to autoimmune inflammatory arthritis via their tryptase/heparin complexes. *The Journal of Immunology*, 182 (1), 647–656

Henderson, W. R. (1994). The role of leukotrienes in inflammation. *Annals of Internal Medicine*, 121 (9), 684–697

20 Barcik, W., Pugin, B., Westermann, P., Perez, N. R., Ferstl, R., Wawrzyniak, M. & Akdis, C. A. (2016). Histamine-secreting microbes are increased in the gut of adult asthma patients. *Journal of Allergy and Clinical Immunology, 138* (5), 1491–1494

Özoğul, F. (2004). Production of biogenic amines by Morganella morganii, Klebsiella pneumoniae and Hafnia alvei using a rapid HPLC method. *European Food Research and Technology, 219* (5), 465–469

Pugin, B., Barcik, W., Westermann, P., Heider, A., Wawrzyniak, M., Hellings, P. & O'Mahony, L. (2017). A wide diversity of bacteria from the human gut produces and degrades biogenic amines. *Microbial Ecology in Health and Disease*, 28 (1), 1353881

21 Johnston, C. S., Retrum, K. R. & Srilakshmi, J. C. (1992). Antihistamine effects and complications of supplemental vitamin C. *Journal of the American Dietetic Association*

Bucca, C., Rolla, G., Oliva, A. & Farina, J. C. (1990). Effect of vitamin C on histamine bronchial responsiveness of patients with allergic rhinitis. *Annals of Allergy*, 65 (4), 311–314

22 Healy, E., Newell, L., Howarth, P. & Friedmann, P. S. (2008). Control of salicylate intolerance with fish oils. *British Journal of Dermatology*, 159 (6), 1368–1369

23 http://www.noarthritis.com/nightshades.htm

24 Afifi, L., Danesh, M. J., Lee, K. M., Beroukhim, K., Farahnik, B., Ahn, R. S. & Liao, W. (2017). Dietary behaviors in psoriasis: patient-reported outcomes from a US National Survey. *Dermatology and therapy*, 7 (2), 227–242

25 Cantwell, M. (1996). A review of important facts about potato glycoalkaloids. *Perishables Handling Newsletter*, 87, 26–27

26 Patel, B., Schutte, R., Sporns, P., Doyle, J., Jewel, L. & Fedorak, R. N. (2002). Potato glycoalkaloids adversely affect intestinal permeability and aggravate inflammatory bowel disease. *Inflammatory Bowel Diseases*, 8 (5), 340–346

Hashimoto, K., Kawagishi, H., Nakayama, T. & Shimizu, M. (1997). Effect of capsianoside, a diterpene glycoside, on tight-junctional permeability. *Biochimica et Biophysica Acta (BBA)-Biomembranes*, 1323 (2), 281–290

27 Patel, B., Schutte, R., Sporns, P., Doyle, J., Jewel, L. & Fedorak, R. N. (2002). Potato glycoalkaloids adversely affect intestinal permeability and aggravate inflammatory bowel disease. *Inflammatory Bowel Diseases*, 8 (5), 340–346

28 Hashimoto, K., Kawagishi, H., Nakayama, T. & Shimizu, M. (1997). Effect of capsianoside, a diterpene glycoside, on tight-junctional permeability. *Biochimica et Biophysica Acta (BBA)-Biomembranes*, 1323 (2), 281–290

29 Jensen-Jarolim, E., Gajdzik, L., Haberl, I., Kraft, D., Scheiner, O. & Graf, J. (1998). Hot spices influence permeability of human intestinal epithelial monolayers. *The Journal of Nutrition*, 128 (3), 577-581

Isoda, H., Han, J., Tominaga, M. & Maekawa, T. (2001). Effects of capsaicin on human intestinal cell line Caco-2. *Cytotechnology*, 36 (1–3), 155–161

Tsukura, Y., Mori, M., Hirotani, Y., Ikeda, K., Amano, F., Kato, R. & Tanaka, K. (2007). Effects of capsaicin on cellular damage and monolayer permeability in human intestinal Caco-2 cells. *Biological and Pharmaceutical Bulletin*, 30 (10), 1982–1986

30 Nachbar, M. S. & Oppenheim, J. D. (1980). Lectins in the United States diet: a survey of lectins in commonly consumed foods and a review of the literature. *The American Journal of Clinical Nutrition*, 33 (11), 2338–2345

Pramod, S. N., Venkatesh, Y. P. & Mahesh, P. A. (2007). Potato lectin activates basophils and mast cells of atopic subjects by its interaction with core chitobiose of cell-bound non-specific immunoglobulin E. *Clinical & Experimental Immunology*, 148 (3), 391–401

31 Pramod, S. N., Venkatesh, Y. P. & Mahesh, P. A. (2007). Potato lectin activates basophils and mast cells of atopic subjects by its interaction with core chitobiose of cell-bound non-specific immunoglobulin E. *Clinical & Experimental Immunology*, 148 (3), 391–401

32 Pramod, S. N., Venkatesh, Y. P. & Mahesh, P. A. (2007). Potato lectin activates basophils and mast cells of atopic subjects by its interaction with core chitobiose of cell-bound non-specific immunoglobulin E. *Clinical & Experimental Immunology*, 148 (3), 391–401

33 Kaushal, N., Jain, S., Kondaiah, P. & Tiwary, A. K. (2009). Influence of piperine on transcutaneous permeation of repaglinide in rats and on tight junction proteins in HaCaT cells: unveiling the mechanisms for enhanced permeation. *Scientia Pharmaceutica*, 77, 877–897

34 Feng, X., Liu, Y., Wang, X. & Di, X. (2014). Effects of piperine on the intestinal permeability and pharmacokinetics of linarin in rats. *Molecules*, 19 (5), 5624–5633

Jin, M. J. & Han, H. K. (2010). Effect of piperine, a major component of black pepper, on the intestinal absorption of fexofenadine and its implication on food–drug interaction. *Journal of Food Science*, 75 (3), H93–H96

Kapitel 8: Entzündungshemmende Nahrungsergänzungsmittel

1 Milliken, S. V., Wassall, H., Lewis, B. J., Logie, J., Barker, R. N., Macdonald, H. & Ormerod, A. D. (2012). Effects of ultraviolet light on human serum 25-hydroxyvitamin D and systemic immune function. *Journal of Allergy and Clinical Immunology*, 129 (6), 1554–1561

Bryson, K. J., Nash, A. A. & Norval, M. (2014). Does vitamin D protect against respiratory viral infections? *Epidemiology and Infection*, 142 (09), 1789–1801

2 Webb, A. R., Kline, L. & Holick, M. F. (1988). Influence of season and latitude on the cutaneous synthesis of vitamin D3: exposure to winter sunlight in Boston and Edmonton will not promote vitamin D3 synthesis in human skin. *The Journal of Clinical Endocrinology & Metabolism*, 67 (2), 373–378

3 Grazio, S., Grubišić, F., Kavanagh, H. S., Naglić, Đ. B., Anić, B., Bakula, M. & Cvijetić, S. (2015). Vitamin D serum level, disease activity and functional ability in different rheumatic patients. *The American Journal of the Medical Sciences*, 349 (1), 46–49

Holick, M. F. (2006). High prevalence of vitamin D inadequacy and implications for health. *Mayo Clinic Proceedings*, 81 (3), 353–373

Rossini, M., Bongi, S. M., La Montagna, G., Minisola, G., Malavolta, N., Bernini, L. & Adami, S. (2010). Vitamin D deficiency in rheumatoid arthritis: prevalence, determinants and associations with disease activity and disability. *Arthritis Research & Therapy*, 12 (6), R216

4 Ricceri F., Pescitelli L., Tripo L., Prignano F. (2013). Deficiency of serum concentration of 25-hydroxyvitamin D correlates with severity of disease in chronic plaque psoriasis. *Journal of the American Academy of Dermatology*, 68, 511–512

Grazio, S., Grubišić, F., Kavanagh, H. S., Naglić, Đ. B., Anić, B., Bakula, M. & Cvijetić, S. (2015). Vitamin D serum level, disease activity and functional ability in different rheumatic patients. *The American Journal of the Medical Sciences*, 349 (1), 46–49

Lin, J., Liu, J., Davies, M. L. & Chen, W. (2016). Serum vitamin D level and rheumatoid arthritis disease activity: review and meta-analysis. *PLoS One*, 11 (1), e0146351

Cutolo, M., Otsa, K., Laas, K., Yprus, M., Lehtme, R., Secchi, M. E. & Seriolo, B. (2006). Circannual vitamin D serum levels and disease activity in rheumatoid arthritis: Northern versus Southern Europe. *Clinical and Experimental Rheumatol*, 24 (6), 702–704

Oelzner, P., Müller, A., Deschner, F., Hüller, M., Abendroth, K., Hein, G. & Stein, G. (1998). Relationship between disease activity and serum levels of vitamin D metabolites and PTH in rheumatoid arthritis. *Calcified Tissue International*, 62 (3), 193–198

Patel, S., Farragher, T., Berry, J., Bunn, D., Silman, A. & Symmons, D. (2007). Association between serum vitamin D metabolite levels and disease activity in patients with early inflammatory polyarthritis. *Arthritis & Rheumatism*, 56 (7), 2143–2149

Lange, U., Jung, O., Teichmann, J. & Neeck, G. (2001). Relationship between disease activity and serum levels of vitamin D metabolites and parathyroid hormone in ankylosing spondylitis. *Osteoporosis International,* 12 (12), 1031–1035

5 Finamor, D. C., Sinigaglia-Coimbra, R., Neves, L. C., Gutierrez, M., Silva, J. J., Torres, L. D. & Lopes, A. C. (2013). A pilot study assessing the effect of prolonged administration of high daily doses of vitamin D on the clinical course of vitiligo and psoriasis. *Dermato-Endocrinology,* 5 (1), 222–234

Morimoto, S., Yoshikawa, K., Kozuka, T., Kitano, Y., Imanaka, S., Fukuo, K. & Kumahara, Y. (1986). Treatment of psoriasis vulgaris by oral administration of 1α-hydroxyvitamin D 3—Open-design study. *Calcified Tissue International,* 39 (3), 209–212

Smith, E. L., Pincus, S. H., Donovan, L. & Holick, M. F. (1988). A novel approach for the evaluation and treatment of psoriasis: oral or topical use of 1, 25-dihydroxyvitamin D3 can be a safe and effective therapy for psoriasis. *Journal of the American Academy of Dermatology,* 19 (3), 516–528

Takamoto, S., Onishi, T., Morimoto, S., Imanaka, S., Yukawa, S., Kozuka, T. & Kumahara, Y. (1986). Effect of 1α-hydroxycholecalciferol on psoriasis vulgaris: a pilot study. *Calcified Tissue International,* 39 (6), 360–364

Perez, A., Raab, R., Chen, T. C., Turner, A. & Hollck, M. (1996). Safety and efficacy of oral calcitriol (1, 25-dihydroxyvitamin D3) for the treatment of psoriasis. *British Journal of Dermatology,* 134 (6), 1070–1078

6 Finamor, D. C., Sinigaglia-Coimbra, R., Neves, L. C., Gutierrez, M., Silva, J. J., Torres, L. D. & Lopes, A. C. (2013). A pilot study assessing the effect of prolonged administration of high daily doses of vitamin D on the clinical course of vitiligo and psoriasis. *Dermato-Endocrinology,* 5 (1), 222–234

Morimoto, S., Yoshikawa, K., Kozuka, T., Kitano, Y., Imanaka, S., Fukuo, K. & Kumahara, Y. (1986). Treatment of psoriasis vulgaris by oral administration of 1α-hydroxyvitamin D 3—Open-design study. *Calcified Tissue International,* 39 (3), 209–212

Smith, E. L., Pincus, S. H., Donovan, L. & Holick, M. F. (1988). A novel approach for the evaluation and treatment of psoriasis: oral or topical use of 1, 25-dihydroxyvitamin D3 can be a safe and effective therapy for psoriasis. *Journal of the American Academy of Dermatology,* 19 (3), 516–528

Takamoto, S., Onishi, T., Morimoto, S., Imanaka, S., Yukawa, S., Kozuka, T. & Kumahara, Y. (1986). Effect of 1α-hydroxycholecalciferol on psoriasis vulgaris: a pilot study. *Calcified Tissue International,* 39 (6), 360–364

Perez, A., Raab, R., Chen, T. C., Turner, A. & Hollck, M. (1996). Safety and efficacy of oral calcitriol (1, 25-dihydroxyvitamin D3) for the treatment of psoriasis. *British Journal of Dermatology,* 134 (6), 1070–1078

7 Holick, M. F. (2006). High prevalence of vitamin D inadequacy and implications for health. *Mayo Clinic Proceedings,* 81 (3), 353–373

8 Andjelkovic, Z., Vojinovic, J., Pejnovic, N., Popovic, M., Dujic, A., Mitrovic, D. & Stefanovic, D. (1999). Disease modifying and immunomodulatory effects of high dose 1 (OH) D3 in rheumatoid arthritis patients. *Clinical and Experimental Rheumatology,* 17, 453–456

Gaál, J., Lakos, G., Szodoray, P., Kiss, J., Horváth, I., Horkay, E. & Szegedi, A. (2009). Immunological and clinical effects of alphacalcidol in patients with psoriatic arthropathy: results of an open, follow-up pilot study. *Acta Dermato-Venereologica,* 89 (2), 140–144

Huckins, D., Felson, D. T. & Holick, M. (1990). Treatment of psoriatic arthritis with oral 1, 25-dihydroxyvitamin D3: a pilot study. *Arthritis & Rheumatology,* 33 (11), 1723–1727

9 Holick, M. F. (2006). High prevalence of vitamin D inadequacy and implications for health. *Mayo Clinic Proceedings,* 81 (3), 353–373

10 Lange, U., Jung, O., Teichmann, J. & Neeck, G. (2001). Relationship between disease activity and serum levels of vitamin D metabolites and parathyroid hormone in ankylosing spondylitis. *Osteoporosis International,* 12 (12), 1031–1035

Bianchi, M. L., Bardare, M., Caraceni, M. P., Cohen, E., Falvella, S., Borzani, M. & DeGaspari, M. G. (1990). Bone metabolism in juvenile rheumatoid arthritis. *Bone and Mineral,* 9 (2), 153–162

Grossman, J. M., Gordon, R., Ranganath, V. K., Deal, C., Caplan, L., Chen, W. & Volkmann, E. (2010). American College of Rheumatology 2010 recommendations for the prevention and treatment of glucocorticoid-induced osteoporosis. *Arthritis Care & Research,* 62 (11), 1515–1526

11 Grossman, J. M., Gordon, R., Ranganath, V. K., Deal, C., Caplan, L., Chen, W. & Volkmann, E. (2010). American College of Rheumatology 2010 recommendations for the prevention and treatment of glucocorticoid-induced osteoporosis. *Arthritis Care & Research*, 62 (11), 1515-1526

12 Souberbielle, J. C., Body, J. J., Lappe, J. M., Plebani, M., Shoenfeld, Y., Wang, T. J. & Gandini, S. (2010). Vitamin D and musculoskeletal health, cardiovascular disease, autoimmunity and cancer: recommendations for clinical practice. *Autoimmunity Reviews*, 9 (11), 709–715

13 Holick, M. F. (2006). High prevalence of vitamin D inadequacy and implications for health. *Mayo Clinic Proceedings*, 81 (3), 353–373

14 Rossini, M., Bongi, S. M., La Montagna, G., Minisola, G., Malavolta, N., Bernini, L. & Adami, S. (2010). Vitamin D deficiency in rheumatoid arthritis: prevalence, determinants and associations with disease activity and disability. *Arthritis Research & Therapy*, 12 (6), R216

15 Souberbielle, J. C., Body, J. J., Lappe, J. M., Plebani, M., Shoenfeld, Y., Wang, T. J. & Gandini, S. (2010). Vitamin D and musculoskeletal health, cardiovascular disease, autoimmunity and cancer: recommendations for clinical practice. *Autoimmunity Reviews*, 9 (11), 709–715

16 Urashima, M., Segawa, T., Okazaki, M., Kurihara, M., Wada, Y. & Ida, H. (2010). Randomized trial of vitamin D supplementation to prevent seasonal influenza A in schoolchildren. *The American Journal of Clinical Nutrition*, 91 (5), 1255–1260

Hyppönen, E., Läärä, E., Reunanen, A., Järvelin, M. R. & Virtanen, S. M. (2001). Intake of vitamin D and risk of type 1 diabetes: a birth-cohort study. *The Lancet*, 358 (9292), 1500–1503

17 Pavelká, K., Gatterová, J., Olejarová, M., Machacek, S., Giacovelli, G. & Rovati, L. C. (2002). Glucosamine sulfate use and delay of progression of knee osteoarthritis: a 3-year, randomized, placebo-controlled, double-blind study. *Archives of Internal Medicine*, 162 (18), 2113–2123

Reginster, J. Y., Deroisy, R., Rovati, L. C., Lee, R. L., Lejeune, E., Bruyere, O. & Gossett, C. (2001). Long-term effects of glucosamine sulphate on osteoarthritis progression: a randomised, placebo-controlled clinical trial. *The Lancet*, 357 (9252), 251–256

18 Reginster, J. Y., Deroisy, R., Rovati, L. C., Lee, R. L., Lejeune, E., Bruyere, O. & Gossett, C. (2001). Long-term effects of glucosamine sulphate on osteoarthritis progression: a randomised, placebo-controlled clinical trial. *The Lancet*, 357 (9252), 251–256

19 Sawitzke, A. D., Shi, H., Finco, M. F., Dunlop, D. D., Bingham, C. O., Harris, C. L. & Lane, N. E. (2008). The effect of glucosamine and/or chondroitin sulfate on the progression of knee osteoarthritis: a report from the glucosamine/chondroitin arthritis intervention trial. *Arthritis & Rheumatology*, 58 (10), 3183–3191

20 Cunnane, G., FitzGerald, O., Beeton, C., Cawston, T. E. & Bresnihan, B. (2001). Early joint erosions and serum levels of matrix metalloproteinase 1, matrix metalloproteinase 3, and tissue inhibitor of metalloproteinases 1 in rheumatoid arthritis. *Arthritis & Rheumatism*, 44 (10), 2263–2274

Chen, J. J., Huang, J. F., Du, W. X. & Tong, P. J. (2014). Expression and significance of MMP3 in synovium of knee joint at different stage in osteoarthritis patients. *Asian Pacific Journal of Tropical Medicine*, 7 (4), 297–300

21 Nakamura, H., Masuko, K., Yudoh, K., Kato, T., Kamada, T. & Kawahara, T. (2007). Effects of glucosamine administration on patients with rheumatoid arthritis. *Rheumatology International*, 27 (3), 213–218

22 Cunnane, G., FitzGerald, O., Beeton, C., Cawston, T. E. & Bresnihan, B. (2001). Early joint erosions and serum levels of matrix metalloproteinase 1, matrix metalloproteinase 3, and tissue inhibitor of metalloproteinases 1 in rheumatoid arthritis. *Arthritis & Rheumatism*, 44 (10), 2263–2274

Chen, J. J., Huang, J. F., Du, W. X. & Tong, P. J. (2014). Expression and significance of MMP3 in synovium of knee joint at different stage in osteoarthritis patients. *Asian Pacific Journal of Tropical Medicine*, 7 (4), 297–300

23 Viswanath, V., Myles, A., Dayal, R. & Aggarwal, A. (2011). Levels of serum matrix metalloproteinase-3 correlate with disease activity in the enthesitis-related arthritis category of juvenile idiopathic arthritis. *The Journal of Rheumatology*, 38 (11), 2482–2487

van Kuijk, A. W., Reinders-Blankert, P., Smeets, T. J., Dijkmans, B. A. & Tak, P. P. (2006). Detailed analysis of the cell infiltrate and the expression of mediators of synovial inflammation and joint destruction in the synovium of patients with psoriatic arthritis: implications for treatment. *Annals of the Rheumatic Diseases*, 65 (12), 1551–1557

Sarma, P. K., Misra, R. & Aggarwal, A. (2008). Elevated serum receptor activator of NFκB ligand (RANKL), osteoprotegerin (OPG), matrix metalloproteinase (MMP) 3, and ProMMP1 in patients with juvenile idiopathic arthritis. *Clinical Rheumatology*, 27 (3), 289–294

24 Chan, P. S., Caron, J. P. & Orth, M. W. (2007). Effects of glucosamine and chondroitin sulfate on bovine cartilage explants under long-term culture conditions. *American Journal of Veterinary Research*, 68 (7), 709–715

Dodge, G. R. & Jimenez, S. A. (2003). Glucosamine sulfate modulates the levels of aggrecan and matrix metalloproteinase-3 synthesized by cultured human osteoarthritis articular chondrocytes. *Osteoarthritis and Cartilage*, 11 (6), 424–432

Byron, C. R., Orth, M. W., Venta, P. J., Lloyd, J. W. & Caron, J. P. (2003). Influence of glucosamine on matrix metalloproteinase expression and activity in lipopolysaccharide-stimulated equine chondrocytes. *American Journal of Veterinary Research*, 64 (6), 666–671

Nakamura, H., Shibakawa, A., Tanaka, M., Kato, T. & Nishioka, K. (2003). Effects of glucosamine hydrochloride on the production of prostaglandin E2, nitric oxide and metalloproteases by chondrocytes and synoviocytes in osteoarthritis. *Clinical and Experimental Rheumatology*, 22 (3), 293–299

25 Kim, L. S., Axelrod, L. J., Howard, P., Buratovich, N. & Waters, R. F. (2006). Efficacy of methylsulfonylmethane (MSM) in osteoarthritis pain of the knee: a pilot clinical trial. *Osteoarthritis and Cartilage*, 14 (3), 286–294

Debbi, E. M., Agar, G., Fichman, G., Ziv, Y. B., Kardosh, R., Halperin, N. & Debi, R. (2011). Efficacy of methylsulfonylmethane supplementation on osteoarthritis of the knee: a randomized controlled study. *BMC Complementary and Alternative Medicine*, 11 (1), 50

26 Ziboh, V. A. & Fletcher, M. P. (1992). Dose-response effects of dietary gamma-linolenic acid-enriched oils on human polymorphonuclear-neutrophil biosynthesis of leukotriene B4. *The American Journal of Clinical Nutrition*, 55 (1), 39–45

Surette, M. E., Swan, D. D., Fonteh, A. N., Johnson, M. M. & Chilton, F. H. (1996). Metabolism of gammalinolenic acid in human neutrophils. *The Journal of Immunology*, 156 (8), 2941–2947

27 Davidson, E. M., Rae, S. A. & Smith, M. J. (1983). Leukotriene B4, a mediator of inflammation present in synovial fluid in rheumatoid arthritis. *Annals of the Rheumatic Diseases*, 42 (6), 677–679

28 Iversen, L., Kragballe, K. & Ziboh, V. A. (1997). Significance of leukotriene-A4 hydrolase in the pathogenesis of psoriasis. *Skin Pharmacology and Physiology*, 10 (4), 169–177

29 Belch, J. J. & Hill, A. (2000). Evening primrose oil and borage oil in rheumatologic conditions. *The American Journal of Clinical Nutrition*, 71 (1), 352s–356s

30 Leventhal, L. J., Boyce, E. G. & Zurier, R. B. (1993). Treatment of rheumatoid arthritis with gammalinolenic acid. *Annals of Internal Medicine*, 119 (9), 867–873

Zurier, R. B., Rossetti, R. G., Jacobson, E. W., Demarco, D. M., Liu, N. Y., Temming, J. E. & Laposata, M. (1996). Gamma-linolenic acid treatment of rheumatoid arthritis. A randomized, placebo-controlled trial. *Arthritis & Rheumatism*, 39 (11), 1808–1817

31 Ziboh, V. A. & Fletcher, M. P. (1992). Dose-response effects of dietary gamma-linolenic acid-enriched oils on human polymorphonuclear-neutrophil biosynthesis of leukotriene B4. *The American Journal of Clinical Nutrition*, 55 (1), 39–45

32 Jäntti, J., Nikkari, T., Solakivi, T., Vapaatalo, H. & Isomäki, H. (1989). Evening primrose oil in rheumatoid arthritis: changes in serum lipids and fatty acids. *Annals of the Rheumatic Diseases*, 48 (2), 124–127

33 Barham, J. B., Edens, M. B., Fonteh, A. N., Johnson, M. M., Easter, L. & Chilton, F. H. (2000). Addition of eicosapentaenoic acid to γ-linolenic acid–supplemented diets prevents serum arachidonic acid accumulation in humans. *The Journal of Nutrition*, 130 (8), 1925–1931

34 Ziboh, V. A. & Fletcher, M. P. (1992). Dose-response effects of dietary gamma-linolenic acid-enriched oils on human polymorphonuclear-neutrophil biosynthesis of leukotriene B4. *The American Journal of Clinical Nutrition*, 55 (1), 39–45

35 Jiang, Q. (2014). Natural forms of vitamin E: metabolism, antioxidant, and anti-inflammatory activities and their role in disease prevention and therapy. *Free Radical Biology and Medicine,* 72, 76–90

36 Edmonds, S. E., Winyard, P. G., Guo, R., Kidd, B., Merry, P., Langrish-Smith, A. & Blake, D. R. (1997). Putative analgesic activity of repeated oral doses of vitamin E in the treatment of rheumatoid arthritis. Results of a prospective placebo controlled double blind trial. *Annals of the Rheumatic Diseases,* 56 (11), 649–655

Helmy, M., Shohayeb, M., Helmy, M. H. & El-Bassiouni, E. A. (2001). Antioxidants as adjuvant therapy in rheumatoid disease. *Arzneimittelforschung,* 51 (04), 293–298

Wittenborg, A., Petersen, G., Lorkowski, G. & Brabant, T. (1998). Effectiveness of vitamin E in comparison with diclofenac sodium in treatment of patients with chronic polyarthritis. *Zeitschrift für Rheumatologie,* 57 (4), 215–221

Kolarz, G., Scherak, O., El Shohoumi, M. & Blankenhorn, G. (1990). Hochdosiertes Vitamin E bei chronischer Polyarthritis. *Aktuelle Rheumatologie,* 15 (06), 233–237

Kharaeva, Z., Gostova, E., De Luca, C., Raskovic, D. & Korkina, L. (2009). Clinical and biochemical effects of coenzyme Q 10, vitamin E, and selenium supplementation to psoriasis patients. *Nutrition,* 25 (3), 295–302

37 Kharaeva, Z., Gostova, E., De Luca, C., Raskovic, D. & Korkina, L. (2009). Clinical and biochemical effects of coenzyme Q 10, vitamin E, and selenium supplementation to psoriasis patients. *Nutrition,* 25 (3), 295–302

38 Hagfors, L., Leanderson, P., Sköldstam, L., Andersson, J. & Johansson, G. (2003). Antioxidant intake, plasma antioxidants and oxidative stress in a randomized, controlled, parallel, Mediterranean dietary intervention study on patients with rheumatoid arthritis. *Nutrition Journal,* 2 (1), 5

39 Reiter, E., Jiang, Q. & Christen, S. (2007). Anti-inflammatory properties of α-and γ-tocopherol. *Molecular Aspects of Medicine,* 28 (5), 668–691

40 Kurd, S. K., Smith, N., VanVoorhees, A., Troxel, A. B., Badmaev, V., Seykora, J. T. & Gelfand, J. M. (2008). Oral curcumin in the treatment of moderate to severe psoriasis vulgaris: A prospective clinical trial. *Journal of the American Academy of Dermatology,* 58 (4), 625–631

41 Dcodhar, S. D., Sethi, R. & Srimal, R. C. (2013). Preliminary study on antirheumatic activity of curcumin (diferuloyl methane). *Indian Journal of Medical Research,* 138 (1)

Kurd, S. K., Smith, N., VanVoorhees, A., Troxel, A. B., Badmaev, V., Seykora, J. T. & Gelfand, J. M. (2008). Oral curcumin in the treatment of moderate to severe psoriasis vulgaris: A prospective clinical trial. *Journal of the American Academy of Dermatology,* 58 (4), 625–631

42 Stohs, S. J., Ji, J., Bucci, L. R. & Preuss, H. G. (2018). A Comparative Pharmacokinetic Assessment of a Novel Highly Bioavailable Curcumin Formulation with 95 Percent Curcumin: A Randomized, Double-Blind, Crossover Study. *Journal of the American College of Nutrition,* 37 (1), 51–59

43 Belcaro, G., Cesarone, M. R., Dugall, M., Pellegrini, L., Ledda, A., Grossi, M. G. & Appendino, G. (2010). Efficacy and safety of Meriva®, a curcumin-phosphatidylcholine complex, during extended administration in osteoarthritis patients. *Alternative Medicine Review,* 15 (4), 337–44

44 Haroyan, A., Mukuchyan, V., Mkrtchyan, N., Minasyan, N., Gasparyan, S., Sargsyan, A. & Hovhannisyan, A. (2018). Efficacy and safety of curcumin and its combination with boswellic acid in osteoarthritis: a comparative, randomized, double-blind, placebo-controlled study. *BMC complementary and alternative medicine,* 18 (1), 7

45 Di Pierro Francesco, R. G., Eleonora, A. D. M., Giovanni, A., Federico, F. & Stefano, T. (2013). Comparative evaluation of the pain-relieving properties of a lecithinized formulation of curcumin (Meriva®), nimesulide, and acetaminophen. *Journal of Pain Research,* 6, 201

46 Allegri, P., Mastromarino, A. & Neri, P. (2010). Management of chronic anterior uveitis relapses: efficacy of oral phospholipidic curcumin treatment. Long-term follow-up. *Clinical Ophthalmology* (Auckland, NZ), 4, 1201

47 Kumar, S., Ahuja, V., Sankar, M. J., Kumar, A. & Moss, A. C. (2010). Curcumin for maintenance of remission in ulcerative colitis. *Cochrane Database of Systematic Reviews,* 10

48 Antiga, E., Bonciolini, V., Volpi, W., Del Bianco, E. & Caproni, M. (2015). Oral curcumin (Meriva) is effective as an adjuvant treatment and is able to reduce IL-22 serum levels in patients with psoriasis vulgaris. *BioMed Research International*

49 Kurd, S. K., Smith, N., VanVoorhees, A., Troxel, A. B., Badmaev, V., Seykora, J. T. & Gelfand, J. M. (2008). Oral curcumin in the treatment of moderate to severe psoriasis vulgaris: A prospective clinical trial. *Journal of the American Academy of Dermatology*, 58 (4), 625–631

50 Cuomo, J., Appendino, G., Dern, A. S., Schneider, E., McKinnon, T. P., Brown, M. J. & Dixon, B. M. (2011). Comparative absorption of a standardized curcuminoid mixture and its lecithin formulation. *Journal of Natural Products*, 74 (4), 664–669

51 Ohno, M., Nishida, A., Sugitani, Y., Nishino, K., Inatomi, O., Sugimoto, M. & Andoh, A. (2017). Nanoparticle curcumin ameliorates experimental colitis via modulation of gut microbiota and induction of regulatory T cells. *PLoS One*, 12 (10), e0185999

Feng, W., Wang, H., Zhang, P., Gao, C., Tao, J., Ge, Z. & Bi, Y. (2017). Modulation of gut microbiota contributes to curcumin-mediated attenuation of hepatic steatosis in rats. *Biochimica et Biophysica Acta (BBA)-General Subjects*, 1861 (7), 1801–1812

McFadden, R. M. T., Larmonier, C. B., Shehab, K. W., Midura-Kiela, M., Ramalingam, R., Harrison, C. A. & Ghishan, F. K. (2015). The role of curcumin in modulating colonic microbiota during colitis and colon cancer prevention. *Inflammatory Bowel Diseases*, 21 (11), 2483–2494

Shen, L., Liu, L. & Ji, H. F. (2017). Regulative effects of curcumin spice administration on gut microbiota and its pharmacological implications. *Food & Nutrition Research*, 61 (1), 1361780

52 Wang, J., Ghosh, S. S. & Ghosh, S. (2017). Curcumin improves intestinal barrier function: modulation of intracellular signaling, and organization of tight junctions. *American Journal of Physiology-Cell Physiology*, 312 (4), C438–C445

53 Khajuria, A., Zutshi, U. & Bedi, K. L. (1998). Permeability characteristics of piperine on oral absorption-An active alkaloid from peppers and a bioavailability enhancer. *Indian Journal of Experimental Biology*, 36, 46–50

Kaushal, N., Jain, S., Kondaiah, P. & Tiwary, A. K. (2009). Influence of piperine on transcutaneous permeation of repaglinide in rats and on tight junction proteins in HaCaT cells: unveiling the mechanisms for enhanced permeation. *Scientia Pharmaceutica*, 77, 877–897

Feng, X., Liu, Y., Wang, X. & Di, X. (2014). Effects of piperine on the intestinal permeability and pharmacokinetics of linarin in rats. *Molecules*, 19 (5), 5624–5633

Jin, M. J. & Han, H. K. (2010). Effect of piperine, a major component of black pepper, on the intestinal absorption of fexofenadine and its implication on food–drug interaction. *Journal of Food Science*, 75 (3), H93–H96

54 Interlandi, J. (2016). *Supplements Can Make You Sick. Dietary supplements are not regulated the same way as medications. This lack of oversight puts consumers' health at risk.*

27. Juli 2016. http://www.consumerreports.org/vitamins-supplements/supplements-can-make-you-sick/

55 Suskind, D. (2016). *Nutrition in Immune Balance (NIMBAL) Therapy: Using Diet to Treat Inflammatory Bowel Disease.* Seattle, Washington. Nimbal Publishing

Kapitel 9: Wissenschaftliche Daten zu niedrig dosiertem Naltrexon

1 Gironi, M., Martinelli-Boneschi, F., Sacerdote, P., Solaro, C., Zaffaroni, M., Cavarretta, R. & Rodegher, M. E. (2008). A pilot trial of low-dose naltrexone in primary progressive multiple sclerosis. *Multiple Sclerosis Journal*, 14 (8), 1076–1083

2 Gironi, M., Martinelli-Boneschi, F., Sacerdote, P., Solaro, C., Zaffaroni, M., Cavarretta, R. & Rodegher, M. E. (2008). A pilot trial of low-dose naltrexone in primary progressive multiple sclerosis. *Multiple Sclerosis Journal*, 14 (8), 1076–1083

3 Cree, B. A., Kornyeyeva, E. & Goodin, D. S. (2010). Pilot trial of low-dose naltrexone and quality of life in multiple sclerosis. *Annals of Neurology*, 68 (2), 145–150

4 Younger, J., Noor, N., McCue, R. & Mackey, S. (2013). Low-dose naltrexone for the treatment of fibromyalgia: Findings of a small, randomized, double-blind, placebo-controlled, counterbalanced, crossover trial assessing daily pain levels. *Arthritis & Rheumatism*, 65 (2), 529–538

5 Younger, J., Noor, N., McCue, R. & Mackey, S. (2013). Low-dose naltrexone for the treatment of fibromyalgia: Findings of a small, randomized, double-blind, placebo-controlled, counterbalanced, crossover trial assessing daily pain levels. Arthritis & Rheumatism, 65 (2), 529–538

6 Smith, J. P., Bingaman, S. I., Ruggiero, F., Mauger, D. T., Mukherjee, A., McGovern, C. O. & Zagon, I. S. (2011). Therapy with the opioid antagonist naltrexone promotes mucosal healing in active Crohn's disease: a randomized placebo-controlled trial. *Digestive Diseases and Sciences*, 56 (7), 2088–2097

Smith, J. P., Stock, H., Bingaman, S., Mauger, D., Rogosnitzky, M. & Zagon, I. S. (2007). Low-dose naltrexone therapy improves active Crohn's disease. *The American Journal of Gastroenterology*, 102 (4), 820–828

Smith, J. P., Field, D., Bingaman, S., Evans, R. & Mauger, D. (2013). Safety and tolerability of low dose naltrexone therapy in children with moderate to severe crohn's disease: a pilot study. *Journal of Clinical Gastroenterology*, 47 (4), 339

7 Smith, J. P., Bingaman, S. I., Ruggiero, F., Mauger, D. T., Mukherjee, A., McGovern, C. O. & Zagon, I. S. (2011). Therapy with the opioid antagonist naltrexone promotes mucosal healing in active Crohn's disease: a randomized placebo-controlled trial. *Digestive Diseases and Sciences*, 56 (7), 2088–2097

8 Jackson, B. D., Lewis, D. J., Beswick, L., Van Langenberg, D., Sparrow, M. & Gibson, P. R. (2013). Apparent efficacy and safety of low dose naltrexone in Australian patients with active Crohn's disease. *Journal of Gastroenterology and Hepatology*, 28, 99

Shannon, A., Alkhouri, N., Mayacy, S., Kaplan, B. & Mahajan, L. (2010). Low-dose naltrexone for treatment of duodenal Crohn's disease in a pediatric patient. *Inflammatory Bowel Diseases*, 16 (9), 1457

9 Shannon, A., Alkhouri, N., Mayacy, S., Kaplan, B. & Mahajan, L. (2010). Low-dose naltrexone for treatment of duodenal Crohn's disease in a pediatric patient. *Inflammatory Bowel Diseases*, 16 (9), 1457

10 Lie, M. R., Giessen, J., Fuhler, G. M., Lima, A., Peppelenbosch, M. P., Ent, C. & Woude, C. J. (2018). Low dose Naltrexone for induction of remission in inflammatory bowel disease patients. *Journal of Translational Medicine*, 16 (1), 55

11 Jackson, B. D., Lewis, D. J., Beswick, L., Van Langenberg, D., Sparrow, M. & Gibson, P. R. (2013). Apparent efficacy and safety of low dose naltrexone in Australian patients with active Crohn's disease. *Journal of Gastroenterology and Hepatology*, 28, 99

12 Younger, J., Parkitny, L. & McLain, D. (2014). The use of low-dose naltrexone (LDN) as a novel anti-inflammatory treatment for chronic pain. *Clinical Rheumatology*, 33 (4), 451–459

13 Wang, X., Zhang, Y., Peng, Y., Hutchinson, M. R., Rice, K. C., Yin, H. & Watkins, L. R. (2016). Pharmacological characterization of the opioid inactive isomers (+)-naltrexone and (+)-naloxone as antagonists of toll-like receptor 4. *British Journal of Pharmacology*, 173 (5), 856–869

Stevens, C. W., Aravind, S., Das, S. & Davis, R. L. (2013). Pharmacological characterization of LPS and opioid interactions at the toll-like receptor 4. *British Journal of Pharmacology*, 168 (6), 1421–1429

14 Hutchinson, M. R., Zhang, Y., Brown, K., Coats, B. D., Shridhar, M., Sholar, P. W. & Rice, K. C. (2008). Non-stereoselective reversal of neuropathic pain by naloxone and naltrexone: involvement of toll-like receptor 4 (TLR4). *European Journal of Neuroscience*, 28 (1), 20–29

15 Smith, R. L., Hébert, H. L., Massey, J., Bowes, J., Marzo-Ortega, H., Ho, P. & Warren, R. B. (2016). Association of Toll-like receptor 4 (TLR4) with chronic plaque type psoriasis and psoriatic arthritis. *Archives of Dermatological Research*, 308 (3), 201–205

Assassi, S., Reveille, J. D., Arnett, F. C., Weisman, M. H., Ward, M. M., Agarwal, S. K. & Mayes, M. D. (2011). Whole-blood gene expression profiling in ankylosing spondylitis shows upregulation of toll-like receptor 4 and 5. *The Journal of Rheumatology*, 38 (1), 87–98

16 Xu, D., Yan, S., Wang, H., Gu, B., Sun, K., Yang, X. & Wang, X. (2015). IL-29 enhances LPS/TLR4-mediated inflammation in rheumatoid arthritis. *Cellular Physiology and Biochemistry*, 37 (1), 27–34

Yang, Z. X., Liang, Y., Zhu, Y., Li, C., Zhang, L. Z., Zeng, X. M. & Zhong, R. Q. (2007). Increased expression of Toll-like receptor 4 in peripheral blood leucocytes and serum levels of some cytokines in patients with ankylosing spondylitis. *Clinical & Experimental Immunology*, 149 (1), 48–55

Garcia-Rodriguez, S., Arias-Santiago, S., Perandrés-López, R., Castellote, L., Zumaquero, E., Navarro, P. & Zubiaur, M. (2013). Increased gene expression of Toll-like receptor 4 on peripheral blood mononuclear cells in patients with psoriasis. *Journal of the European Academy of Dermatology and Venereology*, 27 (2), 242–250

De Rycke, L., Vandooren, B., Kruithof, E., De Keyser, F., Veys, E. M. & Baeten, D. (2005). Tumor necrosis factor α blockade treatment down-modulates the increased systemic and local expression of toll-like receptor 2 and toll-like receptor 4 in spondylarthropathy. *Arthritis & Rheumatology*, 52 (7), 2146–2158

17 Hu, F., Li, Y., Zheng, L., Shi, L., Liu, H., Zhang, X. & Yang, Y. (2014). Toll-like receptors expressed by synovial fibroblasts perpetuate Th1 and th17 cell responses in rheumatoid arthritis. *PLoS One*, 9 (6), e100266

Begon, É., Michel, L., Flageul, B., Beaudoin, I., Jean-Louis, F., Bachelez, H. & Musette, P. (2007). Expression, subcellular localization and cytokinic modulation of Toll-like receptors (TLRs) in normal human keratinocytes: TLR2 up-regulation in psoriatic skin. *European Journal of Dermatology*, 17 (6), 497–506

18 Younger, J., Parkitny, L. & McLain, D. (2014). The use of low-dose naltrexone (LDN) as a novel anti-inflammatory treatment for chronic pain. *Clinical Rheumatology*, 33 (4), 451-459

19 Younger, J., Noor, N., McCue, R. & Mackey, S. (2013). Low-dose naltrexone for the treatment of fibromyalgia: Findings of a small, randomized, double-blind, placebo-controlled, counterbalanced, crossover trial assessing daily pain levels. *Arthritis & Rheumatism*, 65 (2), 529–538

Gironi, M., Martinelli-Boneschi, F., Sacerdote, P., Solaro, C., Zaffaroni, M., Cavarretta, R. & Rodegher, M. E. (2008). A pilot trial of low-dose naltrexone in primary progressive multiple sclerosis. *Multiple Sclerosis Journal*, 14 (8), 1076–1083

20 Younger, J., Noor, N., McCue, R. & Mackey, S. (2013). Low-dose naltrexone for the treatment of fibromyalgia: Findings of a small, randomized, double-blind, placebo-controlled, counterbalanced, crossover trial assessing daily pain levels. *Arthritis & Rheumatism*, 65 (2), 529–538

Kapitel 10: Das Puzzle wird zusammengesetzt

1 Ebringer, A. & Wilson, C. (1996). The use of a low starch diet in the treatment of patients suffering from ankylosing spondylitis. *Clinical Rheumatology*, 15 (1), 62–66

Kapitel 12: Rezepte

1 Hernandez, A. L., Kitz, A., Wu, C., Lowther, D. E., Rodriguez, D. M., Vudattu, N. & Hafler, D. A. (2015). Sodium chloride inhibits the suppressive function of FOXP3+ regulatory T cells. *The Journal of Clinical Investigation*, 125 (11), 4212–4222

Binger, K. J., Gebhardt, M., Heinig, M., Rintisch, C., Schroeder, A., Neuhofer, W. & Voelkl, J. (2015). High salt reduces the activation of IL-4– and IL-13–stimulated macrophages. *The Journal of Clinical Investigation, 125 (11)*, 4223–4238

Salgado, E., Bes-Rastrollo, M., de Irala, J., Carmona, L. & Gomez-Reino, J. J. (2015). High sodium intake is associated with self-reported rheumatoid arthritis: a cross sectional and case control analysis within the SUN cohort. *Medicine*, 94 (37), e0924

ÜBER DIE AUTORIN

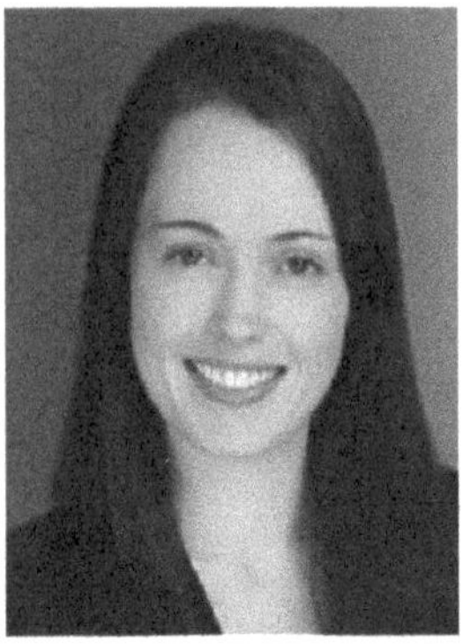

Rebecca Fett ist Wissenschaftsautorin mit Universitätsabschlüssen in molekularer Biotechnologie und Biochemie. Sie arbeitete zehn Jahre bei einem Patentanwalt für Biotechnologie. Aufgrund ihrer Erkrankung an Psoriasis-Arthritis kündigte sie ihren Job und widmete sich ganz der Recherche des wissenschaftlichen Forschungsstands und alternativer Behandlungsmethoden. Darauf basierend entwickelte sie ihre eigene Methode, die Krankheit erfolgreich zu behandeln.